卫生健康系统
政府采购工作手册

黄发强　主编

企业管理出版社
EMPH ENTERPRISE MANAGEMENT PUBLISHING HOUSE

图书在版编目（CIP）数据

卫生健康系统政府采购工作手册/黄发强主编．--北京：企业管理出版社，2018.7

ISBN 978-7-5164-1748-5

Ⅰ.①卫… Ⅱ.①黄… Ⅲ.①医药卫生组织机构-政府采购制度-中国-手册

Ⅳ.①R197.322-62 ②F812.2-62

中国版本图书馆 CIP 数据核字（2018）第148535号

书　　名：卫生健康系统政府采购工作手册

作　　者：黄发强

责任编辑：郑　亮　　黄　爽

书　　号：ISBN 978-7-5164-1748-5

出版发行：企业管理出版社

地　　址：北京市海淀区紫竹院南路17号　　**邮编**：100048

网　　址：http：//www.emph.cn

电　　话：编辑部（010）68701638　发行部（010）68701816

电子信箱：qyglcbs@emph.cn

印　　刷：天津爱必喜印务有限公司

经　　销：新华书店

规　　格：185毫米×260毫米　　16开本　　21印张　　484千字

版　　次：2018年7月第1版　　2018年7月第1次印刷

定　　价：138.00元

前　言

卫生健康系统实施政府采购以来，各级卫生健康行政部门对此高度重视，全力以赴，依法依规开展了卓有成效的工作，为我国卫生健康事业的发展做出了积极贡献。但由于政府采购是一项政策性强、风险性大、操作性复杂的工作，既规范又高效率地做好这项工作并不是可以轻易达到的目标。目前实际工作中存在和暴露的许多问题提醒我们，加强学习政府采购相关法律法规、政策、文件，真正做到弄懂吃透和精准执行，依然是摆在各卫生健康机构面前的紧迫任务。

这些年来，国家和相关政府部门为了加强对政府采购工作的指引和管理，出台了大量与政府采购相关的法律法规、政策、文件，可谓纷繁复杂，到底哪些适用于卫生健康机构，许多基层工作者难以清晰分辨。编者基于多年相关工作经历与积累，把历年来形成的与政府采购工作相关的法律法规、政策、文件进行了全面的收集和整理，挑选出那些对卫生健康系统具有针对性的法律法规、政策、文件，并按照必要的逻辑进行合理的分篇归类，可以满足广大卫生健康机构，特别是基层人员学习和执行的需要。

《卫生健康系统政府采购工作手册》就是我和其他专业人员进行这项整理编辑工作所产生的成果。本书编撰工作历时一年，经多次研讨完成，共选编卫生健康系统政府采购工作领域正在施行的各项法律法规、政策、文件66项，时间截至2018年5月底，做到应编尽编，不重不漏，并按其作用性质分为综合管理篇、政策功能篇、业务规范篇、行业操作篇。书后的附录专门收录了政府采购相关业务指南及相关内控与操作制度范本。

本书之所以定性为工作手册，是因为所收编的法律法规、政策、文件，对卫生健康系统政府采购工作而言具有全面性、针对性、规范性和指导性，卫生健康系统的读者在采购过程中遇到的各种实际问题都能借助本书及时、准确地找到相应答案或处理依据，可谓“一书在手，采购无忧”。

由于卫生健康系统政府采购工作涉及面相当广泛，而整理时间及编者水平有限，本书难免存在不足和待完善之处，敬请读者批评指正。

编　者

2018 年 5 月

目　录

一、综合管理篇

二、政策功能篇

节能产品

环境标志产品

信息安全产品

进口产品

中小企业

政府购买服务

三、业务规范篇

采购方式

招标采购代理

项目评审

信用与信息公开

内控管理

其　他

四、行业操作篇

附 录

一、综合管理篇

中华人民共和国政府采购法

（2002年6月29日第九届全国人民代表大会常务委员会第二十八次会议通过，根据2014年8月31日第十二届全国人民代表大会常务委员会第十次会议《关于修改〈中华人民共和国保险法〉等五部法律的决定》修正）

第一章　总　则

第一条　为了规范政府采购行为，提高政府采购资金的使用效益，维护国家利益和社会公共利益，保护政府采购当事人的合法权益，促进廉政建设，制定本法。

第二条　在中华人民共和国境内进行的政府采购适用本法。

本法所称政府采购，是指各级国家机关、事业单位和团体组织，使用财政性资金采购依法制定的集中采购目录以内的或者采购限额标准以上的货物、工程和服务的行为。

政府集中采购目录和采购限额标准依照本法规定的权限制定。

本法所称采购，是指以合同方式有偿取得货物、工程和服务的行为，包括购买、租赁、委托、雇用等。

本法所称货物，是指各种形态和种类的物品，包括原材料、燃料、设备、产品等。

本法所称工程，是指建设工程，包括建筑物和构筑物的新建、改建、扩建、装修、拆除、修缮等。

本法所称服务，是指除货物和工程以外的其他政府采购对象。

第三条　政府采购应当遵循公开透明原则、公平竞争原则、公正原则和诚实信用原则。

第四条　政府采购工程进行招标投标的，适用招标投标法。

第五条　任何单位和个人不得采用任何方式，阻挠和限制供应商自由进入本地区和本行业的政府采购市场。

第六条　政府采购应当严格按照批准的预算执行。

第七条　政府采购实行集中采购和分散采购相结合。集中采购的范围由省级以上人民政府公布的集中采购目录确定。

属于中央预算的政府采购项目，其集中采购目录由国务院确定并公布；属于地方预算的政府采购项目，其集中采购目录由省、自治区、直辖市人民政府或者其授权的机构确定并公布。

纳入集中采购目录的政府采购项目，应当实行集中采购。

第八条　政府采购限额标准，属于中央预算的政府采购项目，由国务院确定并公布；属于地方预算的政府采购项目，由省、自治区、直辖市人民政府或者其授权的机构确定并公布。

第九条 政府采购应当有助于实现国家的经济和社会发展政策目标，包括保护环境，扶持不发达地区和少数民族地区，促进中小企业发展等。

第十条 政府采购应当采购本国货物、工程和服务。但有下列情形之一的除外：

（一）需要采购的货物、工程或者服务在中国境内无法获取或者无法以合理的商业条件获取的；

（二）为在中国境外使用而进行采购的；

（三）其他法律、行政法规另有规定的。

前款所称本国货物、工程和服务的界定，依照国务院有关规定执行。

第十一条 政府采购的信息应当在政府采购监督管理部门指定的媒体上及时向社会公开发布，但涉及商业秘密的除外。

第十二条 在政府采购活动中，采购人员及相关人员与供应商有利害关系的，必须回避。供应商认为采购人员及相关人员与其他供应商有利害关系的，可以申请其回避。

前款所称相关人员，包括招标采购中评标委员会的组成人员，竞争性谈判采购中谈判小组的组成人员，询价采购中询价小组的组成人员等。

第十三条 各级人民政府财政部门是负责政府采购监督管理的部门，依法履行对政府采购活动的监督管理职责。

各级人民政府其他有关部门依法履行与政府采购活动有关的监督管理职责。

第二章 政府采购当事人

第十四条 政府采购当事人是指在政府采购活动中享有权利和承担义务的各类主体，包括采购人、供应商和采购代理机构等。

第十五条 采购人是指依法进行政府采购的国家机关、事业单位、团体组织。

第十六条 集中采购机构为采购代理机构。设区的市、自治州以上人民政府根据本级政府采购项目组织集中采购的需要设立集中采购机构。

集中采购机构是非营利事业法人，根据采购人的委托办理采购事宜。

第十七条 集中采购机构进行政府采购活动，应当符合采购价格低于市场平均价格、采购效率更高、采购质量优良和服务良好的要求。

第十八条 采购人采购纳入集中采购目录的政府采购项目，必须委托集中采购机构代理采购；采购未纳入集中采购目录的政府采购项目，可以自行采购，也可以委托集中采购机构在委托的范围内代理采购。

纳入集中采购目录属于通用的政府采购项目的，应当委托集中采购机构代理采购；属于本部门、本系统有特殊要求的项目，应当实行部门集中采购；属于本单位有特殊要求的项目，经省级以上人民政府批准，可以自行采购。

第十九条 采购人可以委托集中采购机构以外的采购代理机构，在委托的范围内办理政府采购事宜。

采购人有权自行选择采购代理机构，任何单位和个人不得以任何方式为采购人指定采购代理机构。

第二十条 采购人依法委托采购代理机构办理采购事宜的，应当由采购人与采购代理机构签订委托代理协议，依法确定委托代理的事项，约定双方的权利义务。

第二十一条 供应商是指向采购人提供货物、工程或者服务的法人、其他组织或者自然人。

第二十二条 供应商参加政府采购活动应当具备下列条件：

（一）具有独立承担民事责任的能力；

（二）具有良好的商业信誉和健全的财务会计制度；

（三）具有履行合同所必需的设备和专业技术能力；

（四）有依法缴纳税收和社会保障资金的良好记录；

（五）参加政府采购活动前三年内，在经营活动中没有重大违法记录；

（六）法律、行政法规规定的其他条件。

采购人可以根据采购项目的特殊要求，规定供应商的特定条件，但不得以不合理的条件对供应商实行差别待遇或者歧视待遇。

第二十三条 采购人可以要求参加政府采购的供应商提供有关资质证明文件和业绩情况，并根据本法规定的供应商条件和采购项目对供应商的特定要求，对供应商的资格进行审查。

第二十四条 两个以上的自然人、法人或者其他组织可以组成一个联合体，以一个供应商的身份共同参加政府采购。

以联合体形式进行政府采购的，参加联合体的供应商均应当具备本法第二十二条规定的条件，并应当向采购人提交联合协议，载明联合体各方承担的工作和义务。联合体各方应当共同与采购人签订采购合同，就采购合同约定的事项对采购人承担连带责任。

第二十五条 政府采购当事人不得相互串通损害国家利益、社会公共利益和其他当事人的合法权益；不得以任何手段排斥其他供应商参与竞争。

供应商不得以向采购人、采购代理机构、评标委员会的组成人员、竞争性谈判小组的组成人员、询价小组的组成人员行贿或者采取其他不正当手段谋取中标或者成交。

采购代理机构不得以向采购人行贿或者采取其他不正当手段谋取非法利益。

第三章 政府采购方式

第二十六条 政府采购采用以下方式：

（一）公开招标；

（二）邀请招标；

（三）竞争性谈判；

（四）单一来源采购；

（五）询价；

（六）国务院政府采购监督管理部门认定的其他采购方式。

公开招标应作为政府采购的主要采购方式。

第二十七条 采购人采购货物或者服务应当采用公开招标方式的，其具体数额标准，属于中央预算的政府采购项目，由国务院规定；属于地方预算的政府采购项目，由省、自治区、直辖市人民政府规定；因特殊情况需要采用公开招标以外的采购方式的，应当在采购活动开始前获得设区的市、自治州以上人民政府采购监督管理部门的批准。

第二十八条 采购人不得将应当以公开招标方式采购的货物或者服务化整为零或者以其他任何方式规避公开招标采购。

第二十九条 符合下列情形之一的货物或者服务，可以依照本法采用邀请招标方式采购：

（一）具有特殊性，只能从有限范围的供应商处采购的；

（二）采用公开招标方式的费用占政府采购项目总价值的比例过大的。

第三十条 符合下列情形之一的货物或者服务，可以依照本法采用竞争性谈判方式采购：

（一）招标后没有供应商投标或者没有合格标的或者重新招标未能成立的；

（二）技术复杂或者性质特殊，不能确定详细规格或者具体要求的；

（三）采用招标所需时间不能满足用户紧急需要的；

（四）不能事先计算出价格总额的。

第三十一条 符合下列情形之一的货物或者服务，可以依照本法采用单一来源方式采购：

（一）只能从唯一供应商处采购的；

（二）发生了不可预见的紧急情况不能从其他供应商处采购的；

（三）必须保证原有采购项目一致性或者服务配套的要求，需要继续从原供应商处添购，且添购资金总额不超过原合同采购金额百分之十的。

第三十二条 采购的货物规格、标准统一、现货货源充足且价格变化幅度小的政府采购项目，可以依照本法采用询价方式采购。

第四章 政府采购程序

第三十三条 负有编制部门预算职责的部门在编制下一财政年度部门预算时，应当将该财政年度政府采购的项目及资金预算列出，报本级财政部门汇总。部门预算的审批，按预算管理权限和程序进行。

第三十四条 货物或者服务项目采取邀请招标方式采购的，采购人应当从符合相应资格条件的供应商中，通过随机方式选择三家以上的供应商，并向其发出投标邀请书。

第三十五条 货物和服务项目实行招标方式采购的，自招标文件开始发出之日起至投标人提交投标文件截止之日止，不得少于二十日。

第三十六条 在招标采购中，出现下列情形之一的，应予废标：

（一）符合专业条件的供应商或者对招标文件作实质响应的供应商不足三家的；

（二）出现影响采购公正的违法、违规行为的；

（三）投标人的报价均超过了采购预算，采购人不能支付的；

（四）因重大变故，采购任务取消的。

废标后，采购人应当将废标理由通知所有投标人。

第三十七条 废标后，除采购任务取消情形外，应当重新组织招标；需要采取其他方式采购的，应当在采购活动开始前获得设区的市、自治州以上人民政府采购监督管理部门或者政府有关部门批准。

第三十八条 采用竞争性谈判方式采购的，应当遵循下列程序：

（一）成立谈判小组。谈判小组由采购人的代表和有关专家共三人以上的单数组成，其中专家的人数不得少于成员总数的三分之二。

（二）制定谈判文件。谈判文件应当明确谈判程序、谈判内容、合同草案的条款以及评定成交的标准等事项。

（三）确定邀请参加谈判的供应商名单。谈判小组从符合相应资格条件的供应商名单中确定不少于三家的供应商参加谈判，并向其提供谈判文件。

（四）谈判。谈判小组所有成员集中与单一供应商分别进行谈判。在谈判中，谈判的任何一方不得透露与谈判有关的其他供应商的技术资料、价格和其他信息。谈判文件有实质性变动的，谈判小组应当以书面形式通知所有参加谈判的供应商。

（五）确定成交供应商。谈判结束后，谈判小组应当要求所有参加谈判的供应商在规定时间内进行最后报价，采购人从谈判小组提出的成交候选人中根据符合采购需求、质量和服务相等且报价最低的原则确定成交供应商，并将结果通知所有参加谈判的未成交的供应商。

第三十九条 采取单一来源方式采购的，采购人与供应商应当遵循本法规定的原则，在保证采购项目质量和双方商定合理价格的基础上进行采购。

第四十条 采取询价方式采购的，应当遵循下列程序：

（一）成立询价小组。询价小组由采购人的代表和有关专家共三人以上的单数组成，其中专家的人数不得少于成员总数的三分之二。询价小组应当对采购项目的价格构成和评定成交的标准等事项做出规定。

（二）确定被询价的供应商名单。询价小组根据采购需求，从符合相应资格条件的供应商名单中确定不少于三家的供应商，并向其发出询价通知书让其报价。

（三）询价。询价小组要求被询价的供应商一次报出不得更改的价格。

（四）确定成交供应商。采购人根据符合采购需求、质量和服务相等且报价最低的原则确定成交供应商，并将结果通知所有被询价的未成交的供应商。

第四十一条 采购人或者其委托的采购代理机构应当组织对供应商履约的验收。大型或者复杂的政府采购项目，应当邀请国家认可的质量检测机构参加验收工作。验收方成员应当在验收书上签字，并承担相应的法律责任。

第四十二条 采购人、采购代理机构对政府采购项目每项采购活动的采购文件应当妥善保存，不得伪造、变造、隐匿或者销毁。采购文件的保存期限为从采购结束之日起至少保存十五年。

采购文件包括采购活动记录、采购预算、招标文件、投标文件、评标标准、评估报告、定标文件、合同文本、验收证明、质疑答复、投诉处理决定及其他有关文件、资料。

采购活动记录至少应当包括下列内容：

（一）采购项目类别、名称；

（二）采购项目预算、资金构成和合同价格；

（三）采购方式，采用公开招标以外的采购方式的，应当载明原因；

（四）邀请和选择供应商的条件及原因；

（五）评标标准及确定中标人的原因；

（六）废标的原因；

（七）采用招标以外采购方式的相应记载。

第五章　政府采购合同

第四十三条　政府采购合同适用合同法。采购人和供应商之间的权利和义务，应当按照平等、自愿的原则以合同方式约定。

采购人可以委托采购代理机构代表其与供应商签订政府采购合同。由采购代理机构以采购人名义签订合同的，应当提交采购人的授权委托书，作为合同附件。

第四十四条　政府采购合同应当采用书面形式。

第四十五条　国务院政府采购监督管理部门应当会同国务院有关部门，规定政府采购合同必须具备的条款。

第四十六条　采购人与中标、成交供应商应当在中标、成交通知书发出之日起三十日内，按照采购文件确定的事项签订政府采购合同。

中标、成交通知书对采购人和中标、成交供应商均具有法律效力。中标、成交通知书发出后，采购人改变中标、成交结果的，或者中标、成交供应商放弃中标、成交项目的，应当依法承担法律责任。

第四十七条　政府采购项目的采购合同自签订之日起七个工作日内，采购人应当将合同副本报同级政府采购监督管理部门和有关部门备案。

第四十八条　经采购人同意，中标、成交供应商可以依法采取分包方式履行合同。

政府采购合同分包履行的，中标、成交供应商就采购项目和分包项目向采购人负责，分包供应商就分包项目承担责任。

第四十九条　政府采购合同履行中，采购人需追加与合同标的相同的货物、工程或者服务的，在不改变合同其他条款的前提下，可以与供应商协商签订补充合同，但所有补充合同的采购金额不得超过原合同采购金额的百分之十。

第五十条　政府采购合同的双方当事人不得擅自变更、中止或者终止合同。

政府采购合同继续履行将损害国家利益和社会公共利益的，双方当事人应当变更、中止或者终止合同。有过错的一方应当承担赔偿责任，双方都有过错的，各自承担相应的责任。

第六章　质疑与投诉

第五十一条　供应商对政府采购活动事项有疑问的，可以向采购人提出询问，采购人应当及时做出答复，但答复的内容不得涉及商业秘密。

第五十二条　供应商认为采购文件、采购过程和中标、成交结果使自己的权益受到损害的，可以在知道或者应知其权益受到损害之日起七个工作日内，以书面形式向采购人提出质疑。

第五十三条 采购人应当在收到供应商的书面质疑后七个工作日内做出答复，并以书面形式通知质疑供应商和其他有关供应商，但答复的内容不得涉及商业秘密。

第五十四条 采购人委托采购代理机构采购的，供应商可以向采购代理机构提出询问或者质疑，采购代理机构应当依照本法第五十一条、第五十三条的规定就采购人委托授权范围内的事项做出答复。

第五十五条 质疑供应商对采购人、采购代理机构的答复不满意或者采购人、采购代理机构未在规定的时间内做出答复的，可以在答复期满后十五个工作日内向同级政府采购监督管理部门投诉。

第五十六条 政府采购监督管理部门应当在收到投诉后三十个工作日内，对投诉事项做出处理决定，并以书面形式通知投诉人和与投诉事项有关的当事人。

第五十七条 政府采购监督管理部门在处理投诉事项期间，可以视具体情况书面通知采购人暂停采购活动，但暂停时间最长不得超过三十日。

第五十八条 投诉人对政府采购监督管理部门的投诉处理决定不服或者政府采购监督管理部门逾期未作处理的，可以依法申请行政复议或者向人民法院提起行政诉讼。

第七章 监督检查

第五十九条 政府采购监督管理部门应当加强对政府采购活动及集中采购机构的监督检查。

监督检查的主要内容是：

（一）有关政府采购的法律、行政法规和规章的执行情况；

（二）采购范围、采购方式和采购程序的执行情况；

（三）政府采购人员的职业素质和专业技能。

第六十条 政府采购监督管理部门不得设置集中采购机构，不得参与政府采购项目的采购活动。

采购代理机构与行政机关不得存在隶属关系或者其他利益关系。

第六十一条 集中采购机构应当建立健全内部监督管理制度。采购活动的决策和执行程序应当明确，并相互监督、相互制约。经办采购的人员与负责采购合同审核、验收人员的职责权限应当明确，并相互分离。

第六十二条 集中采购机构的采购人员应当具有相关职业素质和专业技能，符合政府采购监督管理部门规定的专业岗位任职要求。

集中采购机构对其工作人员应当加强教育和培训；对采购人员的专业水平、工作实绩和职业道德状况定期进行考核。采购人员经考核不合格的，不得继续任职。

第六十三条 政府采购项目的采购标准应当公开。

采用本法规定的采购方式的，采购人在采购活动完成后，应当将采购结果予以公布。

第六十四条 采购人必须按照本法规定的采购方式和采购程序进行采购。

任何单位和个人不得违反本法规定，要求采购人或者采购工作人员向其指定的供应商进行采购。

第六十五条 政府采购监督管理部门应当对政府采购项目的采购活动进行检查，政府采购当事人应当如实反映情况，提供有关材料。

第六十六条 政府采购监督管理部门应当对集中采购机构的采购价格、节约资金效果、服务质量、信誉状况、有无违法行为等事项进行考核，并定期如实公布考核结果。

第六十七条 依照法律、行政法规的规定对政府采购负有行政监督职责的政府有关部门，应当按照其职责分工，加强对政府采购活动的监督。

第六十八条 审计机关应当对政府采购进行审计监督。政府采购监督管理部门、政府采购各当事人有关政府采购活动，应当接受审计机关的审计监督。

第六十九条 监察机关应当加强对参与政府采购活动的国家机关、国家公务员和国家行政机关任命的其他人员实施监察。

第七十条 任何单位和个人对政府采购活动中的违法行为，有权控告和检举，有关部门、机关应当依照各自职责及时处理。

第八章　法律责任

第七十一条 采购人、采购代理机构有下列情形之一的，责令限期改正，给予警告，可以并处罚款，对直接负责的主管人员和其他直接责任人员，由其行政主管部门或者有关机关给予处分，并予通报：

（一）应当采用公开招标方式而擅自采用其他方式采购的；

（二）擅自提高采购标准的；

（三）以不合理的条件对供应商实行差别待遇或者歧视待遇的；

（四）在招标采购过程中与投标人进行协商谈判的；

（五）中标、成交通知书发出后不与中标、成交供应商签订采购合同的；

（六）拒绝有关部门依法实施监督检查的。

第七十二条 采购人、采购代理机构及其工作人员有下列情形之一，构成犯罪的，依法追究刑事责任；尚不构成犯罪的，处以罚款，有违法所得的，并处没收违法所得，属于国家机关工作人员的，依法给予行政处分：

（一）与供应商或者采购代理机构恶意串通的；

（二）在采购过程中接受贿赂或者获取其他不正当利益的；

（三）在有关部门依法实施的监督检查中提供虚假情况的；

（四）开标前泄露标底的。

第七十三条 有前两条违法行为之一影响中标、成交结果或者可能影响中标、成交结果的，按下列情况分别处理：

（一）未确定中标、成交供应商的，终止采购活动；

（二）中标、成交供应商已经确定但采购合同尚未履行的，撤销合同，从合格的中标、成交候选人中另行确定中标、成交供应商；

（三）采购合同已经履行的，给采购人、供应商造成损失的，由责任人承担赔偿责任。

第七十四条 采购人对应当实行集中采购的政府采购项目，不委托集中采购机构实行集中采购的，由政府采购监督管理部门责令改正；拒不改正的，停止按预算向其支付资金，由其上级行政主管部门或者有关机关依法给予其直接负责的主管人员和其他直接责任人员处分。

第七十五条 采购人未依法公布政府采购项目的采购标准和采购结果的，责令改正，对直接负责的主管人员依法给予处分。

第七十六条 采购人、采购代理机构违反本法规定隐匿、销毁应当保存的采购文件或者伪造、变造采购文件的，由政府采购监督管理部门处以二万元以上十万元以下的罚款，对其直接负责的主管人员和其他直接责任人员依法给予处分；构成犯罪的，依法追究刑事责任。

第七十七条 供应商有下列情形之一的，处以采购金额千分之五以上千分之十以下的罚款，列入不良行为记录名单，在一至三年内禁止参加政府采购活动，有违法所得的，并处没收违法所得，情节严重的，由工商行政管理机关吊销营业执照；构成犯罪的，依法追究刑事责任：

（一）提供虚假材料谋取中标、成交的；

（二）采取不正当手段诋毁、排挤其他供应商的；

（三）与采购人、其他供应商或者采购代理机构恶意串通的；

（四）向采购人、采购代理机构行贿或者提供其他不正当利益的；

（五）在招标采购过程中与采购人进行协商谈判的；

（六）拒绝有关部门监督检查或者提供虚假情况的。

供应商有前款第（一）至（五）项情形之一的，中标、成交无效。

第七十八条 采购代理机构在代理政府采购业务中有违法行为的，按照有关法律规定处以罚款，可以在一至三年内禁止其代理政府采购业务，构成犯罪的，依法追究刑事责任。

第七十九条 政府采购当事人有本法第七十一条、第七十二条、第七十七条违法行为之一，给他人造成损失的，并应依照有关民事法律规定承担民事责任。

第八十条 政府采购监督管理部门的工作人员在实施监督检查中违反本法规定滥用职权，玩忽职守，徇私舞弊的，依法给予行政处分；构成犯罪的，依法追究刑事责任。

第八十一条 政府采购监督管理部门对供应商的投诉逾期未做处理的，给予直接负责的主管人员和其他直接责任人员行政处分。

第八十二条 政府采购监督管理部门对集中采购机构业绩的考核，有虚假陈述，隐瞒真实情况的，或者不做定期考核和公布考核结果的，应当及时纠正，由其上级机关或者监察机关对其负责人进行通报，并对直接负责的人员依法给予行政处分。

集中采购机构在政府采购监督管理部门考核中，虚报业绩，隐瞒真实情况的，处以二万元以上二十万元以下的罚款，并予以通报；情节严重的，取消其代理采购的资格。

第八十三条 任何单位或者个人阻挠和限制供应商进入本地区或者本行业政府采购市场的，责令限期改正；拒不改正的，由该单位、个人的上级行政主管部门或者有关机关给予单位责任人或者个人处分。

第九章　附　则

第八十四条　使用国际组织和外国政府贷款进行的政府采购，贷款方、资金提供方与中方达成的协议对采购的具体条件另有规定的，可以适用其规定，但不得损害国家利益和社会公共利益。

第八十五条　对因严重自然灾害和其他不可抗力事件所实施的紧急采购和涉及国家安全和秘密的采购，不适用本法。

第八十六条　军事采购法规由中央军事委员会另行制定。

第八十七条　本法实施的具体步骤和办法由国务院规定。

第八十八条　本法自 2003 年 1 月 1 日起施行。

中华人民共和国招标投标法

（1999年8月30日第九届全国人民代表大会常务委员会第十一次会议通过，根据2017年12月27日第十二届全国人民代表大会常务委员会第三十一次会议《关于修改〈中华人民共和国招标投标法〉〈中华人民共和国计量法〉的决定》修正）

第一章 总 则

第一条 为了规范招标投标活动，保护国家利益、社会公共利益和招标投标活动当事人的合法权益，提高经济效益，保证项目质量，制定本法。

第二条 在中华人民共和国境内进行招标投标活动，适用本法。

第三条 在中华人民共和国境内进行下列工程建设项目包括项目的勘察、设计、施工、监理以及与工程建设有关的重要设备、材料等的采购，必须进行招标：

（一）大型基础设施、公用事业等关系社会公共利益、公众安全的项目；

（二）全部或者部分使用国有资金投资或者国家融资的项目；

（三）使用国际组织或者外国政府贷款、援助资金的项目。

前款所列项目的具体范围和规模标准，由国务院发展计划部门会同国务院有关部门制订，报国务院批准。

法律或者国务院对必须进行招标的其他项目的范围有规定的，依照其规定。

第四条 任何单位和个人不得将依法必须进行招标的项目化整为零或者以其他任何方式规避招标。

第五条 招标投标活动应当遵循公开、公平、公正和诚实信用的原则。

第六条 依法必须进行招标的项目，其招标投标活动不受地区或者部门的限制。任何单位和个人不得违法限制或者排斥本地区、本系统以外的法人或者其他组织参加投标，不得以任何方式非法干涉招标投标活动。

第七条 招标投标活动及其当事人应当接受依法实施的监督。

有关行政监督部门依法对招标投标活动实施监督，依法查处招标投标活动中的违法行为。

对招标投标活动的行政监督及有关部门的具体职权划分，由国务院规定。

第二章 招 标

第八条 招标人是依照本法规定提出招标项目、进行招标的法人或者其他组织。

第九条 招标项目按照国家有关规定需要履行项目审批手续的，应当先履行审批手续，取得批准。

招标人应当有进行招标项目的相应资金或者资金来源已经落实，并应当在招标文件中如实载明。

第十条 招标分为公开招标和邀请招标。

公开招标，是指招标人以招标公告的方式邀请不特定的法人或者其他组织投标。

邀请招标，是指招标人以投标邀请书的方式邀请特定的法人或者其他组织投标。

第十一条 国务院发展计划部门确定的国家重点项目和省、自治区、直辖市人民政府确定的地方重点项目不适宜公开招标的，经国务院发展计划部门或者省、自治区、直辖市人民政府批准，可以进行邀请招标。

第十二条 招标人有权自行选择招标代理机构，委托其办理招标事宜。任何单位和个人不得以任何方式为招标人指定招标代理机构。

招标人具有编制招标文件和组织评标能力的，可以自行办理招标事宜。任何单位和个人不得强制其委托招标代理机构办理招标事宜。

依法必须进行招标的项目，招标人自行办理招标事宜的，应当向有关行政监督部门备案。

第十三条 招标代理机构是依法设立、从事招标代理业务并提供相关服务的社会中介组织。

招标代理机构应当具备下列条件：

（一）有从事招标代理业务的营业场所和相应资金；

（二）有能够编制招标文件和组织评标的相应专业力量。

第十四条 招标代理机构与行政机关和其他国家机关不得存在隶属关系或者其他利益关系。

第十五条 招标代理机构应当在招标人委托的范围内办理招标事宜，并遵守本法关于招标人的规定。

第十六条 招标人采用公开招标方式的，应当发布招标公告。依法必须进行招标的项目的招标公告，应当通过国家指定的报刊、信息网络或者其他媒介发布。

招标公告应当载明招标人的名称和地址、招标项目的性质、数量、实施地点和时间以及获取招标文件的办法等事项。

第十七条 招标人采用邀请招标方式的，应当向三个以上具备承担招标项目的能力、资信良好的特定的法人或者其他组织发出投标邀请书。

投标邀请书应当载明本法第十六条第二款规定的事项。

第十八条 招标人可以根据招标项目本身的要求，在招标公告或者投标邀请书中，要求潜在投标人提供有关资质证明文件和业绩情况，并对潜在投标人进行资格审查；国家对投标人的资格条件有规定的，依照其规定。

招标人不得以不合理的条件限制或者排斥潜在投标人，不得对潜在投标人实行歧视待遇。

第十九条 招标人应当根据招标项目的特点和需要编制招标文件。招标文件应当包括招标项目的技术要求、对投标人资格审查的标准、投标报价要求和评标标准等所有实质性要求和条件以及拟签订合同的主要条款。

国家对招标项目的技术、标准有规定的，招标人应当按照其规定在招标文件中提出相应要求。

招标项目需要划分标段、确定工期的，招标人应当合理划分标段、确定工期，并在招标文件中载明。

第二十条 招标文件不得要求或者标明特定的生产供应者以及含有倾向或者排斥潜在投标人的其他内容。

第二十一条 招标人根据招标项目的具体情况，可以组织潜在投标人踏勘项目现场。

第二十二条 招标人不得向他人透露已获取招标文件的潜在投标人的名称、数量以及可能影响公平竞争的有关招标投标的其他情况。

招标人设有标底的，标底必须保密。

第二十三条 招标人对已发出的招标文件进行必要的澄清或者修改的，应当在招标文件要求提交投标文件截止时间至少十五日前，以书面形式通知所有招标文件收受人。该澄清或者修改的内容为招标文件的组成部分。

第二十四条 招标人应当确定投标人编制投标文件所需要的合理时间；但是，依法必须进行招标的项目，自招标文件开始发出之日起至投标人提交投标文件截止之日止，最短不得少于二十日。

第三章 投 标

第二十五条 投标人是响应招标、参加投标竞争的法人或者其他组织。

依法招标的科研项目允许个人参加投标的，投标的个人适用本法有关投标人的规定。

第二十六条 投标人应当具备承担招标项目的能力；国家有关规定对投标人资格条件或者招标文件对投标人资格条件有规定的，投标人应当具备规定的资格条件。

第二十七条 投标人应当按照招标文件的要求编制投标文件。投标文件应当对招标文件提出的实质性要求和条件做出响应。

招标项目属于建设施工的，投标文件的内容应当包括拟派出的项目负责人与主要技术人员的简历、业绩和拟用于完成招标项目的机械设备等。

第二十八条 投标人应当在招标文件要求提交投标文件的截止时间前，将投标文件送达投标地点。招标人收到投标文件后，应当签收保存，不得开启。投标人少于三个的，招标人应当依照本法重新招标。

在招标文件要求提交投标文件的截止时间后送达的投标文件，招标人应当拒收。

第二十九条 投标人在招标文件要求提交投标文件的截止时间前，可以补充、修改或者撤回已提交的投标文件，并书面通知招标人。补充、修改的内容为投标文件的组成部分。

第三十条 投标人根据招标文件载明的项目实际情况，拟在中标后将中标项目的部分非主体、非关键性工作进行分包的，应当在投标文件中载明。

第三十一条 两个以上法人或者其他组织可以组成一个联合体，以一个投标人的身份共同投标。

联合体各方均应当具备承担招标项目的相应能力；国家有关规定或者招标文件对

投标人资格条件有规定的，联合体各方均应当具备规定的相应资格条件。由同一专业的单位组成的联合体，按照资质等级较低的单位确定资质等级。

联合体各方应当签订共同投标协议，明确约定各方拟承担的工作和责任，并将共同投标协议连同投标文件一并提交招标人。联合体中标的，联合体各方应当共同与招标人签订合同，就中标项目向招标人承担连带责任。

招标人不得强制投标人组成联合体共同投标，不得限制投标人之间的竞争。

第三十二条 投标人不得相互串通投标报价，不得排挤其他投标人的公平竞争，损害招标人或者其他投标人的合法权益。

投标人不得与招标人串通投标，损害国家利益、社会公共利益或者他人的合法权益。

禁止投标人以向招标人或者评标委员会成员行贿的手段谋取中标。

第三十三条 投标人不得以低于成本的报价竞标，也不得以他人名义投标或者以其他方式弄虚作假，骗取中标。

第四章 开标、评标和中标

第三十四条 开标应当在招标文件确定的提交投标文件截止时间的同一时间公开进行；开标地点应当为招标文件中预先确定的地点。

第三十五条 开标由招标人主持，邀请所有投标人参加。

第三十六条 开标时，由投标人或者其推选的代表检查投标文件的密封情况，也可以由招标人委托的公证机构检查并公证；经确认无误后，由工作人员当众拆封，宣读投标人名称、投标价格和投标文件的其他主要内容。

招标人在招标文件要求提交投标文件的截止时间前收到的所有投标文件，开标时都应当当众予以拆封、宣读。

开标过程应当记录，并存档备查。

第三十七条 评标由招标人依法组建的评标委员会负责。

依法必须进行招标的项目，其评标委员会由招标人的代表和有关技术、经济等方面的专家组成，成员人数为五人以上单数，其中技术、经济等方面的专家不得少于成员总数的三分之二。

前款专家应当从事相关领域工作满八年并具有高级职称或者具有同等专业水平，由招标人从国务院有关部门或者省、自治区、直辖市人民政府有关部门提供的专家名册或者招标代理机构的专家库内的相关专业的专家名单中确定；一般招标项目可以采取随机抽取方式，特殊招标项目可以由招标人直接确定。

与投标人有利害关系的人不得进入相关项目的评标委员会；已经进入的应当更换。

评标委员会成员的名单在中标结果确定前应当保密。

第三十八条 招标人应当采取必要的措施，保证评标在严格保密的情况下进行。

任何单位和个人不得非法干预、影响评标的过程和结果。

第三十九条 评标委员会可以要求投标人对投标文件中含义不明确的内容做必要的澄清或者说明，但是澄清或者说明不得超出投标文件的范围或者改变投标文件的实质性内容。

第四十条 评标委员会应当按照招标文件确定的评标标准和方法，对投标文件进行评审和比较；设有标底的，应当参考标底。评标委员会完成评标后，应当向招标人提出书面评标报告，并推荐合格的中标候选人。

招标人根据评标委员会提出的书面评标报告和推荐的中标候选人确定中标人。招标人也可以授权评标委员会直接确定中标人。

国务院对特定招标项目的评标有特别规定的，从其规定。

第四十一条 中标人的投标应当符合下列条件之一：

（一）能够最大限度地满足招标文件中规定的各项综合评价标准；

（二）能够满足招标文件的实质性要求，并且经评审的投标价格最低；但是投标价格低于成本的除外。

第四十二条 评标委员会经评审，认为所有投标都不符合招标文件要求的，可以否决所有投标。

依法必须进行招标的项目的所有投标被否决的，招标人应当依照本法重新招标。

第四十三条 在确定中标人前，招标人不得与投标人就投标价格、投标方案等实质性内容进行谈判。

第四十四条 评标委员会成员应当客观、公正地履行职务，遵守职业道德，对所提出的评审意见承担个人责任。

评标委员会成员不得私下接触投标人，不得收受投标人的财物或者其他好处。

评标委员会成员和参与评标的有关工作人员不得透露对投标文件的评审和比较、中标候选人的推荐情况以及与评标有关的其他情况。

第四十五条 中标人确定后，招标人应当向中标人发出中标通知书，并同时将中标结果通知所有未中标的投标人。

中标通知书对招标人和中标人具有法律效力。中标通知书发出后，招标人改变中标结果的，或者中标人放弃中标项目的，应当依法承担法律责任。

第四十六条 招标人和中标人应当自中标通知书发出之日起三十日内，按照招标文件和中标人的投标文件订立书面合同。招标人和中标人不得再行订立背离合同实质性内容的其他协议。

招标文件要求中标人提交履约保证金的，中标人应当提交。

第四十七条 依法必须进行招标的项目，招标人应当自确定中标人之日起十五日内，向有关行政监督部门提交招标投标情况的书面报告。

第四十八条 中标人应当按照合同约定履行义务，完成中标项目。中标人不得向他人转让中标项目，也不得将中标项目肢解后分别向他人转让。

中标人按照合同约定或者经招标人同意，可以将中标项目的部分非主体、非关键性工作分包给他人完成。接受分包的人应当具备相应的资格条件，并不得再次分包。

中标人应当就分包项目向招标人负责，接受分包的人就分包项目承担连带责任。

第五章　法律责任

第四十九条 违反本法规定，必须进行招标的项目而不招标的，将必须进行招标的项目化整为零或者以其他任何方式规避招标的，责令限期改正，可以处项目合同金额千分之五以上千分之十以下的罚款；对全部或者部分使用国有资金的项目，可以暂停项目执行或者暂停资金拨付；对单位直接负责的主管人员和其他直接责任人员依法给予处分。

第五十条 招标代理机构违反本法规定，泄露应当保密的与招标投标活动有关的情况和资料的，或者与招标人、投标人串通损害国家利益、社会公共利益或者他人合法权益的，处五万元以上二十五万元以下的罚款；对单位直接负责的主管人员和其他直接责任人员处单位罚款数额百分之五以上百分之十以下的罚款；有违法所得的，并处没收违法所得；情节严重的，禁止其一年至两年内代理依法必须进行招标的项目并予以公告，直至由工商行政管理机关吊销营业执照；构成犯罪的，依法追究刑事责任。给他人造成损失的，依法承担赔偿责任。

前款所列行为影响中标结果的，中标无效。

第五十一条 招标人以不合理的条件限制或者排斥潜在投标人的，对潜在投标人实行歧视待遇的，强制要求投标人组成联合体共同投标的，或者限制投标人之间竞争的，责令改正，可以处一万元以上五万元以下的罚款。

第五十二条 依法必须进行招标的项目的招标人向他人透露已获取招标文件的潜在投标人的名称、数量或者可能影响公平竞争的有关招标投标的其他情况的，或者泄露标底的，给予警告，可以并处一万元以上十万元以下的罚款；对单位直接负责的主管人员和其他直接责任人员依法给予处分；构成犯罪的，依法追究刑事责任。

前款所列行为影响中标结果的，中标无效。

第五十三条 投标人相互串通投标或者与招标人串通投标的，投标人以向招标人或者评标委员会成员行贿的手段谋取中标的，中标无效，处中标项目金额千分之五以上千分之十以下的罚款，对单位直接负责的主管人员和其他直接责任人员处单位罚款数额百分之五以上百分之十以下的罚款；有违法所得的，并处没收违法所得；情节严重的，取消其一年至二年内参加依法必须进行招标的项目的投标资格并予以公告，直至由工商行政管理机关吊销营业执照；构成犯罪的，依法追究刑事责任。给他人造成损失的，依法承担赔偿责任。

第五十四条 投标人以他人名义投标或者以其他方式弄虚作假，骗取中标的，中标无效，给招标人造成损失的，依法承担赔偿责任；构成犯罪的，依法追究刑事责任。

依法必须进行招标的项目的投标人有前款所列行为尚未构成犯罪的，处中标项目金额千分之五以上千分之十以下的罚款，对单位直接负责的主管人员和其他直接责任人员处单位罚款数额百分之五以上百分之十以下的罚款；有违法所得的，并处没收违法所得；情节严重的，取消其一年至三年内参加依法必须进行招标的项目的投标资格并予以公告，直至由工商行政管理机关吊销营业执照。

第五十五条 依法必须进行招标的项目，招标人违反本法规定，与投标人就投标价格、投标方案等实质性内容进行谈判的，给予警告，对单位直接负责的主管人员和其他直接责任人员依法给予处分。

前款所列行为影响中标结果的，中标无效。

第五十六条 评标委员会成员收受投标人的财物或者其他好处的，评标委员会成员或者参加评标的有关工作人员向他人透露对投标文件的评审和比较、中标候选人的推荐以及与评标有关的其他情况的，给予警告，没收收受的财物，可以并处三千元以上五万元以下的罚款，对有所列违法行为的评标委员会成员取消担任评标委员会成员的资格，不得再参加任何依法必须进行招标的项目的评标；构成犯罪的，依法追究刑事责任。

第五十七条 招标人在评标委员会依法推荐的中标候选人以外确定中标人的，依法必须进行招标的项目在所有投标被评标委员会否决后自行确定中标人的，中标无效。责令改正，可以处中标项目金额千分之五以上千分之十以下的罚款；对单位直接负责的主管人员和其他直接责任人员依法给予处分。

第五十八条 中标人将中标项目转让给他人的，将中标项目肢解后分别转让给他人的，违反本法规定将中标项目的部分主体、关键性工作分包给他人的，或者分包人再次分包的，转让、分包无效，处转让、分包项目金额千分之五以上千分之十以下的罚款；有违法所得的，并处没收违法所得；可以责令停业整顿；情节严重的，由工商行政管理机关吊销营业执照。

第五十九条 招标人与中标人不按照招标文件和中标人的投标文件订立合同的，或者招标人、中标人订立背离合同实质性内容的协议的，责令改正；可以处中标项目金额千分之五以上千分之十以下的罚款。

第六十条 中标人不履行与招标人订立的合同的，履约保证金不予退还，给招标人造成的损失超过履约保证金数额的，还应当对超过部分予以赔偿；没有提交履约保证金的，应当对招标人的损失承担赔偿责任。

中标人不按照与招标人订立的合同履行义务，情节严重的，取消其二年至五年内参加依法必须进行招标的项目的投标资格并予以公告，直至由工商行政管理机关吊销营业执照。

因不可抗力不能履行合同的，不适用前两款规定。

第六十一条 本章规定的行政处罚，由国务院规定的有关行政监督部门决定。本法已对实施行政处罚的机关做出规定的除外。

第六十二条 任何单位违反本法规定，限制或者排斥本地区、本系统以外的法人或者其他组织参加投标的，为招标人指定招标代理机构的，强制招标人委托招标代理机构办理招标事宜的，或者以其他方式干涉招标投标活动的，责令改正；对单位直接负责的主管人员和其他直接责任人员依法给予警告、记过、记大过的处分，情节较重的，依法给予降级、撤职、开除的处分。

个人利用职权进行前款违法行为的，依照前款规定追究责任。

第六十三条 对招标投标活动依法负有行政监督职责的国家机关工作人员徇私舞弊、滥用职权或者玩忽职守，构成犯罪的，依法追究刑事责任；不构成犯罪的，依法给予行政处分。

第六十四条 依法必须进行招标的项目违反本法规定，中标无效的，应当依照本法规定的中标条件从其余投标人中重新确定中标人或者依照本法重新进行招标。

第六章　附　则

第六十五条 投标人和其他利害关系人认为招标投标活动不符合本法有关规定的，

有权向招标人提出异议或者依法向有关行政监督部门投诉。

第六十六条 涉及国家安全、国家秘密、抢险救灾或者属于利用扶贫资金实行以工代赈、需要使用农民工等特殊情况，不适宜进行招标的项目，按照国家有关规定可以不进行招标。

第六十七条 使用国际组织或者外国政府贷款、援助资金的项目进行招标，贷款方、资金提供方对招标投标的具体条件和程序有不同规定的，可以适用其规定，但违背中华人民共和国的社会公共利益的除外。

第六十八条 本法自 2000 年 1 月 1 日起施行。

中华人民共和国政府采购法实施条例

（2015 年 1 月 30 日中华人民共和国国务院令第 658 号公布）

第一章　总　则

第一条　根据《中华人民共和国政府采购法》（以下简称政府采购法），制定本条例。

第二条　政府采购法第二条所称财政性资金是指纳入预算管理的资金。

以财政性资金作为还款来源的借贷资金，视同财政性资金。

国家机关、事业单位和团体组织的采购项目既使用财政性资金又使用非财政性资金的，使用财政性资金采购的部分，适用政府采购法及本条例；财政性资金与非财政性资金无法分割采购的，统一适用政府采购法及本条例。

政府采购法第二条所称服务，包括政府自身需要的服务和政府向社会公众提供的公共服务。

第三条　集中采购目录包括集中采购机构采购项目和部门集中采购项目。

技术、服务等标准统一，采购人普遍使用的项目，列为集中采购机构采购项目；采购人本部门、本系统基于业务需要有特殊要求，可以统一采购的项目，列为部门集中采购项目。

第四条　政府采购法所称集中采购，是指采购人将列入集中采购目录的项目委托集中采购机构代理采购或者进行部门集中采购的行为；所称分散采购，是指采购人将采购限额标准以上的未列入集中采购目录的项目自行采购或者委托采购代理机构代理采购的行为。

第五条　省、自治区、直辖市人民政府或者其授权的机构根据实际情况，可以确定分别适用于本行政区域省级、设区的市级、县级的集中采购目录和采购限额标准。

第六条　国务院财政部门应当根据国家的经济和社会发展政策，会同国务院有关部门制定政府采购政策，通过制定采购需求标准、预留采购份额、价格评审优惠、优先采购等措施，实现节约能源、保护环境、扶持不发达地区和少数民族地区、促进中小企业发展等目标。

第七条　政府采购工程以及与工程建设有关的货物、服务，采用招标方式采购的，适用《中华人民共和国招标投标法》及其实施条例；采用其他方式采购的，适用政府采购法及本条例。

前款所称工程，是指建设工程，包括建筑物和构筑物的新建、改建、扩建及其相关的装修、拆除、修缮等；所称与工程建设有关的货物，是指构成工程不可分割的组成部分，且为实现工程基本功能所必需的设备、材料等；所称与工程建设有关的服务，是指为完成工程所需的勘察、设计、监理等服务。

政府采购工程以及与工程建设有关的货物、服务，应当执行政府采购政策。

第八条 政府采购项目信息应当在省级以上人民政府财政部门指定的媒体上发布。采购项目预算金额达到国务院财政部门规定标准的，政府采购项目信息应当在国务院财政部门指定的媒体上发布。

第九条 在政府采购活动中，采购人员及相关人员与供应商有下列利害关系之一的，应当回避：

（一）参加采购活动前 3 年内与供应商存在劳动关系；

（二）参加采购活动前 3 年内担任供应商的董事、监事；

（三）参加采购活动前 3 年内是供应商的控股股东或者实际控制人；

（四）与供应商的法定代表人或者负责人有夫妻、直系血亲、三代以内旁系血亲或者近姻亲关系；

（五）与供应商有其他可能影响政府采购活动公平、公正进行的关系。

供应商认为采购人员及相关人员与其他供应商有利害关系的，可以向采购人或者采购代理机构书面提出回避申请，并说明理由。采购人或者采购代理机构应当及时询问被申请回避人员，有利害关系的被申请回避人员应当回避。

第十条 国家实行统一的政府采购电子交易平台建设标准，推动利用信息网络进行电子化政府采购活动。

第二章 政府采购当事人

第十一条 采购人在政府采购活动中应当维护国家利益和社会公共利益，公正廉洁，诚实守信，执行政府采购政策，建立政府采购内部管理制度，厉行节约，科学合理确定采购需求。

采购人不得向供应商索要或者接受其给予的赠品、回扣或者与采购无关的其他商品、服务。

第十二条 政府采购法所称采购代理机构，是指集中采购机构和集中采购机构以外的采购代理机构。

集中采购机构是设区的市级以上人民政府依法设立的非营利事业法人，是代理集中采购项目的执行机构。集中采购机构应当根据采购人委托制定集中采购项目的实施方案，明确采购规程，组织政府采购活动，不得将集中采购项目转委托。集中采购机构以外的采购代理机构，是从事采购代理业务的社会中介机构。

第十三条 采购代理机构应当建立完善的政府采购内部监督管理制度，具备开展政府采购业务所需的评审条件和设施。

采购代理机构应当提高确定采购需求，编制招标文件、谈判文件、询价通知书，拟订合同文本和优化采购程序的专业化服务水平，根据采购人委托在规定的时间内及时组织采购人与中标或者成交供应商签订政府采购合同，及时协助采购人对采购项目进行验收。

第十四条 采购代理机构不得以不正当手段获取政府采购代理业务，不得与采购人、供应商恶意串通操纵政府采购活动。

采购代理机构工作人员不得接受采购人或者供应商组织的宴请、旅游、娱乐，不得收受礼品、现金、有价证券等，不得向采购人或者供应商报销应当由个人承担的费用。

第十五条 采购人、采购代理机构应当根据政府采购政策、采购预算、采购需求编制采购文件。

采购需求应当符合法律法规以及政府采购政策规定的技术、服务、安全等要求。政府向社会公众提供的公共服务项目，应当就确定采购需求征求社会公众的意见。除因技术复杂或者性质特殊，不能确定详细规格或者具体要求外，采购需求应当完整、明确。必要时，应当就确定采购需求征求相关供应商、专家的意见。

第十六条 政府采购法第二十条规定的委托代理协议，应当明确代理采购的范围、权限和期限等具体事项。

采购人和采购代理机构应当按照委托代理协议履行各自义务，采购代理机构不得超越代理权限。

第十七条 参加政府采购活动的供应商应当具备政府采购法第二十二条第一款规定的条件，提供下列材料：

（一）法人或者其他组织的营业执照等证明文件，自然人的身份证明；

（二）财务状况报告，依法缴纳税收和社会保障资金的相关材料；

（三）具备履行合同所必需的设备和专业技术能力的证明材料；

（四）参加政府采购活动前 3 年内在经营活动中没有重大违法记录的书面声明；

（五）具备法律、行政法规规定的其他条件的证明材料。

采购项目有特殊要求的，供应商还应当提供其符合特殊要求的证明材料或者情况说明。

第十八条 单位负责人为同一人或者存在直接控股、管理关系的不同供应商，不得参加同一合同项下的政府采购活动。

除单一来源采购项目外，为采购项目提供整体设计、规范编制或者项目管理、监理、检测等服务的供应商，不得再参加该采购项目的其他采购活动。

第十九条 政府采购法第二十二条第一款第五项所称重大违法记录，是指供应商因违法经营受到刑事处罚或者责令停产停业、吊销许可证或者执照、较大数额罚款等行政处罚。

供应商在参加政府采购活动前 3 年内因违法经营被禁止在一定期限内参加政府采购活动，期限届满的，可以参加政府采购活动。

第二十条 采购人或者采购代理机构有下列情形之一的，属于以不合理的条件对供应商实行差别待遇或者歧视待遇：

（一）就同一采购项目向供应商提供有差别的项目信息；

（二）设定的资格、技术、商务条件与采购项目的具体特点和实际需要不相适应或者与合同履行无关；

（三）采购需求中的技术、服务等要求指向特定供应商、特定产品；

（四）以特定行政区域或者特定行业的业绩、奖项作为加分条件或者中标、成交条件；

（五）对供应商采取不同的资格审查或者评审标准；

（六）限定或者指定特定的专利、商标、品牌或者供应商；

（七）非法限定供应商的所有制形式、组织形式或者所在地；

（八）以其他不合理条件限制或者排斥潜在供应商。

第二十一条 采购人或者采购代理机构对供应商进行资格预审的，资格预审公告应当在省级以上人民政府财政部门指定的媒体上发布。已进行资格预审的，评审阶段可以不再对供应商资格进行审查。资格预审合格的供应商在评审阶段资格发生变化的，应当通知采购人和采购代理机构。

资格预审公告应当包括采购人和采购项目名称、采购需求、对供应商的资格要求以及供应商提交资格预审申请文件的时间和地点。提交资格预审申请文件的时间自公告发布之日起不得少于5个工作日。

第二十二条 联合体中有同类资质的供应商按照联合体分工承担相同工作的，应当按照资质等级较低的供应商确定资质等级。

以联合体形式参加政府采购活动的，联合体各方不得再单独参加或者与其他供应商另外组成联合体参加同一合同项下的政府采购活动。

第三章 政府采购方式

第二十三条 采购人采购公开招标数额标准以上的货物或者服务，符合政府采购法第二十九条、第三十条、第三十一条、第三十二条规定情形或者有需要执行政府采购政策等特殊情况的，经设区的市级以上人民政府财政部门批准，可以依法采用公开招标以外的采购方式。

第二十四条 列入集中采购目录的项目，适合实行批量集中采购的，应当实行批量集中采购，但紧急的小额零星货物项目和有特殊要求的服务、工程项目除外。

第二十五条 政府采购工程依法不进行招标的，应当依照政府采购法和本条例规定的竞争性谈判或者单一来源采购方式采购。

第二十六条 政府采购法第三十条第三项规定的情形，应当是采购人不可预见的或者非因采购人拖延导致的；第四项规定的情形，是指因采购艺术品或者因专利、专有技术或者因服务的时间、数量事先不能确定等导致不能事先计算出价格总额。

第二十七条 政府采购法第三十一条第一项规定的情形，是指因货物或者服务使用不可替代的专利、专有技术，或者公共服务项目具有特殊要求，导致只能从某一特定供应商处采购。

第二十八条 在一个财政年度内，采购人将一个预算项目下的同一品目或者类别的货物、服务采用公开招标以外的方式多次采购，累计资金数额超过公开招标数额标准的，属于以化整为零方式规避公开招标，但项目预算调整或者经批准采用公开招标以外方式采购除外。

第四章 政府采购程序

第二十九条 采购人应当根据集中采购目录、采购限额标准和已批复的部门预算编制政府采购实施计划，报本级人民政府财政部门备案。

第三十条 采购人或者采购代理机构应当在招标文件、谈判文件、询价通知书中公开采购项目预算金额。

第三十一条 招标文件的提供期限自招标文件开始发出之日起不得少于5个工作日。

采购人或者采购代理机构可以对已发出的招标文件进行必要的澄清或者修改。澄清或者修改的内容可能影响投标文件编制的，采购人或者采购代理机构应当在投标截止时间至少15日前，以书面形式通知所有获取招标文件的潜在投标人；不足15日的，采购人或者采购代理机构应当顺延提交投标文件的截止时间。

第三十二条 采购人或者采购代理机构应当按照国务院财政部门制定的招标文件标准文本编制招标文件。

招标文件应当包括采购项目的商务条件、采购需求、投标人的资格条件、投标报价要求、评标方法、评标标准以及拟签订的合同文本等。

第三十三条 招标文件要求投标人提交投标保证金的，投标保证金不得超过采购项目预算金额的2%。投标保证金应当以支票、汇票、本票或者金融机构、担保机构出具的保函等非现金形式提交。投标人未按照招标文件要求提交投标保证金的，投标无效。

采购人或者采购代理机构应当自中标通知书发出之日起5个工作日内退还未中标供应商的投标保证金，自政府采购合同签订之日起5个工作日内退还中标供应商的投标保证金。

竞争性谈判或者询价采购中要求参加谈判或者询价的供应商提交保证金的，参照前两款的规定执行。

第三十四条 政府采购招标评标方法分为最低评标价法和综合评分法。

最低评标价法，是指投标文件满足招标文件全部实质性要求且投标报价最低的供应商为中标候选人的评标方法。综合评分法，是指投标文件满足招标文件全部实质性要求且按照评审因素的量化指标评审得分最高的供应商为中标候选人的评标方法。

技术、服务等标准统一的货物和服务项目，应当采用最低评标价法。

采用综合评分法的，评审标准中的分值设置应当与评审因素的量化指标相对应。

招标文件中没有规定的评标标准不得作为评审的依据。

第三十五条 谈判文件不能完整、明确列明采购需求，需要由供应商提供最终设计方案或者解决方案的，在谈判结束后，谈判小组应当按照少数服从多数的原则投票推荐3家以上供应商的设计方案或者解决方案，并要求其在规定时间内提交最后报价。

第三十六条 询价通知书应当根据采购需求确定政府采购合同条款。在询价过程中，询价小组不得改变询价通知书所确定的政府采购合同条款。

第三十七条 政府采购法第三十八条第五项、第四十条第四项所称质量和服务相等，是指供应商提供的产品质量和服务均能满足采购文件规定的实质性要求。

第三十八条 达到公开招标数额标准，符合政府采购法第三十一条第一项规定情形，只能从唯一供应商处采购的，采购人应当将采购项目信息和唯一供应商名称在省级以上人民政府财政部门指定的媒体上公示，公示期不得少于5个工作日。

第三十九条 除国务院财政部门规定的情形外，采购人或者采购代理机构应当从政府采购评审专家库中随机抽取评审专家。

第四十条 政府采购评审专家应当遵守评审工作纪律，不得泄露评审文件、评审情况和评审中获悉的商业秘密。

评标委员会、竞争性谈判小组或者询价小组在评审过程中发现供应商有行贿、提供虚假材料或者串通等违法行为的，应当及时向财政部门报告。

政府采购评审专家在评审过程中受到非法干预的，应当及时向财政、监察等部门举报。

第四十一条 评标委员会、竞争性谈判小组或者询价小组成员应当按照客观、公正、审慎的原则，根据采购文件规定的评审程序、评审方法和评审标准进行独立评审。采购文件内容违反国家有关强制性规定的，评标委员会、竞争性谈判小组或者询价小组应当停止评审并向采购人或者采购代理机构说明情况。

评标委员会、竞争性谈判小组或者询价小组成员应当在评审报告上签字，对自己的评审意见承担法律责任。对评审报告有异议的，应当在评审报告上签署不同意见，并说明理由，否则视为同意评审报告。

第四十二条 采购人、采购代理机构不得向评标委员会、竞争性谈判小组或者询价小组的评审专家作倾向性、误导性的解释或者说明。

第四十三条 采购代理机构应当自评审结束之日起 2 个工作日内将评审报告送交采购人。采购人应当自收到评审报告之日起 5 个工作日内在评审报告推荐的中标或者成交候选人中按顺序确定中标或者成交供应商。

采购人或者采购代理机构应当自中标、成交供应商确定之日起 2 个工作日内，发出中标、成交通知书，并在省级以上人民政府财政部门指定的媒体上公告中标、成交结果，招标文件、竞争性谈判文件、询价通知书随中标、成交结果同时公告。

中标、成交结果公告内容应当包括采购人和采购代理机构的名称、地址、联系方式，项目名称和项目编号，中标或者成交供应商名称、地址和中标或者成交金额，主要中标或者成交标的的名称、规格型号、数量、单价、服务要求以及评审专家名单。

第四十四条 除国务院财政部门规定的情形外，采购人、采购代理机构不得以任何理由组织重新评审。采购人、采购代理机构按照国务院财政部门的规定组织重新评审的，应当书面报告本级人民政府财政部门。

采购人或者采购代理机构不得通过对样品进行检测、对供应商进行考察等方式改变评审结果。

第四十五条 采购人或者采购代理机构应当按照政府采购合同规定的技术、服务、安全标准组织对供应商履约情况进行验收，并出具验收书。验收书应当包括每一项技术、服务、安全标准的履约情况。

政府向社会公众提供的公共服务项目，验收时应当邀请服务对象参与并出具意见，验收结果应当向社会公告。

第四十六条 政府采购法第四十二条规定的采购文件，可以用电子档案方式保存。

第五章 政府采购合同

第四十七条 国务院财政部门应当会同国务院有关部门制定政府采购合同标准文本。

第四十八条 采购文件要求中标或者成交供应商提交履约保证金的，供应商应当以支票、汇票、本票或者金融机构、担保机构出具的保函等非现金形式提交。履约保证金的数额不得超过政府采购合同金额的10%。

第四十九条 中标或者成交供应商拒绝与采购人签订合同的，采购人可以按照评审报告推荐的中标或者成交候选人名单排序，确定下一候选人为中标或者成交供应商，也可以重新开展政府采购活动。

第五十条 采购人应当自政府采购合同签订之日起2个工作日内，将政府采购合同在省级以上人民政府财政部门指定的媒体上公告，但政府采购合同中涉及国家秘密、商业秘密的内容除外。

第五十一条 采购人应当按照政府采购合同规定，及时向中标或者成交供应商支付采购资金。

政府采购项目资金支付程序，按照国家有关财政资金支付管理的规定执行。

第六章 质疑与投诉

第五十二条 采购人或者采购代理机构应当在3个工作日内对供应商依法提出的询问做出答复。

供应商提出的询问或者质疑超出采购人对采购代理机构委托授权范围的，采购代理机构应当告知供应商向采购人提出。

政府采购评审专家应当配合采购人或者采购代理机构答复供应商的询问和质疑。

第五十三条 政府采购法第五十二条规定的供应商应知其权益受到损害之日，是指：

（一）对可以质疑的采购文件提出质疑的，为收到采购文件之日或者采购文件公告期限届满之日；

（二）对采购过程提出质疑的，为各采购程序环节结束之日；

（三）对中标或者成交结果提出质疑的，为中标或者成交结果公告期限届满之日。

第五十四条 询问或者质疑事项可能影响中标、成交结果的，采购人应当暂停签订合同，已经签订合同的，应当中止履行合同。

第五十五条 供应商质疑、投诉应当有明确的请求和必要的证明材料。供应商投诉的事项不得超出已质疑事项的范围。

第五十六条 财政部门处理投诉事项采用书面审查的方式，必要时可以进行调查取证或者组织质证。

对财政部门依法进行的调查取证，投诉人和与投诉事项有关的当事人应当如实反映情况，并提供相关材料。

第五十七条 投诉人捏造事实、提供虚假材料或者以非法手段取得证明材料进行投诉的，财政部门应当予以驳回。

财政部门受理投诉后，投诉人书面申请撤回投诉的，财政部门应当终止投诉处理程序。

第五十八条 财政部门处理投诉事项，需要检验、检测、鉴定、专家评审以及需要投诉人补正材料的，所需时间不计算在投诉处理期限内。

财政部门对投诉事项做出的处理决定，应当在省级以上人民政府财政部门指定的媒体上公告。

第七章 监督检查

第五十九条 政府采购法第六十三条所称政府采购项目的采购标准，是指项目采购所依据的经费预算标准、资产配置标准和技术、服务标准等。

第六十条 除政府采购法第六十六条规定的考核事项外，财政部门对集中采购机构的考核事项还包括：

（一）政府采购政策的执行情况；

（二）采购文件编制水平；

（三）采购方式和采购程序的执行情况；

（四）询问、质疑答复情况；

（五）内部监督管理制度建设及执行情况；

（六）省级以上人民政府财政部门规定的其他事项。

财政部门应当制订考核计划，定期对集中采购机构进行考核，考核结果有重要情况的，应当向本级人民政府报告。

第六十一条 采购人发现采购代理机构有违法行为的，应当要求其改正。采购代理机构拒不改正的，采购人应当向本级人民政府财政部门报告，财政部门应当依法处理。

采购代理机构发现采购人的采购需求存在以不合理条件对供应商实行差别待遇、歧视待遇或者其他不符合法律、法规和政府采购政策规定内容，或者发现采购人有其他违法行为的，应当建议其改正。采购人拒不改正的，采购代理机构应当向采购人的本级人民政府财政部门报告，财政部门应当依法处理。

第六十二条 省级以上人民政府财政部门应当对政府采购评审专家库实行动态管理，具体管理办法由国务院财政部门制定。

采购人或者采购代理机构应当对评审专家在政府采购活动中的职责履行情况予以记录，并及时向财政部门报告。

第六十三条 各级人民政府财政部门和其他有关部门应当加强对参加政府采购活动的供应商、采购代理机构、评审专家的监督管理，对其不良行为予以记录，并纳入统一的信用信息平台。

第六十四条 各级人民政府财政部门对政府采购活动进行监督检查，有权查阅、复制有关文件、资料，相关单位和人员应当予以配合。

第六十五条 审计机关、监察机关以及其他有关部门依法对政府采购活动实施监督，发现采购当事人有违法行为的，应当及时通报财政部门。

第八章　法律责任

第六十六条　政府采购法第七十一条规定的罚款，数额为10万元以下。

政府采购法第七十二条规定的罚款，数额为5万元以上25万元以下。

第六十七条　采购人有下列情形之一的，由财政部门责令限期改正，给予警告，对直接负责的主管人员和其他直接责任人员依法给予处分，并予以通报：

（一）未按照规定编制政府采购实施计划或者未按照规定将政府采购实施计划报本级人民政府财政部门备案；

（二）将应当进行公开招标的项目化整为零或者以其他任何方式规避公开招标；

（三）未按照规定在评标委员会、竞争性谈判小组或者询价小组推荐的中标或者成交候选人中确定中标或者成交供应商；

（四）未按照采购文件确定的事项签订政府采购合同；

（五）政府采购合同履行中追加与合同标的相同的货物、工程或者服务的采购金额超过原合同采购金额10%；

（六）擅自变更、中止或者终止政府采购合同；

（七）未按照规定公告政府采购合同；

（八）未按照规定时间将政府采购合同副本报本级人民政府财政部门和有关部门备案。

第六十八条　采购人、采购代理机构有下列情形之一的，依照政府采购法第七十一条、第七十八条的规定追究法律责任：

（一）未依照政府采购法和本条例规定的方式实施采购；

（二）未依法在指定的媒体上发布政府采购项目信息；

（三）未按照规定执行政府采购政策；

（四）违反本条例第十五条的规定导致无法组织对供应商履约情况进行验收或者国家财产遭受损失；

（五）未依法从政府采购评审专家库中抽取评审专家；

（六）非法干预采购评审活动；

（七）采用综合评分法时评审标准中的分值设置未与评审因素的量化指标相对应；

（八）对供应商的询问、质疑逾期未做处理；

（九）通过对样品进行检测、对供应商进行考察等方式改变评审结果；

（十）未按照规定组织对供应商履约情况进行验收。

第六十九条　集中采购机构有下列情形之一的，由财政部门责令限期改正，给予警告，有违法所得的，并处没收违法所得，对直接负责的主管人员和其他直接责任人员依法给予处分，并予以通报：

（一）内部监督管理制度不健全，对依法应当分设、分离的岗位、人员未分设、分离；

（二）将集中采购项目委托其他采购代理机构采购；

（三）从事营利活动。

第七十条　采购人员与供应商有利害关系而不依法回避的，由财政部门给予警告，并处2000元以上2万元以下的罚款。

第七十一条 有政府采购法第七十一条、第七十二条规定的违法行为之一，影响或者可能影响中标、成交结果的，依照下列规定处理：

（一）未确定中标或者成交供应商的，终止本次政府采购活动，重新开展政府采购活动。

（二）已确定中标或者成交供应商但尚未签订政府采购合同的，中标或者成交结果无效，从合格的中标或者成交候选人中另行确定中标或者成交供应商；没有合格的中标或者成交候选人的，重新开展政府采购活动。

（三）政府采购合同已签订但尚未履行的，撤销合同，从合格的中标或者成交候选人中另行确定中标或者成交供应商；没有合格的中标或者成交候选人的，重新开展政府采购活动。

（四）政府采购合同已经履行，给采购人、供应商造成损失的，由责任人承担赔偿责任。

政府采购当事人有其他违反政府采购法或者本条例规定的行为，经改正后仍然影响或者可能影响中标、成交结果或者依法被认定为中标、成交无效的，依照前款规定处理。

第七十二条 供应商有下列情形之一的，依照政府采购法第七十七条第一款的规定追究法律责任：

（一）向评标委员会、竞争性谈判小组或者询价小组成员行贿或者提供其他不正当利益；

（二）中标或者成交后无正当理由拒不与采购人签订政府采购合同；

（三）未按照采购文件确定的事项签订政府采购合同；

（四）将政府采购合同转包；

（五）提供假冒伪劣产品；

（六）擅自变更、中止或者终止政府采购合同。

供应商有前款第一项规定情形的，中标、成交无效。评审阶段资格发生变化，供应商未依照本条例第二十一条的规定通知采购人和采购代理机构的，处以采购金额5‰的罚款，列入不良行为记录名单，中标、成交无效。

第七十三条 供应商捏造事实、提供虚假材料或者以非法手段取得证明材料进行投诉的，由财政部门列入不良行为记录名单，禁止其1至3年内参加政府采购活动。

第七十四条 有下列情形之一的，属于恶意串通，对供应商依照政府采购法第七十七条第一款的规定追究法律责任，对采购人、采购代理机构及其工作人员依照政府采购法第七十二条的规定追究法律责任：

（一）供应商直接或者间接从采购人或者采购代理机构处获得其他供应商的相关情况并修改其投标文件或者响应文件；

（二）供应商按照采购人或者采购代理机构的授意撤换、修改投标文件或者响应文件；

（三）供应商之间协商报价、技术方案等投标文件或者响应文件的实质性内容；

（四）属于同一集团、协会、商会等组织成员的供应商按照该组织要求协同参加政府采购活动；

（五）供应商之间事先约定由某一特定供应商中标、成交；

（六）供应商之间商定部分供应商放弃参加政府采购活动或者放弃中标、成交；

（七）供应商与采购人或者采购代理机构之间、供应商相互之间，为谋求特定供应商中标、成交或者排斥其他供应商的其他串通行为。

第七十五条 政府采购评审专家未按照采购文件规定的评审程序、评审方法和评审标准进行独立评审或者泄露评审文件、评审情况的，由财政部门给予警告，并处2000元以上2万元以下的罚款；影响中标、成交结果的，处2万元以上5万元以下的罚款，禁止其参加政府采购评审活动。

政府采购评审专家与供应商存在利害关系未回避的，处2万元以上5万元以下的罚款，禁止其参加政府采购评审活动。

政府采购评审专家收受采购人、采购代理机构、供应商贿赂或者获取其他不正当利益，构成犯罪的，依法追究刑事责任；尚不构成犯罪的，处2万元以上5万元以下的罚款，禁止其参加政府采购评审活动。

政府采购评审专家有上述违法行为的，其评审意见无效，不得获取评审费；有违法所得的，没收违法所得；给他人造成损失的，依法承担民事责任。

第七十六条 政府采购当事人违反政府采购法和本条例规定，给他人造成损失的，依法承担民事责任。

第七十七条 财政部门在履行政府采购监督管理职责中违反政府采购法和本条例规定，滥用职权、玩忽职守、徇私舞弊的，对直接负责的主管人员和其他直接责任人员依法给予处分；直接负责的主管人员和其他直接责任人员构成犯罪的，依法追究刑事责任。

第九章 附 则

第七十八条 财政管理实行省直接管理的县级人民政府可以根据需要并报经省级人民政府批准，行使政府采购法和本条例规定的设区的市级人民政府批准变更采购方式的职权。

第七十九条 本条例自2015年3月1日起施行。

中华人民共和国招标投标法实施条例

（2011年12月20日中华人民共和国国务院令第613号公布，根据2017年3月1日《国务院关于修改和废止部分行政法规的决定》修订）

第一章 总 则

第一条 为了规范招标投标活动，根据《中华人民共和国招标投标法》（以下简称招标投标法），制定本条例。

第二条 招标投标法第三条所称工程建设项目，是指工程以及与工程建设有关的货物、服务。

前款所称工程，是指建设工程，包括建筑物和构筑物的新建、改建、扩建及其相关的装修、拆除、修缮等；所称与工程建设有关的货物，是指构成工程不可分割的组成部分，且为实现工程基本功能所必需的设备、材料等；所称与工程建设有关的服务，是指为完成工程所需的勘察、设计、监理等服务。

第三条 依法必须进行招标的工程建设项目的具体范围和规模标准，由国务院发展改革部门会同国务院有关部门制订，报国务院批准后公布施行。

第四条 国务院发展改革部门指导和协调全国招标投标工作，对国家重大建设项目的工程招标投标活动实施监督检查。国务院工业和信息化、住房城乡建设、交通运输、铁道、水利、商务等部门，按照规定的职责分工对有关招标投标活动实施监督。

县级以上地方人民政府发展改革部门指导和协调本行政区域的招标投标工作。县级以上地方人民政府有关部门按照规定的职责分工，对招标投标活动实施监督，依法查处招标投标活动中的违法行为。县级以上地方人民政府对其所属部门有关招标投标活动的监督职责分工另有规定的，从其规定。

财政部门依法对实行招标投标的政府采购工程建设项目的预算执行情况和政府采购政策执行情况实施监督。

监察机关依法对与招标投标活动有关的监察对象实施监察。

第五条 设区的市级以上地方人民政府可以根据实际需要，建立统一规范的招标投标交易场所，为招标投标活动提供服务。招标投标交易场所不得与行政监督部门存在隶属关系，不得以营利为目的。

国家鼓励利用信息网络进行电子招标投标。

第六条 禁止国家工作人员以任何方式非法干涉招标投标活动。

第二章 招 标

第七条 按照国家有关规定需要履行项目审批、核准手续的依法必须进行招标的项目，其招标范围、招标方式、招标组织形式应当报项目审批、核准部门审批、核准。项目审批、核准部门应当及时将审批、核准确定的招标范围、招标方式、招标组织形式通报有关行政监督部门。

第八条 国有资金占控股或者主导地位的依法必须进行招标的项目，应当公开招标；但有下列情形之一的，可以邀请招标：

（一）技术复杂、有特殊要求或者受自然环境限制，只有少量潜在投标人可供选择；

（二）采用公开招标方式的费用占项目合同金额的比例过大。

有前款第二项所列情形，属于本条例第七条规定的项目，由项目审批、核准部门在审批、核准项目时做出认定；其他项目由招标人申请有关行政监督部门做出认定。

第九条 除招标投标法第六十六条规定的可以不进行招标的特殊情况外，有下列情形之一的，可以不进行招标：

（一）需要采用不可替代的专利或者专有技术；

（二）采购人依法能够自行建设、生产或者提供；

（三）已通过招标方式选定的特许经营项目投资人依法能够自行建设、生产或者提供；

（四）需要向原中标人采购工程、货物或者服务，否则将影响施工或者功能配套要求；

（五）国家规定的其他特殊情形。

招标人为适用前款规定弄虚作假的，属于招标投标法第四条规定的规避招标。

第十条 招标投标法第十二条第二款规定的招标人具有编制招标文件和组织评标能力，是指招标人具有与招标项目规模和复杂程度相适应的技术、经济等方面的专业人员。

第十一条 招标代理机构的资格依照法律和国务院的规定由有关部门认定。

国务院住房城乡建设、商务、发展改革、工业和信息化等部门，按照规定的职责分工对招标代理机构依法实施监督管理。

第十二条 招标代理机构应当拥有一定数量的具备编制招标文件、组织评标等相应能力的专业人员。

第十三条 招标代理机构在其资格许可和招标人委托的范围内开展招标代理业务，任何单位和个人不得非法干涉。

招标代理机构代理招标业务，应当遵守招标投标法和本条例关于招标人的规定。招标代理机构不得在所代理的招标项目中投标或者代理投标，也不得为所代理的招标项目的投标人提供咨询。

招标代理机构不得涂改、出租、出借、转让资格证书。

第十四条 招标人应当与被委托的招标代理机构签订书面委托合同，合同约定的收费标准应当符合国家有关规定。

第十五条 公开招标的项目，应当依照招标投标法和本条例的规定发布招标公告、编制招标文件。

招标人采用资格预审办法对潜在投标人进行资格审查的，应当发布资格预审公告、编制资格预审文件。

依法必须进行招标的项目的资格预审公告和招标公告，应当在国务院发展改革部门依法指定的媒介发布。在不同媒介发布的同一招标项目的资格预审公告或者招标公告的内容应当一致。指定媒介发布依法必须进行招标的项目的境内资格预审公告、招标公告，不得收取费用。

编制依法必须进行招标的项目的资格预审文件和招标文件，应当使用国务院发展改革部门会同有关行政监督部门制定的标准文本。

第十六条　招标人应当按照资格预审公告、招标公告或者投标邀请书规定的时间、地点发售资格预审文件或者招标文件。资格预审文件或者招标文件的发售期不得少于5日。

招标人发售资格预审文件、招标文件收取的费用应当限于补偿印刷、邮寄的成本支出，不得以营利为目的。

第十七条　招标人应当合理确定提交资格预审申请文件的时间。依法必须进行招标的项目提交资格预审申请文件的时间，自资格预审文件停止发售之日起不得少于5日。

第十八条　资格预审应当按照资格预审文件载明的标准和方法进行。

国有资金占控股或者主导地位的依法必须进行招标的项目，招标人应当组建资格审查委员会审查资格预审申请文件。资格审查委员会及其成员应当遵守招标投标法和本条例有关评标委员会及其成员的规定。

第十九条　资格预审结束后，招标人应当及时向资格预审申请人发出资格预审结果通知书。未通过资格预审的申请人不具有投标资格。

通过资格预审的申请人少于3个的，应当重新招标。

第二十条　招标人采用资格后审办法对投标人进行资格审查的，应当在开标后由评标委员会按照招标文件规定的标准和方法对投标人的资格进行审查。

第二十一条　招标人可以对已发出的资格预审文件或者招标文件进行必要的澄清或者修改。澄清或者修改的内容可能影响资格预审申请文件或者投标文件编制的，招标人应当在提交资格预审申请文件截止时间至少3日前，或者投标截止时间至少15日前，以书面形式通知所有获取资格预审文件或者招标文件的潜在投标人；不足3日或者15日的，招标人应当顺延提交资格预审申请文件或者投标文件的截止时间。

第二十二条　潜在投标人或者其他利害关系人对资格预审文件有异议的，应当在提交资格预审申请文件截止时间2日前提出；对招标文件有异议的，应当在投标截止时间10日前提出。招标人应当自收到异议之日起3日内做出答复；做出答复前，应当暂停招标投标活动。

第二十三条　招标人编制的资格预审文件、招标文件的内容违反法律、行政法规的强制性规定，违反公开、公平、公正和诚实信用原则，影响资格预审结果或者潜在投标人投标的，依法必须进行招标的项目的招标人应当在修改资格预审文件或者招标文件后重新招标。

第二十四条　招标人对招标项目划分标段的，应当遵守招标投标法的有关规定，不得利用划分标段限制或者排斥潜在投标人。依法必须进行招标的项目的招标人不得利用划分标段规避招标。

第二十五条 招标人应当在招标文件中载明投标有效期。投标有效期从提交投标文件的截止之日起算。

第二十六条 招标人在招标文件中要求投标人提交投标保证金的，投标保证金不得超过招标项目估算价的2%。投标保证金有效期应当与投标有效期一致。

依法必须进行招标的项目的境内投标单位，以现金或者支票形式提交的投标保证金应当从其基本账户转出。

招标人不得挪用投标保证金。

第二十七条 招标人可以自行决定是否编制标底。一个招标项目只能有一个标底。标底必须保密。

接受委托编制标底的中介机构不得参加受托编制标底项目的投标，也不得为该项目的投标人编制投标文件或者提供咨询。

招标人设有最高投标限价的，应当在招标文件中明确最高投标限价或者最高投标限价的计算方法。招标人不得规定最低投标限价。

第二十八条 招标人不得组织单个或者部分潜在投标人踏勘项目现场。

第二十九条 招标人可以依法对工程以及与工程建设有关的货物、服务全部或者部分实行总承包招标。以暂估价形式包括在总承包范围内的工程、货物、服务属于依法必须进行招标的项目范围且达到国家规定规模标准的，应当依法进行招标。

前款所称暂估价，是指总承包招标时不能确定价格而由招标人在招标文件中暂时估定的工程、货物、服务的金额。

第三十条 对技术复杂或者无法精确拟定技术规格的项目，招标人可以分两阶段进行招标。

第一阶段，投标人按照招标公告或者投标邀请书的要求提交不带报价的技术建议，招标人根据投标人提交的技术建议确定技术标准和要求，编制招标文件。

第二阶段，招标人向在第一阶段提交技术建议的投标人提供招标文件，投标人按照招标文件的要求提交包括最终技术方案和投标报价的投标文件。

招标人要求投标人提交投标保证金的，应当在第二阶段提出。

第三十一条 招标人终止招标的，应当及时发布公告，或者以书面形式通知被邀请的或者已经获取资格预审文件、招标文件的潜在投标人。已经发售资格预审文件、招标文件或者已经收取投标保证金的，招标人应当及时退还所收取的资格预审文件、招标文件的费用，以及所收取的投标保证金及银行同期存款利息。

第三十二条 招标人不得以不合理的条件限制、排斥潜在投标人或者投标人。

招标人有下列行为之一的，属于以不合理条件限制、排斥潜在投标人或者投标人：

（一）就同一招标项目向潜在投标人或者投标人提供有差别的项目信息；

（二）设定的资格、技术、商务条件与招标项目的具体特点和实际需要不相适应或者与合同履行无关；

（三）依法必须进行招标的项目以特定行政区域或者特定行业的业绩、奖项作为加分条件或者中标条件；

（四）对潜在投标人或者投标人采取不同的资格审查或者评标标准；

（五）限定或者指定特定的专利、商标、品牌、原产地或者供应商；

（六）依法必须进行招标的项目非法限定潜在投标人或者投标人的所有制形式或者组织形式；

（七）以其他不合理条件限制、排斥潜在投标人或者投标人。

第三章　投　标

第三十三条　投标人参加依法必须进行招标的项目的投标，不受地区或者部门的限制，任何单位和个人不得非法干涉。

第三十四条　与招标人存在利害关系可能影响招标公正性的法人、其他组织或者个人，不得参加投标。

单位负责人为同一人或者存在控股、管理关系的不同单位，不得参加同一标段投标或者未划分标段的同一招标项目投标。

违反前两款规定的，相关投标均无效。

第三十五条　投标人撤回已提交的投标文件，应当在投标截止时间前书面通知招标人。招标人已收取投标保证金的，应当自收到投标人书面撤回通知之日起 5 日内退还。

投标截止后投标人撤销投标文件的，招标人可以不退还投标保证金。

第三十六条　未通过资格预审的申请人提交的投标文件，以及逾期送达或者不按照招标文件要求密封的投标文件，招标人应当拒收。

招标人应当如实记载投标文件的送达时间和密封情况，并存档备查。

第三十七条　招标人应当在资格预审公告、招标公告或者投标邀请书中载明是否接受联合体投标。

招标人接受联合体投标并进行资格预审的，联合体应当在提交资格预审申请文件前组成。资格预审后联合体增减、更换成员的，其投标无效。

联合体各方在同一招标项目中以自己名义单独投标或者参加其他联合体投标的，相关投标均无效。

第三十八条　投标人发生合并、分立、破产等重大变化的，应当及时书面告知招标人。投标人不再具备资格预审文件、招标文件规定的资格条件或者其投标影响招标公正性的，其投标无效。

第三十九条　禁止投标人相互串通投标。

有下列情形之一的，属于投标人相互串通投标：

（一）投标人之间协商投标报价等投标文件的实质性内容；

（二）投标人之间约定中标人；

（三）投标人之间约定部分投标人放弃投标或者中标；

（四）属于同一集团、协会、商会等组织成员的投标人按照该组织要求协同投标；

（五）投标人之间为谋取中标或者排斥特定投标人而采取的其他联合行动。

第四十条　有下列情形之一的，视为投标人相互串通投标：

（一）不同投标人的投标文件由同一单位或者个人编制；

（二）不同投标人委托同一单位或者个人办理投标事宜；

（三）不同投标人的投标文件载明的项目管理成员为同一人；

（四）不同投标人的投标文件异常一致或者投标报价呈规律性差异；

（五）不同投标人的投标文件相互混装；

（六）不同投标人的投标保证金从同一单位或者个人的账户转出。

第四十一条 禁止招标人与投标人串通投标。

有下列情形之一的，属于招标人与投标人串通投标：

（一）招标人在开标前开启投标文件并将有关信息泄露给其他投标人；

（二）招标人直接或者间接向投标人泄露标底、评标委员会成员等信息；

（三）招标人明示或者暗示投标人压低或者抬高投标报价；

（四）招标人授意投标人撤换、修改投标文件；

（五）招标人明示或者暗示投标人为特定投标人中标提供方便；

（六）招标人与投标人为谋求特定投标人中标而采取的其他串通行为。

第四十二条 使用通过受让或者租借等方式获取的资格、资质证书投标的，属于招标投标法第三十三条规定的以他人名义投标。

投标人有下列情形之一的，属于招标投标法第三十三条规定的以其他方式弄虚作假的行为：

（一）使用伪造、变造的许可证件；

（二）提供虚假的财务状况或者业绩；

（三）提供虚假的项目负责人或者主要技术人员简历、劳动关系证明；

（四）提供虚假的信用状况；

（五）其他弄虚作假的行为。

第四十三条 提交资格预审申请文件的申请人应当遵守招标投标法和本条例有关投标人的规定。

第四章　开标、评标和中标

第四十四条 招标人应当按照招标文件规定的时间、地点开标。

投标人少于 3 个的，不得开标；招标人应当重新招标。

投标人对开标有异议的，应当在开标现场提出，招标人应当当场做出答复，并制作记录。

第四十五条 国家实行统一的评标专家专业分类标准和管理办法。具体标准和办法由国务院发展改革部门会同国务院有关部门制定。

省级人民政府和国务院有关部门应当组建综合评标专家库。

第四十六条 除招标投标法第三十七条第三款规定的特殊招标项目外，依法必须进行招标的项目，其评标委员会的专家成员应当从评标专家库内相关专业的专家名单中以随机抽取方式确定。任何单位和个人不得以明示、暗示等任何方式指定或者变相指定参加评标委员会的专家成员。

依法必须进行招标的项目的招标人非因招标投标法和本条例规定的事由，不得更换依法确定的评标委员会成员。更换评标委员会的专家成员应当依照前款规定进行。

评标委员会成员与投标人有利害关系的，应当主动回避。

有关行政监督部门应当按照规定的职责分工，对评标委员会成员的确定方式、评标专家的抽取和评标活动进行监督。行政监督部门的工作人员不得担任本部门负责监督项目的评标委员会成员。

第四十七条 招标投标法第三十七条第三款所称特殊招标项目，是指技术复杂、专业性强或者国家有特殊要求，采取随机抽取方式确定的专家难以保证胜任评标工作的项目。

第四十八条 招标人应当向评标委员会提供评标所必需的信息，但不得明示或者暗示其倾向或者排斥特定投标人。

招标人应当根据项目规模和技术复杂程度等因素合理确定评标时间。超过三分之一的评标委员会成员认为评标时间不够的，招标人应当适当延长。

评标过程中，评标委员会成员有回避事由、擅离职守或者因健康等原因不能继续评标的，应当及时更换。被更换的评标委员会成员做出的评审结论无效，由更换后的评标委员会成员重新进行评审。

第四十九条 评标委员会成员应当依照招标投标法和本条例的规定，按照招标文件规定的评标标准和方法，客观、公正地对投标文件提出评审意见。招标文件没有规定的评标标准和方法不得作为评标的依据。

评标委员会成员不得私下接触投标人，不得收受投标人给予的财物或者其他好处，不得向招标人征询确定中标人的意向，不得接受任何单位或者个人明示或者暗示提出的倾向或者排斥特定投标人的要求，不得有其他不客观、不公正履行职务的行为。

第五十条 招标项目设有标底的，招标人应当在开标时公布。标底只能作为评标的参考，不得以投标报价是否接近标底作为中标条件，也不得以投标报价超过标底上下浮动范围作为否决投标的条件。

第五十一条 有下列情形之一的，评标委员会应当否决其投标：

（一）投标文件未经投标单位盖章和单位负责人签字；

（二）投标联合体没有提交共同投标协议；

（三）投标人不符合国家或者招标文件规定的资格条件；

（四）同一投标人提交两个以上不同的投标文件或者投标报价，但招标文件要求提交备选投标的除外；

（五）投标报价低于成本或者高于招标文件设定的最高投标限价；

（六）投标文件没有对招标文件的实质性要求和条件做出响应；

（七）投标人有串通投标、弄虚作假、行贿等违法行为。

第五十二条 投标文件中有含义不明确的内容、明显文字或者计算错误，评标委员会认为需要投标人做出必要澄清、说明的，应当书面通知该投标人。投标人的澄清、说明应当采用书面形式，并不得超出投标文件的范围或者改变投标文件的实质性内容。

评标委员会不得暗示或者诱导投标人做出澄清、说明，不得接受投标人主动提出的澄清、说明。

第五十三条 评标完成后，评标委员会应当向招标人提交书面评标报告和中标候选人名单。中标候选人应当不超过3个，并标明排序。

评标报告应当由评标委员会全体成员签字。对评标结果有不同意见的评标委员会成员应当以书面形式说明其不同意见和理由，评标报告应当注明该不同意见。评标委员会成员拒绝在评标报告上签字又不书面说明其不同意见和理由的，视为同意评标结果。

第五十四条 依法必须进行招标的项目，招标人应当自收到评标报告之日起3日内公示中标候选人，公示期不得少于3日。

投标人或者其他利害关系人对依法必须进行招标的项目的评标结果有异议的，应当在中标候选人公示期间提出。招标人应当自收到异议之日起3日内做出答复；做出答复前，应当暂停招标投标活动。

第五十五条 国有资金占控股或者主导地位的依法必须进行招标的项目，招标人应当确定排名第一的中标候选人为中标人。排名第一的中标候选人放弃中标、因不可抗力不能履行合同、不按照招标文件要求提交履约保证金，或者被查实存在影响中标结果的违法行为等情形，不符合中标条件的，招标人可以按照评标委员会提出的中标候选人名单排序依次确定其他中标候选人为中标人，也可以重新招标。

第五十六条 中标候选人的经营、财务状况发生较大变化或者存在违法行为，招标人认为可能影响其履约能力的，应当在发出中标通知书前由原评标委员会按照招标文件规定的标准和方法审查确认。

第五十七条 招标人和中标人应当依照招标投标法和本条例的规定签订书面合同，合同的标的、价款、质量、履行期限等主要条款应当与招标文件和中标人的投标文件的内容一致。招标人和中标人不得再行订立背离合同实质性内容的其他协议。

招标人最迟应当在书面合同签订后5日内向中标人和未中标的投标人退还投标保证金及银行同期存款利息。

第五十八条 招标文件要求中标人提交履约保证金的，中标人应当按照招标文件的要求提交。履约保证金不得超过中标合同金额的10%。

第五十九条 中标人应当按照合同约定履行义务，完成中标项目。中标人不得向他人转让中标项目，也不得将中标项目肢解后分别向他人转让。

中标人按照合同约定或者经招标人同意，可以将中标项目的部分非主体、非关键性工作分包给他人完成。接受分包的人应当具备相应的资格条件，并不得再次分包。

中标人应当就分包项目向招标人负责，接受分包的人就分包项目承担连带责任。

第五章 投诉与处理

第六十条 投标人或者其他利害关系人认为招标投标活动不符合法律、行政法规规定的，可以自知道或者应当知道之日起10日内向有关行政监督部门投诉。投诉应当有明确的请求和必要的证明材料。

就本条例第二十二条、第四十四条、第五十四条规定事项投诉的，应当先向招标人提出异议，异议答复期间不计算在前款规定的期限内。

第六十一条 投诉人就同一事项向两个以上有权受理的行政监督部门投诉的，由最先收到投诉的行政监督部门负责处理。

行政监督部门应当自收到投诉之日起3个工作日内决定是否受理投诉，并自受理投诉之日起30个工作日内做出书面处理决定；需要检验、检测、鉴定、专家评审的，所需时间不计算在内。

投诉人捏造事实、伪造材料或者以非法手段取得证明材料进行投诉的，行政监督部门应当予以驳回。

第六十二条 行政监督部门处理投诉，有权查阅、复制有关文件、资料，调查有关情况，相关单位和人员应当予以配合。必要时，行政监督部门可以责令暂停招标投标活动。

行政监督部门的工作人员对监督检查过程中知悉的国家秘密、商业秘密，应当依法予以保密。

第六章 法律责任

第六十三条 招标人有下列限制或者排斥潜在投标人行为之一的，由有关行政监督部门依照招标投标法第五十一条的规定处罚：

（一）依法应当公开招标的项目不按照规定在指定媒介发布资格预审公告或者招标公告；

（二）在不同媒介发布的同一招标项目的资格预审公告或者招标公告的内容不一致，影响潜在投标人申请资格预审或者投标。

依法必须进行招标的项目的招标人不按照规定发布资格预审公告或者招标公告，构成规避招标的，依照招标投标法第四十九条的规定处罚。

第六十四条 招标人有下列情形之一的，由有关行政监督部门责令改正，可以处10万元以下的罚款：

（一）依法应当公开招标而采用邀请招标；

（二）招标文件、资格预审文件的发售、澄清、修改的时限，或者确定的提交资格预审申请文件、投标文件的时限不符合招标投标法和本条例规定；

（三）接受未通过资格预审的单位或者个人参加投标；

（四）接受应当拒收的投标文件。

招标人有前款第一项、第三项、第四项所列行为之一的，对单位直接负责的主管人员和其他直接责任人员依法给予处分。

第六十五条 招标代理机构在所代理的招标项目中投标、代理投标或者向该项目投标人提供咨询的，接受委托编制标底的中介机构参加受托编制标底项目的投标或者为该项目的投标人编制投标文件、提供咨询的，依照招标投标法第五十条的规定追究法律责任。

第六十六条 招标人超过本条例规定的比例收取投标保证金、履约保证金或者不按照规定退还投标保证金及银行同期存款利息的，由有关行政监督部门责令改正，可以处5万元以下的罚款；给他人造成损失的，依法承担赔偿责任。

第六十七条 投标人相互串通投标或者与招标人串通投标的，投标人向招标人或者评标委员会成员行贿谋取中标的，中标无效；构成犯罪的，依法追究刑事责任；尚不构成犯罪的，依照招标投标法第五十三条的规定处罚。投标人未中标的，对单位的罚款金额按照招标项目合同金额依照招标投标法规定的比例计算。

投标人有下列行为之一的，属于招标投标法第五十三条规定的情节严重行为，由有关行政监督部门取消其 1 年至 2 年内参加依法必须进行招标的项目的投标资格：

（一）以行贿谋取中标；

（二）3 年内 2 次以上串通投标；

（三）串通投标行为损害招标人、其他投标人或者国家、集体、公民的合法利益，造成直接经济损失 30 万元以上；

（四）其他串通投标情节严重的行为。

投标人自本条第二款规定的处罚执行期限届满之日起 3 年内又有该款所列违法行为之一的，或者串通投标、以行贿谋取中标情节特别严重的，由工商行政管理机关吊销营业执照。

法律、行政法规对串通投标报价行为的处罚另有规定的，从其规定。

第六十八条 投标人以他人名义投标或者以其他方式弄虚作假骗取中标的，中标无效；构成犯罪的，依法追究刑事责任；尚不构成犯罪的，依照招标投标法第五十四条的规定处罚。依法必须进行招标的项目的投标人未中标的，对单位的罚款金额按照招标项目合同金额依照招标投标法规定的比例计算。

投标人有下列行为之一的，属于招标投标法第五十四条规定的情节严重行为，由有关行政监督部门取消其 1 年至 3 年内参加依法必须进行招标的项目的投标资格：

（一）伪造、变造资格、资质证书或者其他许可证件骗取中标；

（二）3 年内 2 次以上使用他人名义投标；

（三）弄虚作假骗取中标给招标人造成直接经济损失 30 万元以上；

（四）其他弄虚作假骗取中标情节严重的行为。

投标人自本条第二款规定的处罚执行期限届满之日起 3 年内又有该款所列违法行为之一的，或者弄虚作假骗取中标情节特别严重的，由工商行政管理机关吊销营业执照。

第六十九条 出让或者出租资格、资质证书供他人投标的，依照法律、行政法规的规定给予行政处罚；构成犯罪的，依法追究刑事责任。

第七十条 依法必须进行招标的项目的招标人不按照规定组建评标委员会，或者确定、更换评标委员会成员违反招标投标法和本条例规定的，由有关行政监督部门责令改正，可以处 10 万元以下的罚款，对单位直接负责的主管人员和其他直接责任人员依法给予处分；违法确定或者更换的评标委员会成员做出的评审结论无效，依法重新进行评审。

国家工作人员以任何方式非法干涉选取评标委员会成员的，依照本条例第八十条的规定追究法律责任。

第七十一条 评标委员会成员有下列行为之一的，由有关行政监督部门责令改正；情节严重的，禁止其在一定期限内参加依法必须进行招标的项目的评标；情节特别严重的，取消其担任评标委员会成员的资格：

（一）应当回避而不回避；

（二）擅离职守；

（三）不按照招标文件规定的评标标准和方法评标；

（四）私下接触投标人；

（五）向招标人征询确定中标人的意向或者接受任何单位或者个人明示或者暗示提出的倾向或者排斥特定投标人的要求；

（六）对依法应当否决的投标不提出否决意见；

（七）暗示或者诱导投标人做出澄清、说明或者接受投标人主动提出的澄清、说明；

（八）其他不客观、不公正履行职务的行为。

第七十二条 评标委员会成员收受投标人的财物或者其他好处的，没收收受的财物，处3000元以上5万元以下的罚款，取消担任评标委员会成员的资格，不得再参加依法必须进行招标的项目的评标；构成犯罪的，依法追究刑事责任。

第七十三条 依法必须进行招标的项目的招标人有下列情形之一的，由有关行政监督部门责令改正，可以处中标项目金额10‰以下的罚款；给他人造成损失的，依法承担赔偿责任；对单位直接负责的主管人员和其他直接责任人员依法给予处分：

（一）无正当理由不发出中标通知书；

（二）不按照规定确定中标人；

（三）中标通知书发出后无正当理由改变中标结果；

（四）无正当理由不与中标人订立合同；

（五）在订立合同时向中标人提出附加条件。

第七十四条 中标人无正当理由不与招标人订立合同，在签订合同时向招标人提出附加条件，或者不按照招标文件要求提交履约保证金的，取消其中标资格，投标保证金不予退还。对依法必须进行招标的项目的中标人，由有关行政监督部门责令改正，可以处中标项目金额10‰以下的罚款。

第七十五条 招标人和中标人不按照招标文件和中标人的投标文件订立合同，合同的主要条款与招标文件、中标人的投标文件的内容不一致，或者招标人、中标人订立背离合同实质性内容的协议的，由有关行政监督部门责令改正，可以处中标项目金额5‰以上10‰以下的罚款。

第七十六条 中标人将中标项目转让给他人的，将中标项目肢解后分别转让给他人的，违反招标投标法和本条例规定将中标项目的部分主体、关键性工作分包给他人的，或者分包人再次分包的，转让、分包无效，处转让、分包项目金额5‰以上10‰以下的罚款；有违法所得的，并处没收违法所得；可以责令停业整顿；情节严重的，由工商行政管理机关吊销营业执照。

第七十七条 投标人或者其他利害关系人捏造事实、伪造材料或者以非法手段取得证明材料进行投诉，给他人造成损失的，依法承担赔偿责任。

招标人不按照规定对异议做出答复，继续进行招标投标活动的，由有关行政监督部门责令改正，拒不改正或者不能改正并影响中标结果的，依照本条例第八十一条的规定处理。

第七十八条 国家建立招标投标信用制度。有关行政监督部门应当依法公告对招标人、招标代理机构、投标人、评标委员会成员等当事人违法行为的行政处理决定。

第七十九条 项目审批、核准部门不依法审批、核准项目招标范围、招标方式、招标组织形式的，对单位直接负责的主管人员和其他直接责任人员依法给予处分。

有关行政监督部门不依法履行职责，对违反招标投标法和本条例规定的行为不依法查处，或者不按照规定处理投诉、不依法公告对招标投标当事人违法行为的行政处理决定的，对直接负责的主管人员和其他直接责任人员依法给予处分。

项目审批、核准部门和有关行政监督部门的工作人员徇私舞弊、滥用职权、玩忽职守，构成犯罪的，依法追究刑事责任。

第八十条 国家工作人员利用职务便利，以直接或者间接、明示或者暗示等任何方式非法干涉招标投标活动，有下列情形之一的，依法给予记过或者记大过处分；情节严重的，依法给予降级或者撤职处分；情节特别严重的，依法给予开除处分；构成犯罪的，依法追究刑事责任：

（一）要求对依法必须进行招标的项目不招标，或者要求对依法应当公开招标的项目不公开招标；

（二）要求评标委员会成员或者招标人以其指定的投标人作为中标候选人或者中标人，或者以其他方式非法干涉评标活动，影响中标结果；

（三）以其他方式非法干涉招标投标活动。

第八十一条 依法必须进行招标的项目的招标投标活动违反招标投标法和本条例的规定，对中标结果造成实质性影响，且不能采取补救措施予以纠正的，招标、投标、中标无效，应当依法重新招标或者评标。

第七章 附 则

第八十二条 招标投标协会按照依法制定的章程开展活动，加强行业自律和服务。

第八十三条 政府采购的法律、行政法规对政府采购货物、服务的招标投标另有规定的，从其规定。

第八十四条 本条例自 2012 年 2 月 1 日起施行。

中华人民共和国反不正当竞争法（节选）

（1993 年 9 月 2 日第八届全国人民代表大会常务委员会第三次会议通过，2017 年 11 月 4 日第十二届全国人民代表大会常务委员会第三十次会议修订）

第三条 各级人民政府应当采取措施，制止不正当竞争行为，为公平竞争创造良好的环境和条件。

国务院建立反不正当竞争工作协调机制，研究决定反不正当竞争重大政策，协调处理维护市场竞争秩序的重大问题。

第四条 县级以上人民政府履行工商行政管理职责的部门对不正当竞争行为进行查处；法律、行政法规规定由其他部门查处的，依照其规定。

第五条 国家鼓励、支持和保护一切组织和个人对不正当竞争行为进行社会监督。

国家机关及其工作人员不得支持、包庇不正当竞争行为。

行业组织应当加强行业自律，引导、规范会员依法竞争，维护市场竞争秩序。

公共资源交易平台管理暂行办法

（2016年6月24日国家发展和改革委员会、工业和信息化部、财政部、国土资源部、环境保护部、住房和城乡建设部、交通运输部、水利部、商务部、国家卫生和计划生育委员会、国务院国有资产监督管理委员会、国家税务总局、国家林业局、国家机关事务管理局令第39号发布）

第一章 总 则

第一条 为规范公共资源交易平台运行，提高公共资源配置效率和效益，加强对权力运行的监督制约，维护国家利益、社会公共利益和交易当事人的合法权益，根据有关法律法规和《国务院办公厅关于印发整合建立统一的公共资源交易平台工作方案的通知》（国办发〔2015〕63号），制定本办法。

第二条 本办法适用于公共资源交易平台的运行、服务和监督管理。

第三条 本办法所称公共资源交易平台是指实施统一的制度和标准、具备开放共享的公共资源交易电子服务系统和规范透明的运行机制，为市场主体、社会公众、行政监督管理部门等提供公共资源交易综合服务的体系。

公共资源交易是指涉及公共利益、公众安全的具有公有性、公益性的资源交易活动。

第四条 公共资源交易平台应当立足公共服务职能定位，坚持电子化平台的发展方向，遵循开放透明、资源共享、高效便民、守法诚信的运行服务原则。

第五条 公共资源交易平台要利用信息网络推进交易电子化，实现全流程透明化管理。

第六条 国务院发展改革部门会同国务院有关部门统筹指导和协调全国公共资源交易平台相关工作。

设区的市级以上地方人民政府发展改革部门或政府指定的部门会同有关部门负责本行政区域的公共资源交易平台指导和协调等相关工作。

各级招标投标、财政、国土资源、国有资产等行政监督管理部门按照规定的职责分工，负责公共资源交易活动的监督管理。

第二章 平台运行

第七条 公共资源交易平台的运行应当遵循相关法律法规和国务院有关部门制定的各领域统一的交易规则，以及省级人民政府颁布的平台服务管理细则。

第八条 依法必须招标的工程建设项目招标投标、国有土地使用权和矿业权出让、国有产权交易、政府采购等应当纳入公共资源交易平台。

国务院有关部门和地方人民政府结合实际，推进其他各类公共资源交易纳入统一平台。纳入平台交易的公共资源项目，应当公开听取意见，并向社会公布。

第九条 公共资源交易平台应当按照国家统一的技术标准和数据规范，建立公共资源交易电子服务系统，开放对接各类主体依法建设的公共资源电子交易系统和政府有关部门的电子监管系统。

第十条 公共资源交易项目的实施主体根据交易标的专业特性，选择使用依法建设和运行的电子交易系统。

第十一条 公共资源交易项目依法需要评标、评审的，应当按照全国统一的专家专业分类标准，从依法建立的综合评标、政府采购评审等专家库中随机抽取专家，法律法规另有规定的除外。

有关行政监督管理部门按照规定的职责分工，对专家实施监督管理。

鼓励有条件的地方跨区域选择使用专家资源。

第十二条 公共资源交易平台应当按照省级人民政府规定的场所设施标准，充分利用已有的各类场所资源，为公共资源交易活动提供必要的现场服务设施。

市场主体依法建设的交易场所符合省级人民政府规定标准的，可以在现有场所办理业务。

第十三条 公共资源交易平台应当建立健全网络信息安全制度，落实安全保护技术措施，保障平台平稳运行。

第三章 平台服务

第十四条 公共资源交易平台的服务内容、服务流程、工作规范、收费标准和监督渠道应当按照法定要求确定，并通过公共资源交易电子服务系统向社会公布。

第十五条 公共资源交易平台应当推行网上预约和服务事项办理。确需在现场办理的，实行窗口集中，简化流程，限时办结。

第十六条 公共资源交易平台应当将公共资源交易公告、资格审查结果、交易过程信息、成交信息、履约信息等，通过公共资源交易电子服务系统依法及时向社会公开。涉及国家秘密、商业秘密、个人隐私以及其他依法应当保密的信息除外。

公共资源交易平台应当无偿提供依法必须公开的信息。

第十七条 交易服务过程中产生的电子文档、纸质资料以及音视频等，应当按照规定的期限归档保存。

第十八条 公共资源交易平台运行服务机构及其工作人员不得从事以下活动：

（一）行使任何审批、备案、监管、处罚等行政监督管理职能；

（二）违法从事或强制指定招标、拍卖、政府采购代理、工程造价等中介服务；

（三）强制非公共资源交易项目进入平台交易；

（四）干涉市场主体选择依法建设和运行的公共资源电子交易系统；

（五）非法扣押企业和人员的相关证照资料；

（六）通过设置注册登记、设立分支机构、资质验证、投标（竞买）许可、强制担保等限制性条件阻碍或者排斥其他地区市场主体进入本地区公共资源交易市场；

（七）违法要求企业法定代表人到场办理相关手续；

（八）其他违反法律法规规定的情形。

第十九条 公共资源交易平台运行服务机构提供公共服务确需收费的，不得以营利为目的。根据平台运行服务机构的性质，其收费分别纳入行政事业性收费和经营服务性收费管理，具体收费项目和收费标准按照有关规定执行。属于行政事业性收费的，按照本级政府非税收入管理的有关规定执行。

第二十条 公共资源交易平台运行服务机构发现公共资源交易活动中有违法违规行为的，应当保留相关证据并及时向有关行政监督管理部门报告。

第四章 信息资源共享

第二十一条 各级行政监督管理部门应当将公共资源交易活动当事人资质资格、信用奖惩、项目审批和违法违规处罚等信息，自做出行政决定之日起 7 个工作日内上网公开，并通过相关电子监管系统交换至公共资源交易电子服务系统。

第二十二条 各级公共资源交易平台应当依托统一的社会信用代码，记录公共资源交易过程中产生的市场主体和专家信用信息，并通过国家公共资源交易电子服务系统实现信用信息交换共享和动态更新。

第二十三条 国务院发展改革部门牵头建立国家公共资源交易电子服务系统，与省级公共资源交易电子服务系统和有关部门建立的电子系统互联互通，实现市场主体信息、交易信息、行政监管信息的集中交换和同步共享。

第二十四条 省级人民政府应当搭建全行政区域统一、终端覆盖市县的公共资源交易电子服务系统，对接国家公共资源交易电子服务系统和有关部门建立的电子系统，按照有关规定交换共享信息。有关电子招标投标、政府采购等系统应当分别与国家电子招标投标公共服务系统、政府采购管理交易系统对接和交换信息。

第二十五条 公共资源交易电子服务系统应当分别与投资项目在线审批监管系统、信用信息共享系统对接，交换共享公共资源交易相关信息、项目审批核准信息和信用信息。

第二十六条 市场主体已经在公共资源电子交易系统登记注册，并通过公共资源交易电子服务系统实现信息共享的，有关行政监督管理部门和公共资源交易平台运行服务机构不得强制要求其重复登记、备案和验证。

第二十七条 公共资源交易电子服务系统应当支持不同电子认证数字证书的兼容互认。

第二十八条 公共资源交易平台和有关行政监督管理部门在公共资源交易数据采集、汇总、传输、存储、公开、使用过程中，应加强数据安全管理。涉密数据的管理，按照有关法律规定执行。

第五章 监督管理

第二十九条 各级行政监督管理部门按照规定的职责分工，加强对公共资源交易活动的事中事后监管，依法查处违法违规行为。

对利用职权违规干预和插手公共资源交易活动的国家机关或国有企事业单位工作

人员，依纪依法予以处理。

各级审计部门应当对公共资源交易平台运行依法开展审计监督。

第三十条 设区的市级以上地方人民政府应当推动建立公共资源交易电子监管系统，实现对项目登记，公告发布，开标评标或评审、竞价，成交公示，交易结果确认，投诉举报，交易履约等交易全过程监控。

公共资源交易电子服务系统和其对接的公共资源电子交易系统应当实时向监管系统推送数据。

第三十一条 建立市场主体公共资源交易活动事前信用承诺制度，要求市场主体以规范格式向社会做出公开承诺，并纳入交易主体信用记录，接受社会监督。

第三十二条 各级行政监督管理部门应当将公共资源交易主体信用信息作为市场准入、项目审批、资质资格审核的重要依据。

建立行政监督管理部门、司法机关等部门联合惩戒机制，对在公共资源交易活动中有不良行为记录的市场主体，依法限制或禁止其参加招标投标、国有土地使用权出让和矿业权出让、国有产权交易、政府采购等公共资源交易活动。

建立公共资源交易相关信息与同级税务机关共享机制，推进税收协作。

第三十三条 各级行政监督管理部门应当运用大数据技术，建立公共资源交易数据关联比对分析机制，开展监测预警，定期进行效果评估，及时调整监管重点。

第三十四条 各级行政监督管理部门应当建立联合抽查机制，对有效投诉举报多或有违法违规记录情况的市场主体，加大随机抽查力度。

行政监督管理部门履行监督管理职责过程中，有权查阅、复制公共资源交易活动有关文件、资料和数据。公共资源交易平台运行服务机构应当如实提供相关情况。

第三十五条 建立由市场主体以及第三方参与的社会评价机制，对所辖行政区域公共资源交易平台运行服务机构提供公共服务情况进行评价。

第三十六条 市场主体或社会公众认为公共资源交易平台运行服务机构及其工作人员存在违法违规行为的，可以依法向政府有关部门投诉、举报。

第三十七条 公共资源交易领域的行业协会应当发挥行业组织作用，加强自律管理和服务。

第六章　法律责任

第三十八条 公共资源交易平台运行服务机构未公开服务内容、服务流程、工作规范、收费标准和监督渠道，由政府有关部门责令限期改正。拒不改正的，予以通报批评。

第三十九条 公共资源交易平台运行服务机构及其工作人员违反本办法第十八条禁止性规定的，由政府有关部门责令限期改正，并予以通报批评。情节严重的，依法追究直接责任人和有关领导的责任。构成犯罪的，依法追究刑事责任。

第四十条 公共资源交易平台运行服务机构违反本办法第十九条规定收取费用的，由同级价格主管部门会同有关部门责令限期改正。拒不改正的，依照《中华人民共和国价格法》《价格违法行为行政处罚规定》等给予处罚，并予以公示。

第四十一条 公共资源交易平台运行服务机构未按照本办法规定在公共资源交易

电子服务系统公开、交换、共享信息的，由政府有关部门责令限期改正。拒不改正的，对直接负责的主管人员和其他直接责任人员依法给予处分，并予以通报。

第四十二条 公共资源交易平台运行服务机构限制市场主体建设的公共资源电子交易系统对接公共资源交易电子服务系统的，由政府有关部门责令限期改正。拒不改正的，对直接负责的主管人员和其他直接责任人员依法给予处分，并予以通报。

第四十三条 公共资源交易平台运行服务机构及其工作人员向他人透露依法应当保密的公共资源交易信息的，由政府有关部门责令限期改正，并予以通报批评。情节严重的，依法追究直接责任人和有关领导的责任。构成犯罪的，依法追究刑事责任。

第四十四条 有关行政监督管理部门、公共资源交易平台运行服务机构及其工作人员徇私舞弊、滥用职权、弄虚作假、玩忽职守，未依法履行职责的，依法给予处分；构成犯罪的，依法追究刑事责任。

第七章 附 则

第四十五条 公共资源电子交易系统是根据工程建设项目招标投标、土地使用权和矿业权出让、国有产权交易、政府采购等各类交易特点，按照有关规定建设、对接和运行，以数据电文形式完成公共资源交易活动的信息系统。

公共资源交易电子监管系统是指政府有关部门在线监督公共资源交易活动的信息系统。

公共资源交易电子服务系统是指联通公共资源电子交易系统、监管系统和其他电子系统，实现公共资源交易信息数据交换共享，并提供公共服务的枢纽。

第四十六条 公共资源交易平台运行服务机构是指由政府推动设立或政府通过购买服务等方式确定的，通过资源整合共享方式，为公共资源交易相关市场主体、社会公众、行政监督管理部门等提供公共服务的单位。

第四十七条 本办法由国务院发展改革部门会同国务院有关部门负责解释。

第四十八条 本办法自 2016 年 8 月 1 日起实施。

关于公共资源交易中心开展政府采购活动有关问题的通知

（2014 年 10 月 11 日财政部财库〔2014〕165 号发布）

各省、自治区、直辖市、计划单列市财政厅（局）、公共资源交易中心（办公室）、集中采购中心：

政府采购活动应遵循政府采购法的规定。近期，一些公共资源交易中心（以下简称交易中心）开展政府采购工作业务时，违法改变政府采购法定评审程序、干预评审结果、乱收费，以及在交易中心建设中存在“管采不分”等问题。为规范交易中心的政府采购活动，进一步加强政府采购监督管理，依据《中华人民共和国政府采购法》等法律法规规定，现就有关事项通知如下。

一、进入交易中心的政府采购活动，应当严格遵守《中华人民共和国政府采购法》及政府采购货物服务招标投标管理、信息公告和评审管理等有关制度规定，规范采购文件编制、信息发布、专家抽取、项目评审、质疑投诉、档案管理等行为，保证政府采购的公开、公平和公正。交易中心在政府采购活动中，不得改变采购人、采购代理机构和供应商等主体的法定权利义务，不得在法定程序外新设登记、报名、备案、资格审核等程序，限制或阻止采购代理机构、供应商进入本地的政府采购市场；不得违规组织对评审活动进行现场监督，干预政府采购评审结果。

二、交易中心在政府采购活动中应遵循非营利性的原则，不得对采购代理机构、供应商违规收取费用，也不得要求采购代理机构或采购人对现场监督人员支付评审费、劳务费等报酬，增加政府采购成本。集中采购机构应保留独立的法人地位，依法承担相应的法律责任，体现集中采购机构的公益性特征。

三、各级财政部门应依法履行对政府采购活动的监督管理职责，对进入交易中心的政府采购项目执行情况加强监督检查，依法受理供应商投诉，对违反政府采购法律法规的行为进行处理和处罚。对纳入交易中心的集中采购机构要加强考核与指导，促进落实政府采购政策功能等要求。要进一步落实“管采分离”的政府采购管理体制，财政部门不得违法采取授权、委托或者共同管理等方式，将政府采购的监管职责交由其他机构行使。对涉及政府采购活动的违法违规问题，交易中心应向政府采购监督管理部门如实反映情况，配合做好监督检查和投诉处理工作。

四、交易中心要对照政府采购法律法规和本通知规定开展自查，对存在的问题进行清理和整改。各级财政部门要切实加强对交易中心政府采购活动的业务指导和监督管理，督促交易中心做好清理整改工作。财政部将组织专项检查，对清理和整改不落实、不到位的单位予以通报。

中央预算单位2017—2018年政府集中采购目录及标准

（2016年12月21日国务院办公厅国办发〔2016〕96号发布）

一、集中采购机构采购项目

以下项目必须按规定委托集中采购机构代理采购：

目录项目	适用范围	备注
一、货物类		
台式计算机		不包括图形工作站
便携式计算机		不包括移动工作站
计算机软件		指非定制的通用商业软件，不包括行业专用软件
服务器		10万元以下的系统集成项目除外
计算机网络设备		指单项或批量金额在1万元以上的网络交换机、网络路由器、网络存储设备、网络安全产品，10万元以下的系统集成项目除外
复印机		不包括印刷机
视频会议系统及会议室音频系统		指单项或批量金额在20万元以上的视频会议多点控制器（MCU）、视频会议终端、视频会议系统管理平台、录播服务器、中控系统、会议室音频设备、信号处理设备、会议室视频显示设备、图像采集系统
多功能一体机		指单项或批量金额在5万元以上的多功能一体机
打印设备		指喷墨打印机、激光打印机、热式打印机，不包括针式打印机和条码专用打印机
扫描仪		指平板式扫描仪、高速文档扫描仪、书刊扫描仪和胶片扫描仪，不包括档案、工程专用的大幅面扫描仪
投影仪		指单项或批量金额在5万元以上的投影仪
复印纸	京内单位	不包括彩色复印纸
打印用通用耗材	京内单位	指非原厂生产的兼容耗材
乘用车		指轿车、越野车、商务车、皮卡，包含新能源汽车
客车		指小型客车、大中型客车，包含新能源汽车
电梯	京内单位	指单项或批量金额在100万元以上的电梯

续表

目录项目	适用范围	备注
空调机	京内单位	指除中央空调（包括冷水机组、溴化锂吸收式冷水机组、水源热泵机组等）、多联式空调（指由一台或多台室外机与多台室内机组成的空调机组）以外的空调
办公家具	京内单位	指单项或批量金额在20万元以上的木制或木制为主、钢制或钢制为主的家具
二、工程类		
限额内工程	京内单位	指投资预算在120万元以上的建设工程，适用招标投标法的建设工程项目除外
装修工程	京内单位	指投资预算在120万元以上，与建筑物、构筑物新建、改建、扩建无关的装修工程
拆除工程	京内单位	指投资预算在120万元以上，与建筑物、构筑物新建、改建、扩建无关的拆除工程
修缮工程	京内单位	指投资预算在120万元以上，与建筑物、构筑物新建、改建、扩建无关的修缮工程
三、服务类		
车辆维修保养及加油服务	京内单位	指在京内执行的车辆维修保养及加油服务
机动车保险服务	京内单位	
印刷服务	京内单位	指单项或批量金额在20万元以上的本单位文印部门（含本单位下设的出版部门）不能承担的票据、证书、期刊、文件、公文用纸、资料汇编、信封等印刷业务（不包括出版服务）
工程造价咨询服务	京内单位	指单项或批量金额在20万元以上的在京内执行的工程造价咨询服务
工程监理服务	京内单位	指单项或批量金额在20万元以上的在京内执行的建设工程（包括建筑物和构筑物的新建、改建、扩建、装修、拆除、修缮）项目的监理服务，适用招标投标法的工程监理服务项目除外
物业管理服务	京内单位	指单项或批量金额在100万元以上的本单位物业管理服务部门不能承担的在京内执行的机关办公场所水电供应、设备运行、建筑物门窗保养维护、保洁、保安、绿化养护等项目，多单位共用物业的物业管理服务除外
云计算服务		指单项或批量金额在100万元以上的基础设施服务（Infrastructure as a Service，IaaS），包括云主机、块存储、对象存储等，系统集成项目除外

注：①表中“适用范围”栏中未注明的，均适用所有中央预算单位。

②表中所列项目不包括部门集中采购项目和中央高校、科研院所采购的科研仪器设备。

二、部门集中采购项目

部门集中采购项目是指部门或系统有特殊要求，需要由部门或系统统一配置的货物、工程和服务类专用项目。

部门	品目	备注
外交部	边界勘界和联检专用设备，其他打印设备项下外交文书打印设备、贴纸（签证、认证）打印机、护照打印机、护照加注及旅行证打印机，其他识别输入设备项下护照阅读机，一维及二维码扫描仪，其他图形图像输入设备项下指纹采集仪，扫描仪项下护照照片扫描仪，其他办公设备项下护照塑封机、外交及领事专用设备	
公安部	警车（指警用特种专业技术用车，集中采购机构采购项目中的乘用车、客车除外），专用飞机项下警用航空器，机动船项下警用船艇（指巡逻艇、警卫船艇、消防船、特殊工作船艇），被服装具，物证检验鉴定设备，安全、检查、监视、报警设备，爆炸物处置设备，技术侦察取证设备，防护防暴装备，通信设备，信息安全设备，其他政法、检测专用设备项下现场勘查装备、物证保全装备、核生化处置装备、灾害救援装备、指挥调度系统、警用音视频图像装备，出入境设备项下的出入境证件阅读机、口岸边检专用设备（边检验讫章、自助通道设备）、指纹采集仪、公安出入境证件资料采集设备、制证设备及制证用打印机、出入境证件、制证材料等	
水利部	泵，发电机，变频设备，车、船用灯，水下照明灯，应急照明灯，绝缘电线和电缆，钻探机，桩工机械，排灌机械，特种作业船，机动船，加工天然石材、石料，其他橡胶制品	
文化部	故宫文物建筑维修材料，故宫文物建筑修缮工程	
卫生计生委	避孕药具类，包括含铜宫内节育器、含药宫内节育器，避孕套，避孕药片剂、避孕药注射液、避孕药栓剂、避孕药凝胶、避孕药膜和皮下埋植避孕剂等；大型医用设备，包括正电子发射型断层扫描仪（PET/CT）、正电子发射磁共振成像系统（PET/MR）、内窥镜手术器械控制系统（手术机器人）、伽马射线头部立体定向发射外科治疗系统（头部伽马刀）、X 线立体定向发射治疗系统、螺旋断层放射治疗系统、高端直线加速器、医用电子回旋加速治疗系统、质子治疗系统、306 道脑磁图等	
人民银行	运钞专用车，工业车辆项下蓄电池叉车，钞票处理设备，货币清分处理设备，货币销毁处理设备，其他货币处理设备，其他印刷服务项下重要空白凭证、货币发行业务会计核算凭证印刷，货币处理专用设备维修和保养，审计服务项下基建项目社会中介机构审计	重要空白凭证、货币发行业务会计核算凭证印刷项目适用范围为中国人民银行机关本级以外的人民银行系统

续表

部门	品目	备注
海关总署	海关特种专业技术用车，船艇及维修服务，航空器，工作犬及犬具，制服装备，通关查验设备，通信设备，缉私装备，化验设备，施封锁，海关信息系统集成项目或设备，信息技术服务，单证印刷服务项下的海关业务单证印刷，制服加工服务，集装箱检查设备维护服务等	海关业务单证印刷项目适用范围为海关总署以外的直属海关
税务总局	被服项下税务制服面料及标识，信息技术服务，单证印刷服务项下车辆购置税完税证明印制，票据印刷服务项下增值税专用发票、增值税普通发票、印花税票印制	车辆购置税完税证明印制项目，增值税专用发票、增值税普通发票、印花税票印制项目适用范围为税务总局以外的税务系统
质检总局	被服，其他分析仪器项下定量聚合酶链式反应（PCR）仪、全自动生化分析仪、微生物鉴定仪、蛋白质测定仪、气相色谱—质谱联用仪、电感耦合等离子体发射光谱仪、原子吸收分光光度计、能量色散X射线荧光光谱仪、红外光谱仪、紫外可见分光光度计、原子荧光光度计、X光机，色谱仪项下离子色谱仪、气相色谱仪、液相色谱仪，饮水器项下纯水机，离心机，其他政法、检测专用设备项下前处理系统（全自动固相、超临界、加速溶解、微波消化等萃取仪）、B超机、酶标仪、微波消化器、放射性检测仪、生物芯片检测系统、培养箱、碳硫元素测定仪、生物安全柜、红外体温测量仪	
新闻出版广电总局	广播、电视、电影设备及服务	
体育总局	体育设备，医疗设备	
地震局	地震专用仪器项下测震观测系统设备、强震动观测系统设备、重力观测系统设备、地形变观测系统设备、地磁场观测系统设备、地电场观测系统、地下水观测系统设备、地震数据分析处理设备、地震计量检测仪器设备、地震灾害救援仪器设备，其他卫星通信设备项下地震卫星通信设备，移动通信（网）设备，其他专用汽车项下地震探察和救援专用车辆，专用飞机项下地震现场遥感灾情采集小飞机	
气象局	气象仪器，地面气象雷达	
测绘地信局	全球导航卫星系统接收机，全站仪，数字水准仪，重力量测仪，航摄仪（包括数字航摄仪、机载激光扫描仪、机载SAR），全数字摄影测量系统，地下管线探测设备，三维激光扫描仪	
民航局	票据印刷服务项下航空运输电子客票行程单印制	

续表

部门	品目	备注
高法院	被服项下制服、领带、徽章，人民法院特种专业技术用车项下囚车、执行死刑用车、执行车、巡回审判车，其他输入输出设备项下法庭庭审记录设备，行业应用软件项下司法政务管理系统、审判业务管理系统，其他不另分类的物品项下法徽、法槌、人民法庭门楣标识、人民法庭名称标识、路口指示牌	
高检院	被服项下制服、领带、徽章，人民检察院特种专业技术用车项下指挥车、侦察车、勘查车、取证车、囚车，行业应用软件项下检察统一业务应用系统、电子检务工程系统，其他不另分类的物品项下检徽、人民检察院标识等	

注：①表中所列部门所属各级中央预算单位均执行本目录，地方预算单位不包括在内。

②表中“品目”栏中所列项目名称主要参照《政府采购品目分类目录》（财库〔2013〕189号）中的有关名称。

三、分散采购限额标准

除集中采购机构采购项目和部门集中采购项目外，各部门自行采购单项或批量金额达到100万元以上的货物和服务的项目、120万元以上的工程项目应按《中华人民共和国政府采购法》和《中华人民共和国招标投标法》有关规定执行。

四、公开招标数额标准

政府采购货物或服务项目，单项采购金额达到200万元以上的，必须采用公开招标方式。政府采购工程公开招标数额标准按照国务院有关规定执行。

中央国家机关 2017—2018 年政府集中采购目录实施方案

（2017 年 3 月 31 日中央国家机关政府采购中心国机采〔2017〕4 号发布）

为深入贯彻落实“放管服”改革精神，进一步做好中央国家机关政府集中采购工作，根据政府采购法律法规和《国务院办公厅关于印发中央预算单位 2017—2018 年政府集中采购目录及标准的通知》（国办发〔2016〕96 号）（以下简称目录）精神，制定本实施方案。

一、总体思路

严格落实政府采购法规制度和目录要求，以执行标准化、服务专业化、流程电子化、管理精细化为目标，以服务采购人为核心，以推广全流程电子化采购新模式为契机，深化政府采购政策功能，不断推进中央国家机关政府集中采购工作向纵深发展。

二、目录主要变化

目录深入贯彻简政放权、放管结合、优化服务，在集中采购机构采购项目中，新增云计算服务，删减传真机、电视机、车辆租赁服务、合同能源管理服务、会议服务等 5 个品目，进一步明确集中采购机构采购项目中不包括中央高校、科研院所采购的科研仪器设备。调高了公开招标数额标准和分散采购限额标准，即：政府采购货物或服务项目的公开招标数额标准由原 120 万元以上调整至“200 万元以上”；各部门分散采购限额标准，货物和服务项目由原“50 万元以上”调整至“100 万元以上”，工程项目由原“60 万元以上”调整至“120 万元以上”。同时，目录对具体品目的执行范围（京内、京外）和执行限额做出调整，请各单位在采购中严格依照执行。

三、执行方式

（一）货物类

1. 台式计算机、便携式计算机、复印机、打印设备、复印纸、空调机（分体变频壁挂机、分体变频柜机、分体定速壁挂机、分体定速柜机）。不论金额大小均执行批量集中采购，采购中心将根据相关政策、需求和市场情况组织实施；各单位须按要求编报采购计划，确需追加或更改计划的，报请财政部国库司同意。

对已纳入批量集中采购范围，因时间紧急或零星特殊采购不能通过批量集中采购的品目，单项或批量金额在 100 万元以下的，各单位可报经主管预算单位同意后，通过协议供货方式采购。其中，预算金额在50万元（含）以下的，除直接执行协议供货外，还可以进行网上竞价。各部门协议供货（含网上竞价）采购数量不得超过同类品目上年购买总数的30%。

2. 计算机软件、服务器、计算机网络设备、视频会议系统及会议室音频系统。预算金额在100万元（含）以上，作为单独项目委托采购中心按照法律法规规定的方式执行；其中，预算金额在200万元（含）以上的，采用公开招标方式。预算金额在100万元以下，按照对应品目协议供货通知执行；其中，预算金额在50万元（含）以下的，除执行协议供货外，还可以进行网上竞价。

3. 扫描仪、多功能一体机、投影仪。预算金额在100万元（含）以上，作为单独项目委托采购中心按照法律法规规定的方式执行；其中，预算金额在200万元（含）以上的，采用公开招标方式。预算金额在100万元以下，按照对应品目电子卖场通知执行；其中，预算金额在50万元（含）以下的，除执行电子卖场外，还可以进行网上竞价。

4. 空调机（中央空调、多联式空调及执行批量集中采购的空调除外）。预算金额在100万元（含）以上，作为单独项目委托采购中心按照法律法规规定的方式执行；其中，预算金额在200万元（含）以上的，采用公开招标方式。预算金额100万元以下，按照对应品目协议供货通知执行；其中，预算金额在50万元（含）以下的，除执行协议供货外，还可以进行网上竞价。

5. 乘用车、客车。预算金额在200万元（含）以上，作为单独项目委托采购中心采用公开招标方式执行。预算金额在200万元以下，按照协议供货通知及有关规定执行。新车购置以及原有车辆的报废更新，应按相关主管部门规定执行。

6. 打印用通用耗材、电梯、办公家具。预算金额在100万元（含）以上，作为单独项目委托采购中心按照法律法规规定的方式执行；其中，预算金额在200万元（含）以上的，采用公开招标方式。预算金额在100万元以下，按照对应品目定点采购通知执行。

（二）工程类

1. 限额内工程。投资预算金额在120万元（含）以上的建设工程项目（适用招标投标法的工程监理服务项目除外），委托采购中心按照法律法规规定的方式执行；其中，金额达到公开招标数额标准的，采用公开招标方式。

2. 装修、拆除、修缮工程。投资预算金额在120万元（含）以上，与建筑物、构筑物新建、改建、扩建无关的装修、拆除、修缮工程，委托采购中心按照法律法规规定的方式执行；其中，金额达到公开招标数额标准的，采用公开招标方式。金额在定点采购标准范围内的，按照该品目定点采购通知执行。

（三）服务类

1. 车辆维修保养及加油、机动车保险、印刷服务。预算金额在100万元（含）以上，作为单独项目委托采购中心按照法律法规规定的方式执行；其中，预算金额在200万元（含）以上的，采用公开招标方式。预算金额在100万元以下，按照对应品目定点采购通知执行。

2. 物业管理服务、云计算服务。预算金额在100万元（含）以上，作为单独项目委托采购中心按照法律法规规定的方式执行；其中，预算金额在200万元（含）以上的，采用公开招标方式。

3. 工程造价咨询服务。单项或批量金额在20万元（含）以上的在京内执行的工程造价咨询服务项目，委托采购中心按照法律法规规定的方式执行；其中，金额在200万元（含）以上的，采用公开招标方式；金额在定点采购标准范围内的，按照该品目定点采购通知执行。

4. 工程监理服务。单项或批量金额在20万元（含）以上的在京内执行的建设工程（包括建筑物和构筑物的新建、改建、扩建、装修、拆除、修缮）项目的监理服务项目（适用招标投标法的工程监理服务项目除外），委托采购中心按照法律法规规定的方式执行；其中，金额在定点采购标准范围内的，按照该品目定点采购通知执行。

四、执行要求

（一）发挥部门采购监管作用。各部门应当积极发挥本部门（本系统）政府采购监督管理职责，督促部门所属各级行政事业单位落实采购人主体责任，严格执行新目录、新标准，安排好采购计划，做到应采尽采。采购中心将逐步建立采购人监管机构联系工作机制，向各部门负责政府采购监管工作的机构反馈所属单位采购项目委托、运行及质疑、投诉等情况，沟通发现的情况和问题，收集工作意见建议，配合各部门加大对所属单位政府采购监管力度。

（二）科学合规确定采购需求。采购人承担采购需求主体责任。项目委托前，各单位应当对采购标的的市场技术或服务水平、供应、价格等情况进行市场调查，根据调查情况、资产配置标准等科学合理确定技术需求。为提高采购效率，确保需求科学合理，信息类产品采购项目单独委托时，须按照采购中心提供的技术需求及评分细则模板编写相关需求，与《项目委托书》同时上传；其他项目将逐步推广。其中，目录新增的“云计算服务”项目采购需求，应包含明确的服务功能要求和性能要求，指标要求、服务内容和报价方式应符合行业惯例。采购中心将以服务器需求标准为试点，推进信息类产品采购需求框架体系建设，为各单位编制采购需求提供参照服务。同时，为落实国务院取消和下放行政审批、行政许可的政策精神，采购中心梳理了《国务院取消和下 放行政审批清单》，明确了设置采购文件资质要求的规定，建立了资格条件负面清单制度，对于国务院已明确取消的行政审批和行政许可资质，不得设为资格条件或评分因素。

（三）严格规范开展履约验收。各单位应当及时签订合同主动履行合同义务，并严格按照采购合同开展履约验收，落实履约验收责任。采购中心将重点加强批量集中采购、协议供货、电子卖场和定点采购履约验收工作，建立相应履约考核办法，并通过中标产品抽查、末位公示、淘汰酌情递补、工程采购履约巡查等方式，提升供应商售后服务水平，形成优胜劣汰的管理机制。各单位应当积极配合采购中心开展的履约管理活动，共同努力提升供应商履约质量。

（四）助力采购服务提质增效。采购中心将加大信息公开力度，探索试行废标原因、质疑处理结果等事项公开，并根据法律法规梳理不宜公开事项，逐步推动全面公开。为推进全流程电子招投标工作，信息类产品单独委托项目实行电子招投标，各单位作为采购人代表参与评审，可提前通过中央政府采购网“下载中心—培训讲义”专栏熟悉电子招投标辅助系统评审环节操作流程。继续与市招标办、北京市建设工程发包承包交易中心加强合作，保障“国采工程”绿色窗口对重点工程的服务；继续扩大协议供货与批量集中采购结果挂钩范围，引入价格和数量浮动机制，丰富产品型号；全面推广批量中标产品物流查询系统，依据新目录调整电子卖场销售品目；在中央政府采购网开通“案例库”专栏，对采购项目投诉处理案例进行梳理，供各单位学习借鉴。

相关品目采购执行方式、限额标准，会根据实际情况及时调整，具体执行通知详见中央政府采购网“通知公告”专栏。

各单位工作中如有意见建议，请及时向中央政府采购网“主任信箱”或相关处（室）反馈。各品目负责处（室）联系方式，详见中央政府采购网“联系我们”专栏。

必须招标的工程项目规定

（2018 年 3 月 27 日国家发展和改革委员会令第 16 号发布）

第一条 为了确定必须招标的工程项目，规范招标投标活动，提高工作效率、降低企业成本、预防腐败，根据《中华人民共和国招标投标法》第三条的规定，制定本规定。

第二条 全部或者部分使用国有资金投资或者国家融资的项目包括：

（一）使用预算资金 200 万元人民币以上，并且该资金占投资额 10% 以上的项目；

（二）使用国有企业事业单位资金，并且该资金占控股或者主导地位的项目。

第三条 使用国际组织或者外国政府贷款、援助资金的项目包括：

（一）使用世界银行、亚洲开发银行等国际组织贷款、援助资金的项目；

（二）使用外国政府及其机构贷款、援助资金的项目。

第四条 不属于本规定第二条、第三条规定情形的大型基础设施、公用事业等关系社会公共利益、公众安全的项目，必须招标的具体范围由国务院发展改革部门会同国务院有关部门按照确有必要、严格限定的原则制订，报国务院批准。

第五条 本规定第二条至第四条规定范围内的项目，其勘察、设计、施工、监理以及与工程建设有关的重要设备、材料等的采购达到下列标准之一的，必须招标：

（一）施工单项合同估算价在 400 万元人民币以上；

（二）重要设备、材料等货物的采购，单项合同估算价在 200 万元人民币以上；

（三）勘察、设计、监理等服务的采购，单项合同估算价在 100 万元人民币以上。

同一项目中可以合并进行的勘察、设计、施工、监理以及与工程建设有关的重要设备、材料等的采购，合同估算价合计达到前款规定标准的，必须招标。

第六条 本规定自 2018 年 6 月 1 日起施行。

二、政策功能篇

节 能 产 品

中华人民共和国节约能源法（节选）

（1997 年 11 月 1 日第八届全国人民代表大会常务委员会第二十八次会议通过，2007 年 10 月 28 日第十届全国人民代表大会常务委员会第三十次会议修订，根据 2016 年 7 月 2 日第十二届全国人民代表大会常务委员会第二十一次会议通过的《全国人民代表大会常务委员会关于修改〈中华人民共和国节约能源法〉等六部法律的决定》修改）

第五十一条 公共机构采购用能产品、设备，应当优先采购列入节能产品、设备政府采购名录中的产品、设备。禁止采购国家明令淘汰的用能产品、设备。

节能产品、设备政府采购名录由省级以上人民政府的政府采购监督管理部门会同同级有关部门制定并公布。

第六十四条 政府采购监督管理部门会同有关部门制定节能产品、设备政府采购名录，应当优先列入取得节能产品认证证书的产品、设备。

第八十一条 公共机构采购用能产品、设备，未优先采购列入节能产品、设备政府采购名录中的产品、设备，或者采购国家明令淘汰的用能产品、设备的，由政府采购监督管理部门给予警告，可以并处罚款；对直接负责的主管人员和其他直接责任人员依法给予处分，并予通报。

关于建立政府强制采购节能产品制度的通知

（2007年7月30日国务院办公厅国办发〔2007〕51号发布）

各省、自治区、直辖市人民政府，国务院各部委、各直属机构：

《国务院关于加强节能工作的决定》（国发〔2006〕28号）和《国务院关于印发节能减排综合性工作方案的通知》（国发〔2007〕15号）提出，为切实加强政府机构节能工作，发挥政府采购的政策导向作用，建立政府强制采购节能产品制度，在积极推进政府机构优先采购节能（包括节水）产品的基础上，选择部分节能效果显著、性能比较成熟的产品，予以强制采购。经国务院同意，现就有关问题通知如下。

一、充分认识建立政府强制采购节能产品制度的重要意义

近年来，各级国家机关、事业单位和团体组织（以下统称政府机构）在政府采购活动中，积极采购、使用节能产品，大大降低了能耗水平，对在全社会形成节能风尚起到了良好的引导作用。同时也要看到，由于认识不够到位，措施不够配套，工作力度不够等原因，在一些地区和部门，政府机构采购节能产品的比例还比较低。目前，政府机构人均能耗、单位建筑能耗均高于社会平均水平，节能潜力较大，有责任、有义务严格按照规定采购节能产品，模范地做好节能工作。建立健全和严格执行政府强制采购节能产品制度，是贯彻落实《中华人民共和国政府采购法》以及国务院加强节能减排工作要求的有力措施，不仅有利于降低政府机构能耗水平，节约财政资金，而且有利于促进全社会做好节能减排工作。从短期看，使用节能产品可能会增加一次性投入，但从长远的节能效果看，经济效益是明显的。各地区、各部门和有关单位要充分认识政府强制采购节能产品的重要意义，增强执行制度的自觉性，采取措施大力推动政府采购节能产品工作。

二、明确政府强制采购节能产品的总体要求

各级政府机构使用财政性资金进行政府采购活动时，在技术、服务等指标满足采购需求的前提下，要优先采购节能产品，对部分节能效果、性能等达到要求的产品，实行强制采购，以促进节约能源，保护环境，降低政府机构能源费用开支。建立节能产品政府采购清单管理制度，明确政府优先采购的节能产品和政府强制采购的节能产品类别，指导政府机构采购节能产品。

采购单位应在政府采购招标文件（含谈判文件、询价文件）中载明对产品的节能要求、对节能产品的优惠幅度，以及评审标准和方法等，以体现优先采购的导向。拟

采购产品属于节能产品政府采购清单规定必须强制采购的，应当在招标文件中明确载明，并在评审标准中予以充分体现。同时，采购招标文件不得指定特定的节能产品或供应商，不得含有倾向性或者排斥潜在供应商的内容，以达到充分竞争、择优采购的目的。

三、科学制定节能产品政府采购清单

节能产品政府采购清单由财政部、发展改革委负责制订。列入节能产品政府采购清单中的产品由财政部、发展改革委从国家采信的节能产品认证机构认证的节能产品中，根据节能性能、技术水平和市场成熟程度等因素择优确定，并在中国政府采购网、发展改革委门户网、中国节能节水认证网等媒体上定期向社会公布。

优先采购的节能产品应该符合下列条件：一是产品属于国家采信的节能产品认证机构认证的节能产品，节能效果明显；二是产品生产批量较大，技术成熟，质量可靠；三是产品具有比较健全的供应体系和良好的售后服务能力；四是产品供应商符合政府采购法对政府采购供应商的条件要求。

在优先采购的节能产品中，实行强制采购的按照以下原则确定：一是产品具有通用性，适合集中采购，有较好的规模效益；二是产品节能效果突出，效益比较显著；三是产品供应商数量充足，一般不少于 5 家，确保产品具有充分的竞争性，采购人具有较大的选择空间。

财政部、发展改革委要根据上述要求，在近几年开展的优先采购节能产品工作的基础上，抓紧修订、公布新的节能产品政府采购清单，并组织好节能产品采购工作。

四、规范节能产品政府采购清单管理

节能产品政府采购清单是实施政府优先采购和强制采购的重要依据，财政部、发展改革委要建立健全制定、公布和调整机制，做到制度完备、范围明确、操作规范、方法科学，确保政府采购节能产品公开、公正、公平进行。要对节能产品政府采购清单实行动态管理，定期调整。建立健全专家咨询论证、社会公示制度。采购清单和调整方案正式公布前，要在中国政府采购网等指定的媒体上对社会公示，公示时间不少于 15 个工作日。对经公示确实不具备条件的产品，不列入采购清单。建立举报制度、奖惩制度，明确举报方式、受理机构和奖惩办法，接受社会监督。

五、加强组织领导和督促检查

各有关部门要按照职责分工，明确责任和任务，确保政府强制采购节能产品制度的贯彻落实。财政部、发展改革委要加强与有关部门的沟通协商，共同研究解决政策实施中的问题。要完善节能产品政府采购信息发布和数据统计工作，及时掌握采购工作进展情况。要加强对节能产品政府采购工作的指导，积极开展调查研究，多方听取意见，及时发现问题，研究提出对策。要督促进入优先采购和强制采购产品范围的生产企业建立健全质量保证体系，认真落实国家有关产品质量、标准、检验等要求，确保节能等性能和质量持续稳定。质检总局要加强对节能产品认证机构的监管，督促其认真履行职责，提高认证质量和水平。国家采信的节能产品认证机构和相关检测机构应当严格按照国家有关规定，客观公正地开展认证和检测工作，并对纳入政府优先采购和强制采购清单的节能产品实施有效的跟踪调查。对于不能持续符合认证要求的，认证机构应当暂停生产企业使用直至撤销认证证书，并及时报告财政部和发展改革委。

各级财政部门要切实加强对政府采购节能产品的监督检查，加大对违规采购行为的处罚力度。对未按强制采购规定采购节能产品的单位，财政部门要及时采取有效措施责令其改正。拒不改正的，属于采购单位责任的，财政部门要给予通报批评，并不得拨付采购资金；属于政府采购代理机构责任的，财政部门要依法追究相关单位和责任人员的责任。

环 境 标 志 产 品

关于环境标志产品政府采购实施的意见

（2006 年 10 月 24 日财政部、国家环境保护总局财库〔2006〕90 号发布）

党中央有关部委，国务院各部委、各直属机构，全国人大常委会办公厅，全国政协办公厅，高法院，高检院，有关人民团体，各省、自治区、直辖市、计划单列市财政厅（局）、环保局（厅），新疆生产建设兵团财务局：

为贯彻落实《国务院关于加快发展循环经济的若干意见》（国发〔2005〕22 号），积极推进环境友好型社会建设，发挥政府采购的环境保护政策功能，根据《中华人民共和国政府采购法》和《中华人民共和国环境保护法》，现就推行环境标志产品政府采购提出如下意见。

一、采购环境标志产品对于树立政府环保形象，提高全社会的环保意识，推动企业环保技术进步，保护环境和人体健康，节约能源，促进资源循环利用，实现经济社会可持续发展，具有十分重要的意义。各地区、各部门要高度重视，加强组织管理和监督，确保环境标志产品政府采购工作落到实处。

二、各级国家机关、事业单位和团体组织（以下统称采购人）用财政性资金进行采购的，要优先采购环境标志产品，不得采购危害环境及人体健康的产品。

三、财政部、国家环境保护总局综合考虑政府采购改革进展和环境标志产品技术及市场成熟等情况，从国家认可的环境标志产品认证机构认证的环境标志产品中，以“环境标志产品政府采购清单”（以下简称清单）的形式，按类别确定优先采购的范围。

财政部、国家环境保护总局将适时调整清单，并以文件形式公布。

四、中国政府采购网、国家环境保护总局网、中国绿色采购网为清单的公告媒体。为确保上述信息的准确性，未经财政部、国家环境保护总局允许，不得转载。

五、清单中的产品有效时间以中国环境标志产品认证证书有效截止日期为准，超过认证证书有效截止日期的自动失效。

六、采购人采购的产品属于清单中品目的，在性能、技术、服务等指标同等条件下，应当优先采购清单中的产品。

七、在政府采购活动中，采购人或其委托的采购代理机构应当在政府采购招标文件（含谈判文件、询价文件）中载明对产品（含建材）的环保要求、合格供应商和产品的条件，以及优先采购的评审标准。

八、采购人或其委托的采购代理机构未按上述要求采购的，有关部门要按照相关法律、法规和规章予以处理，财政部门视情况可以拒付采购资金。

九、本意见采取积极稳妥、分步实施的办法，逐步扩大到全国范围。2007 年 1 月 1 日起在中央和省级（含计划单列市）预算单位实行，2008 年 1 月 1 日起全面实行。

信 息 安 全 产 品

关于加强党政部门云计算服务网络安全管理的意见

（2014 年 12 月 30 日中央网络安全和信息化领导小组办公室中网办发文〔2014〕14 号发布）

各省、自治区、直辖市党委网络安全和信息化领导小组办公室，中央和国家机关各部委、各人民团体网络安全和信息化相关工作机构：

为加强党政部门云计算服务网络安全管理，维护国家网络安全，现就党政部门云计算服务网络安全管理提出以下意见。

一、充分认识加强党政部门云计算服务网络安全管理的必要性

云计算服务是以云计算技术与模式为主要特征的信息技术服务，包括 SaaS（软件即服务）、PaaS（平台即服务）、IaaS（基础设施即服务）等。党政部门采购云计算服务，有利于提高资源利用率和为民服务效率与水平，同时，安全风险也很突出：用户对数据、系统的控制管理能力减弱；安全责任不明确，一些单位可能由于数据和业务的外包而放松安全管理；云计算平台更加复杂，风险和隐患增多，控制和监管手段不足；云计算平台间的互操作和移植比较困难，用户数据和业务迁移到云计算平台后容易形成对云计算服务提供者（以下称服务商）的过度依赖。对此，各级党政部门务必高度重视，增强风险意识、责任意识，切实加强采购和使用云计算服务过程中的网络安全管理。

二、进一步明确党政部门云计算服务网络安全管理的基本要求

党政部门在采购使用云计算服务过程中应遵守，并通过合同等手段要求为党政部门提供云计算服务的服务商遵守以下要求：

——安全管理责任不变。网络安全管理责任不随服务外包而外包，无论党政部门数据和业务是位于内部信息系统还是服务商云计算平台上，党政部门始终是网络安全的最终责任人，应加强安全管理，通过签订合同、持续监督等方式要求服务商严格履行安全责任和义务，确保党政部门数据和业务的机密性、完整性、可用性，以及互操

作性、可移植性。

——数据归属关系不变。党政部门提供给服务商的数据、设备等资源，以及云计算平台上党政业务系统运行过程中收集、产生、存储的数据和文档等资源属党政部门所有。服务商应保障党政部门对这些资源的访问、利用、支配，未经党政部门授权，不得访问、修改、披露、利用、转让、销毁党政部门数据；在服务合同终止时，应按要求做好数据、文档等资源的移交和清除工作。

——安全管理标准不变。承载党政部门数据和业务的云计算平台要参照党政信息系统进行网络安全管理，服务商应遵守党政信息系统的网络安全政策规定、信息安全等级保护要求、技术标准，落实安全管理和防护措施，接受党政部门和网络安全主管部门的网络安全监管。

——敏感信息不出境。为党政部门提供服务的云计算服务平台、数据中心等要设在境内。敏感信息未经批准不得在境外传输、处理、存储。

三、合理确定采用云计算服务的数据和业务范围

党政部门要参照《信息安全技术云计算服务安全指南》等国家标准，对数据的敏感程度、业务的重要性进行分类，全面分析、综合平衡采用云计算服务后的安全风险和效益，科学规划和确定采用云计算服务的数据、业务范围和进度安排。对于涉及国家秘密、工作秘密的业务，不得采用社会化云计算服务。对于包含大量敏感信息和公民隐私信息、直接影响党政机关运转和公众生活工作的关键业务，应在确保安全的前提下再考虑向云计算平台迁移。对于保护等级四级以上的信息系统，以及一旦出现问题可能造成重大经济损失，甚至危害国家安全的业务不宜采用社会化云计算服务。

四、统一组织党政部门云计算服务网络安全审查

中央网信办会同有关部门建立云计算服务安全审查机制，对为党政部门提供云计算服务的服务商，参照有关网络安全国家标准，组织第三方机构进行网络安全审查，重点审查云计算服务的安全性、可控性。党政部门采购云计算服务时，应逐步通过采购文件或合同等手段，明确要求服务商应通过安全审查。鼓励重点行业优先采购和使用通过安全审查的服务商提供的云计算服务。

五、加强云计算服务过程的持续指导和监督

党政部门应按照合同管理等有关要求，参考相关技术标准和指南，同服务商签订服务合同、协议。合同和协议要充分体现网络安全管理要求，明确合同双方的网络安全责任义务。直接参与党政业务系统运行管理的服务商人员应签订安全保密协议，必要时要对其进行背景调查。

党政部门要认真履行合同规定的责任义务，监督服务商加强安全防护管理，要求服务商在发生网络安全案件或重大事件时，及时向有关部门报告，配合开展调查工作。要组织对云计算服务的安全监测，加强安全检查，及时发现和通报安全隐患。

六、强化保密审查和安全意识培养

党政部门应建立健全云计算服务保密审查制度，指定机构和人员负责对迁移到云计算平台上的数据、业务进行保密审查，确保数据和业务不涉及国家秘密。综合分析数据关联性，防止因数据汇聚涉及国家秘密，不得使用非涉密网络中的云计算平台处理涉及国家秘密的信息。党政部门在使用云计算服务前，要集中组织开展机关工作人员网络安全和保密教育培训，明示使用云计算服务面临的安全保密风险；要求服务商加强对员工的安全和保密教育，自觉维护党政部门云计算服务安全。

关于发布《网络关键设备和网络安全专用产品目录（第一批)》的公告

（2017年6月1日国家互联网信息办公室、工业和信息化部、公安部、国家认证认可监督管理委员会2017年第1号发布）

为加强网络关键设备和网络安全专用产品安全管理，依据《中华人民共和国网络安全法》，国家互联网信息办公室会同工业和信息化部、公安部、国家认证认可监督管理委员会等部门制定了《网络关键设备和网络安全专用产品目录（第一批)》，现予以公布，自印发之日起施行。

一、列入《网络关键设备和网络安全专用产品目录》的设备和产品，应当按照相关国家标准的强制性要求，由具备资格的机构安全认证合格或者安全检测符合要求后，方可销售或者提供。

具备资格的机构指国家认证认可监督管理委员会、工业和信息化部、公安部、国家互联网信息办公室按照国家有关规定共同认定的机构。

二、网络关键设备和网络安全专用产品认证或者检测委托人，选择具备资格的机构进行安全认证或者安全检测。

三、网络关键设备、网络安全专用产品选择安全检测方式的，经安全检测符合要求后，由检测机构将网络关键设备、网络安全专用产品检测结果（含本公告发布之前已经本机构安全检测符合要求、且在有效期内的设备与产品）依照相关规定分别报工业和信息化部、公安部。

选择安全认证方式的，经安全认证合格后，由认证机构将认证结果（含本公告发布之前已经本机构安全认证合格、且在有效期内的设备与产品）依照相关规定报国家认证认可监督管理委员会。

国家互联网信息办公室会同工业和信息化部、公安部、国家认证认可监督管理委员会统一发布。

特此公告。

附件：网络关键设备和网络安全专用产品目录（第一批）

附件

网络关键设备和网络安全专用产品目录（第一批）

	设备或产品类别	范围
网络关键设备	1. 路由器	整系统吞吐量（双向）≥12Tbps 整系统路由表容量≥55 万条
	2. 交换机	整系统吞吐量（双向）≥30Tbps 整系统包转发率≥10Gpps
	3. 服务器（机架式）	CPU 数量≥8 个 单 CPU 内核数≥14 个 内存容量≥256GB
	4. 可编程逻辑控制器（PLC 设备）	控制器指令执行时间≤0.08 微秒
网络安全专用产品	5. 数据备份一体机	备份容量≥20T 备份速度≥60MB/s 备份时间间隔≤1 小时
	6. 防火墙（硬件）	整机吞吐量≥80Gbps 最大并发连接数≥300 万 每秒新建连接数≥25 万
	7. WEB 应用防火墙（WAF）	整机应用吞吐量≥6Gbps 最大 HTTP 并发连接数≥200 万
	8. 入侵检测系统（IDS）	满检速率≥15Gbps 最大并发连接数≥500 万
	9. 入侵防御系统（IPS）	满检速率≥20Gbps 最大并发连接数≥500 万
	10. 安全隔离与信息交换产品（网闸）	吞吐量≥1Gbps 系统延时≤5ms
	11. 反垃圾邮件产品	连接处理速率（连接/秒）>100 平均延迟时间<100ms
	12. 网络综合审计系统	抓包速度≥5Gbps 记录事件能力≥5 万条/秒
	13. 网络脆弱性扫描产品	最大并行扫描 IP 数量≥60 个
	14. 安全数据库系统	TPC - E tpsE（每秒可交易数量）≥4500 个
	15. 网站恢复产品（硬件）	恢复时间≤2ms 站点的最长路径≥10 级

关于信息安全产品实施政府采购的通知

（2010年4月28日财政部财库〔2010〕48号发布）

党中央有关部委，国务院各部委、各直属机构，全国人大常委会办公厅，全国政协办公厅，高法院，高检院，有关人民团体，各省、自治区、直辖市、计划单列市财政厅（局）、工业和信息化主管部门、质量技术监督局，各直属检验检疫局，新疆生产建设兵团财务局、信息化工作办公室、质量技术监督局：

根据《中华人民共和国政府采购法》，现就贯彻落实质检总局、财政部、认监委《关于调整信息安全产品强制性认证实施要求的公告》（2009年第33号）的规定通知如下。

一、各级国家机关、事业单位和团体组织（以下统称采购人）使用财政性资金采购信息安全产品的，应当采购经国家认证的信息安全产品。

二、在政府采购活动中，采购人或其委托的采购代理机构按照政府采购法的规定，在政府采购招标文件（包括谈判文件、询价文件）中应当载明对产品获得信息安全认证的要求，并要求产品供应商提供由中国信息安全认证中心按国家标准认证颁发的有效认证证书。

三、对采购人或其委托的采购代理机构未按上述要求采购的，有关部门要按照有关法律、法规和规章予以处理，财政部门视情况可以拒付采购资金。

政务信息系统政府采购管理暂行办法

（2017 年 12 月 26 日财政部财库〔2017〕210 号发布）

第一条 为了推进政务信息系统政府采购工作规范高效开展，根据国家电子政务总体部署和《国务院办公厅关于印发政务信息系统整合共享实施方案的通知》（国办发〔2017〕39 号）有关要求，制定本办法。

第二条 本办法所称政务信息系统是指由政府投资建设、政府和社会企业联合建设、政府向社会购买服务或需要政府运行维护的，用于支撑政务部门履行管理和服务职能的各类信息系统，包括执行政务信息处理的计算机、软件和外围设备等货物和服务。

前款所称政务部门是指中共中央、全国人大、国务院、全国政协、最高法院、最高检察院及中央和国家机关各部门，各级地方党委、人大、政府、政协、法院、检察院及其直属各部门（单位）。

第三条 政务信息系统政府采购工作由各相关政务部门（以下简称采购人）负责统一规划和具体实施，各级财政部门依法履行政府采购监管职责。

第四条 采购人应当按照可行性研究报告、初步设计报告、预算审批时核准的内容和实际工作需要确定政务信息系统采购需求（以下简称采购需求）并组织采购。

采购需求应当科学合理、明确细化，包括项目名称、采购人、预算金额、经费渠道、运行维护要求、数据共享要求、安全审查和保密要求、等级保护要求、分级保护要求、需落实的政府采购政策和履约验收方案等内容。

第五条 采购需求应当符合法律法规，满足国家、行业相关标准的要求，鼓励使用市场自主制定的团体标准。

专业性强、技术要求较高的政务信息系统，可以邀请行业专家或者第三方专业机构参与需求制定工作。采购人和实际使用者或受益者分离的项目，在制定需求时，应当征求实际使用者或受益者的意见。

第六条 采购需求应当落实政务信息系统整合共享要求，符合政务信息共享标准体系，确保相关系统能够按照规定接入国家共享数据交换平台。采购需求要与现有系统功能协调一致，避免重复建设。

采购需求应当体现公共数据开放有关要求，推动原始性、可机器读取、可供社会化再利用的数据集向社会开放。

第七条 采购需求应当落实国家支持云计算的政策要求，推动政务服务平台集约化建设管理。不含国家秘密、面向社会主体提供服务的政务信息系统，原则上应当采用云计算模式进行建设。

采购需求应当包括相关设备、系统和服务支持互联网协议第六版（IPv6）的技术要求。

第八条 采购需求应当落实国家密码管理有关法律法规、政策和标准规范的要求，同步规划、同步建设、同步运行密码保障系统并定期进行评估。

第九条 政务信息系统采用招标方式采购的，应当采用综合评分法；采用非招标方式采购的，应当采用竞争性磋商或单一来源采购方式。

除单一来源采购方式外，政务信息系统采购货物的，价格分值占总分值比重应当为30%；采购服务的，价格分值占总分值比重应当为10%。无法确定项目属于货物或服务的，由采购人按照有利于采购项目实施的原则确定项目属性。

第十条 采购人应当指派熟悉情况的工作人员作为采购人代表参加评标委员会或者竞争性磋商小组，参与政务信息系统采购活动的评审。

第十一条 政务信息系统采购评审中，评标委员会或者竞争性磋商小组认为供应商报价明显低于其他合格供应商的报价，有可能影响产品质量或者不能诚信履约的，应当要求其在评审现场合理时间内提供书面说明，必要时提供相关证明材料；供应商不能证明其报价合理性的，评标委员会或竞争性磋商小组应当将其作为无效投标或者无效响应处理。

第十二条 采购人应当按照国家有关规定组织政务信息系统项目验收，根据项目特点制定完整的项目验收方案。验收方案应当包括项目所有功能的实现情况、密码应用和安全审查情况、信息系统共享情况、维保服务等采购文件和采购合同规定的内容，必要时可以邀请行业专家、第三方机构或相关主管部门参与验收。

第十三条 采购人可以聘请第三方专业机构制定针对政务信息系统的质量保障方案，对相关供应商的进度计划、阶段成果和服务质量进行监督，形成项目整改报告和绩效评估报告，必要时邀请行业专家或相关主管部门评审论证。质量保障相关情况应当作为项目验收的依据。

第十四条 具有多个服务期的政务信息系统，可以根据每期工作目标进行分期验收。为社会公众服务的政务信息系统，应当将公众意见或者使用反馈情况作为验收的重要参考依据。采购人和实际使用者或受益者分离的政务信息系统，履约验收时应当征求实际使用者或受益者的意见。

第十五条 政务信息系统的项目验收结果应当作为选择本项目后续运行维护供应商的重要参考。

第十六条 在年度预算能够保障的前提下，采购人可以与政务信息系统运行维护供应商签订不超过三年履行期限的政府采购合同。

第十七条 本办法从2018年1月1日起施行。

进口产品

中华人民共和国进出口货物原产地条例（节选）

（2004年9月3日中华人民共和国国务院令第416号公布）

第二条 本条例适用于实施最惠国待遇、反倾销和反补贴、保障措施、原产地标记管理、国别数量限制、关税配额等非优惠性贸易措施以及进行政府采购、贸易统计等活动对进出口货物原产地的确定。

实施优惠性贸易措施对进出口货物原产地的确定，不适用本条例。具体办法依照中华人民共和国缔结或者参加的国际条约、协定的有关规定另行制定。

第三条 完全在一个国家（地区）获得的货物，以该国（地区）为原产地；两个以上国家（地区）参与生产的货物，以最后完成实质性改变的国家（地区）为原产地。

第十六条 国家对原产地标记实施管理。货物或者其包装上标有原产地标记的，其原产地标记所标明的原产地应当与依照本条例所确定的原产地相一致。

第二十一条 用于确定货物原产地的资料和信息，除按有关规定可以提供或者经提供该资料和信息的单位、个人的允许，海关、签证机构应当对该资料和信息予以保密。

关于政府采购进口产品管理有关问题的通知

(2008年7月9日财政部办公厅财办库〔2008〕248号发布)

各省、自治区、直辖市、计划单列市财政厅(局)、新疆生产建设兵团财务局,党中央有关部门办公厅(室),国务院各部委、各直属机构办公厅(室),全国人大常委会办公厅秘书局,全国政协办公厅机关事务管理局,高法院办公厅,高检院办公厅,有关人民团体办公厅(室):

财政部于2007年12月印发了《政府采购进口产品管理办法》(财库〔2007〕119号)。该办法印发后,各地采取措施贯彻落实,对规范政府部门采购进口产品行为发挥了积极作用。但在实际工作中,也反映了一些具体操作性问题,经与海关总署研究,现就进口产品采购中有关问题规定如下。

一、关于办法适用范围

根据《中华人民共和国政府采购法》的规定,财库〔2007〕119号文件的适用范围为,各级国家机关、事业单位和团体组织使用财政性资金采购省级以上人民政府公布的政府集中采购目录以内或者采购限额标准以上的进口产品。

二、关于关境和海关特殊监管区域产品认定

根据《中华人民共和国海关法》(以下简称海关法)的规定,我国现行关境是指适用海关法的中华人民共和国行政管辖区域,不包括香港、澳门和台湾金马等单独关境地区。

保税区、出口加工区、保税港区、珠澳跨境工业区珠海园区、中哈霍尔果斯国际边境合作中心中方配套区、综合保税区等区域,为海关特殊监管区域,这些区域仅在关税待遇及贸易管制方面实施不同于我国关境内其他地区的特殊政策,但仍属于中华人民共和国关境内区域,由海关按照海关法实施监管。因此,凡在海关特殊监管区域内企业生产或加工(包括从境外进口料件)销往境内其他地区的产品,不作为政府采购项下进口产品。对从境外进入海关特殊监管区域,再经办理报关手续后从海关特殊监管区进入境内其他地区的产品,应当认定为进口产品。

三、关于已在境内多次流转进口产品认定

对经过多次流转、无法提供报关单证的产品,应按照以下方法进行查证:

(一)通过正常渠道进口的产品,无论在境内流转多少次,尽管中间商业环节没有保留进口报关单证,但通过层层倒推,最终可以找到进口代理商或者进口收货人,从而可以向海关查询进口报关记录。这种方法一般适用于生产设备、机械、汽车等大宗

商品。

（二）通过走私违法方式进口的产品，由于未进行进口申报，不存在进口报关记录，因此，应当通过商品或者其包装上的原产地标识等其他证据来间接证明其为境外生产的产品。

四、关于行业主管部门意见

财库〔2007〕119 号文件规定的国家限制进口产品，是指商务部、发展改革委、科技部等部门制订的相关目录。采购人采购产品属于国家限制进口产品时，除需要向设区的市、自治州以上人民政府财政部门（以下简称财政部门）出具专家论证意见外，还要同时出具产品所属行业主管部门的意见，其中，产品属于国家限制进口的重大技术装备和重大产业技术的，应当出具发展改革委的意见；属于国家限制进口的重大科学仪器和装备的，应当出具科技部的意见。当采购人的行政主管部门也是采购产品所属行业主管部门时，以产品所属行业主管部门出具意见。当采购人的行政主管部门与采购产品所属行业主管部门不一致时，仍以产品所属行业主管部门出具的意见为有效意见。

五、关于采购执行问题

采购人采购进口产品时，必须在采购活动开始前向财政部门提出申请并获得财政部门审核同意后，才能开展采购活动。在采购活动开始前没有获得财政部门同意而开展采购活动的，视同为拒绝采购进口产品，应当在采购文件中明确做出不允许进口产品参加的规定。未在采购文件中明确规定不允许进口产品参加的，也视为拒绝进口产品参加。采购活动组织开始后才报经财政部门审核同意的采购活动，属于违规行为。

财政部门审核同意购买进口产品的，应当在采购文件中明确规定可以采购进口产品，但如果因信息不对称等原因，仍有满足需求的国内产品要求参与采购竞争的，采购人及其委托的采购代理机构不得对其加以限制，应当按照公平竞争原则实施采购。

六、关于政府集中采购执行

对于实行协议供货的政府集中采购目录产品，集中采购机构在组织采购时，可以不限制进口产品入围，但采购人在采购入围进口产品前，需要报经财政部门审核同意。对于非协议供货的政府集中采购目录产品，采购人没有出具财政部门同意采购进口产品审核意见的，集中采购机构一律不得为其组织采购进口产品。

对于政府集中采购目录内的、采购量小且采购次数多的经常性产品，可以实行批量审核，即采购人向财政部门提出一揽子采购进口产品清单的申请、所需证明材料和采购计划，经财政部门审核同意后，在本年内随时按规定组织购买，无须再逐一申请报批。

七、关于论证专家问题

进口产品专家论证意见原则上由采购人自行组织，其论证专家应当是熟悉该产品，并且与采购人或采购代理机构没有经济和行政隶属等关系。因进口产品论证与采购文件评审不同，进口产品论证专家可以不从财政部门建立的专家库中抽取专家作为进口产品论证专家，凡从财政部门专家库中抽取的专家，应当告知被抽取专家其论证内容和相应的责任。财政部门应当制定相应的论证专家考核标准和监督办法，加强对论证专家的管理，确保论证意见科学准确，原则上不得承担或组织其专家论证工作。

八、关于资金支付问题

采购人向财政部门申请支付政府采购进口产品资金时，应当提供财政部门审核同意文件、采购合同和产品报关单等材料，以确保所采购的产品规格、数量金额等与审批或采购文件规定的一致，否则不予支付。

九、关于文件执行时间衔接

财库〔2007〕119号文件规定，自2007年12月27日印发之日起施行。对于在该日期前已经通过公开招标等方式确定采购货物涉及进口产品的，在该日期前采购程序已经启动或启动后采购项目经财政部门批准需重新招标或采用其他采购方式的，不需要办理进口产品审核手续。

政府采购进口产品管理办法

（2007年12月27日财政部财库〔2007〕119号发布）

第一章　总　则

第一条　为了贯彻落实《国务院关于实施〈国家中长期科学和技术发展规划纲要（2006—2020年）〉若干配套政策的通知》（国发〔2006〕6号），推动和促进自主创新政府采购政策的实施，规范进口产品政府采购行为，根据《中华人民共和国政府采购法》等法律法规规定，制定本办法。

第二条　国家机关、事业单位和团体组织（以下统称采购人）使用财政性资金以直接进口或委托方式采购进口产品（包括已进入中国境内的进口产品）的活动，适用本办法。

第三条　本办法所称进口产品是指通过中国海关报关验放进入中国境内且产自关境外的产品。

第四条　政府采购应当采购本国产品，确需采购进口产品的，实行审核管理。

第五条　采购人采购进口产品时，应当坚持有利于本国企业自主创新或消化吸收核心技术的原则，优先购买向我方转让技术、提供培训服务及其他补偿贸易措施的产品。

第六条　设区的市、自治州以上人民政府财政部门（以下简称为财政部门）应当依法开展政府采购进口产品审核活动，并实施监督管理。

第二章　审核管理

第七条　采购人需要采购的产品在中国境内无法获取或者无法以合理的商业条件获取，以及法律法规另有规定确需采购进口产品的，应当在获得财政部门核准后，依法开展政府采购活动。

第八条　采购人报财政部门审核时，应当出具以下材料：

（一）《政府采购进口产品申请表》（详见附1）；

（二）关于鼓励进口产品的国家法律法规政策文件复印件；

（三）进口产品所属行业的设区的市、自治州以上主管部门出具的《政府采购进口产品所属行业主管部门意见》（详见附2）；

（四）专家组出具的《政府采购进口产品专家论证意见》（详见附3）。

第九条　采购人拟采购的进口产品属于国家法律法规政策明确规定鼓励进口产品的，在报财政部门审核时，应当出具第八条第（一）款、第（二）款材料。

第十条　采购人拟采购的进口产品属于国家法律法规政策明确规定限制进口产品

的，在报财政部门审核时，应当出具第八条第（一）款、第（三）款和第（四）款材料。

采购人拟采购国家限制进口的重大技术装备和重大产业技术的，应当出具发展改革委的意见。采购人拟采购国家限制进口的重大科学仪器和装备的，应当出具科技部的意见。

第十一条 采购人拟采购其他进口产品的，在报财政部门审核时，应当出具第八条第（一）款材料，并同时出具第（三）款或者第（四）款材料。

第十二条 本办法所称专家组应当由五人以上的单数组成，其中，必须包括一名法律专家，产品技术专家应当为非本单位并熟悉该产品的专家。

采购人代表不得作为专家组成员参与论证。

第十三条 参与论证的专家不得作为采购评审专家参与同一项目的采购评审工作。

第三章 采购管理

第十四条 政府采购进口产品应当以公开招标为主要方式。因特殊情况需要采用公开招标以外的采购方式的，按照政府采购有关规定执行。

第十五条 采购人及其委托的采购代理机构在采购进口产品的采购文件中应当载明优先采购向我国企业转让技术、与我国企业签订消化吸收再创新方案的供应商的进口产品。

第十六条 采购人因产品的一致性或者服务配套要求，需要继续从原供应商处添购原有采购项目的，不需要重新审核，但添购资金总额不超过原合同采购金额的10%。

第十七条 政府采购进口产品合同履行中，采购人确需追加与合同标的相同的产品，在不改变合同其他条款的前提下，且所有补充合同的采购金额不超过原合同采购金额的10%的，可以与供应商协商签订补充合同，不需要重新审核。

第十八条 政府采购进口产品合同应当将维护国家利益和社会公共利益作为必备条款。合同履行过程中出现危害国家利益和社会公共利益问题的，采购人应当立即终止合同。

第十九条 采购人或者其委托的采购代理机构应当依法加强对进口产品的验收工作，防止假冒伪劣产品。

第二十条 采购人申请支付进口产品采购资金时，应当出具政府采购进口产品相关材料和财政部门的审核文件。否则不予支付资金。

第四章 监督检查

第二十一条 采购人未获得财政部门采购进口产品核准，有下列情形之一的，责令限期改正，并给予警告，对直接负责的主管人员和其他直接责任人员，由其行政主管部门或者有关机关给予处分，并予通报：

（一）擅自采购进口产品的；

（二）出具不实申请材料的；

（三）违反本办法规定的其他情形。

第二十二条 采购代理机构在代理政府采购进口产品业务中有违法行为的，给予警告，可以按照有关法律规定并处罚款；情节严重的，可以依法取消其进行相关业务的资格；构成犯罪的，依法追究刑事责任。

第二十三条 供应商有下列情形之一的，处以采购金额5‰以上10‰以下的罚款，列入不良行为记录名单，在1～3年内禁止参加政府采购活动，有违法所得的，并处没收违法所得，情节严重的，由工商行政管理机关吊销营业执照；涉嫌犯罪的，移送司法机关处理：

（一）提供虚假材料谋取中标、成交的；

（二）采取不正当手段诋毁、排挤其他供应商的；

（三）与采购人、其他供应商或者采购代理机构恶意串通的；

（四）向采购人、采购代理机构行贿或者提供其他不正当利益的；

（五）在招标采购过程中与采购人进行协商谈判的；

（六）拒绝有关部门监督检查或者提供虚假情况的。

供应商有前款第（一）至（五）项情形之一的，中标、成交无效。

第二十四条 专家出具不实论证意见的，按照有关法律规定追究法律责任。

第五章 附 则

第二十五条 采购人采购进口产品的，应当同时遵守国家其他有关法律法规的规定。涉及进口机电产品招标投标的，应当按照国际招标有关办法执行。

第二十六条 本办法未做出规定的，按照政府采购有关规定执行。

第二十七条 涉及国家安全和秘密的项目不适用本办法。

第二十八条 本办法自印发之日起施行。

附：1. 政府采购进口产品申请表

2. 政府采购进口产品所属行业主管部门意见

3. 政府采购进口产品专家论证意见

附 1

政府采购进口产品申请表

申请单位	
申请文件名称	
申请文号	
采购项目名称	
采购项目金额	
采购项目所属项目名称	
采购项目所属项目金额	
项目使用单位	
项目组织单位	
申请理由	盖 章 年 月 日

附 2

政府采购进口产品所属行业主管部门意见

<table>
<tr><td colspan="2">一、基本情况</td></tr>
<tr><td>申请单位</td><td></td></tr>
<tr><td>拟采购产品名称</td><td></td></tr>
<tr><td>拟采购产品金额</td><td></td></tr>
<tr><td>采购项目所属项目名称</td><td></td></tr>
<tr><td>采购项目所属项目金额</td><td></td></tr>
<tr><td colspan="2">二、申请理由</td></tr>
<tr><td colspan="2">□1. 中国境内无法获取：</td></tr>
<tr><td colspan="2">□2. 无法以合理的商业条件获取：</td></tr>
<tr><td colspan="2">□3. 其他。</td></tr>
<tr><td colspan="2">原因阐述：</td></tr>
<tr><td colspan="2">三、进口产品所属行业主管部门意见</td></tr>
<tr><td colspan="2">盖　章
年　　月　　日</td></tr>
</table>

附3

政府采购进口产品专家论证意见

一、基本情况	
申请单位	
拟采购产品名称	
拟采购产品金额	
采购项目所属项目名称	
采购项目所属项目金额	
二、申请理由	
□1. 中国境内无法获取：	
□2. 无法以合理的商业条件获取：	
□3. 其他。	
原因阐述：	
三、专家论证意见	
专家签字： 年 月 日	

国家卫生计生委预算单位政府采购进口设备管理办法（暂行）

（2017年3月14日国家卫生和计划生育委员会财务司国卫财务价便函〔2017〕72号发布）

第一章 总 则

第一条 为贯彻落实政府采购法律法规要求，规范政府采购进口设备行为，简化审核审批流程，提高工作效率，发挥政府采购支持经济社会发展政策功能，依据财政部《政府采购进口产品管理办法》相关规定，结合国家卫生计生委预算单位（以下简称各单位）政府采购工作实际，制定本办法。

第二条 各单位使用财政性资金，以直接进口或委托方式采购进口设备（包括已进入中国境内的进口设备）的活动，适用本办法。

第三条 各单位（中央高校、科研院所采购进口科研仪器设备除外）采购进口设备实行“集中论证、统一批复”审核审批管理方式。国家卫生计生委财务司（以下简称财务司）为归口管理部门，负责收集各单位申报进口设备的材料、委托相关机构组织集中论证、报送财政部审批和统一下达批复结果。

中央高校、科研院所采购进口科研仪器设备，按照财政部《关于完善中央单位政府采购预算管理和中央高校、科研院所科研仪器设备采购管理有关事项的通知》（财库〔2016〕194号）办理，实行备案制管理。

第四条 各单位采购进口设备时，应当坚持有利于支持采购国产设备的原则。凡国产设备能够满足技术需求的，应当优先采购。

第二章 审核审批管理

第五条 每年年底，财务司委托相关机构，根据国家政策要求以及各单位本年申报采购进口设备审批情况，组织专家进行论证，将具有普遍性、广泛性、代表性的设备品目归纳形成下一年度进口设备批复表（以下简称批复表）。批复表实施动态管理，每年调整1次。

第六条 批复表经财政部批复后，上传政府采购计划管理信息系统（以下简称系统），各单位可登录系统查看。各单位凡采购批复表内的设备，采取备案方式进行，即开展采购活动前，通过系统填报采购申请，并在“是否选择进口产品批复表”处勾选“是”，完成备案手续即可，不再进行审批。

第七条 各单位应当严格按照预算批复的项目要求，采购批复表内的设备，不得以采购进口设备审批备案形式擅自调整已经批复的预算。采购超出预算批复范围的设备，应当提前按照预算调剂程序履行报批手续。

第八条 各单位拟采用备案方式申请采购批复表内进口设备的，该设备技术指标不得低于批复表内相应设备的参数标准。

第九条 财务司针对各单位拟采购的批复表外进口设备，每年组织 2 次集中论证工作。除调整追加预算、紧急救治、突发安全公共事件等特殊情况外，原则上不再接收各单位零星申请的采购进口设备报批材料。集中论证主要程序包括单位申报、专家论证、审核上报、批复执行 4 个环节。

（一）单位申报。

1. 各单位应当结合发展规划、实际需求和功能定位，做好进口设备的市场调研工作，提出拟采购批复表外的进口设备申请。其采购的进口设备应当符合以下条件之一：

（1）中国境内无法获取的设备；

（2）中国境内无法以合理的商业条件获取的设备；

（3）国内设备技术性能指标不能满足单位科研、教学、医疗等工作任务需求。

2. 各单位采购进口设备申报材料，应当于每年 2 月 28 日和 7 月 31 日前上报，内容包括：

（1）采购进口设备申请公文（加盖公章）（详见附件 1）。内容包括：申请单位基本情况、拟采购设备所属预算批复项目名称及年度、项目概况；拟采购设备中文名称、数量及预算金额；国内市场调研情况及申请采购进口设备理由；申请单位联系人及电话等；

（2）政府采购进口设备申请表（纸质版和电子版）（详见附件 2）。内容包括：申请采购进口设备的理由；设备功能用途；国内是否有同类设备（如有同类设备，需说明国内设备技术指标、参数与进口设备的差异）；申报材料中不得体现设备品牌、规格型号等指向性信息；若进口设备为单一来源，还需提供该设备供应商具有唯一性的证明材料；

（3）提供“二上”阶段政府采购支出表或批复的单位政府采购预算支出表（加盖公章）。

3. 各单位因紧急救治任务、突发安全公共事件等特殊情况需采购进口设备的，可以自行组织专家论证并出具论证意见，上报财务司，申报材料包括上述材料之外，还需提供以下材料：

（1）政府采购进口设备专家论证意见表（详见附件 3）；

（2）政府采购进口设备论证专家签到表（详见附件 4）；

（3）法律专家执照复印件。

4. 各单位应当通过系统提交采购计划申请，并上传申报材料（附件 1、2、3、4）。

5. 财务司对各单位申报材料进行审核。对于申报理由不符合规定的，将不予通过；对于申报材料不完善的，要求各单位在接到通知后 5 个工作日内修改补充完善。

（二）专家论证。

财务司委托相关机构，根据各单位申报进口设备的类别和数量等情况，从专家库中随机抽取规定数量的技术专家和法律专家组成专家组，进行集中论证，并形成专家集中论证意见。专家集中论证应当遵循以下基本原则：

1. 分类论证管理：按照《政府采购品目分类》进行分类论证。每 5 人组成 1 个专家组，专家组中包括 1 名法律专家，产品技术专家为本领域熟悉该产品的专家。

2. 专家回避：专家不能参与本人所在单位的设备论证。

3. 双盲原则：论证设备清单隐去申报单位名称，反馈论证结果时隐去评审专家信息。

4. 以需求为基准：以申报产品的指标参数、功能用途和申请理由等需求为审核基准。国产产品能够满足需求的一律采购国产产品；需求涉及品牌指向性、填写不完整、申请理由不充分的一律不同意采购进口产品。

（三）审核上报。

财务司根据专家集中论证意见，出具主管部门审核意见，将各单位采购进口设备申报材料报送财政部审批。

（四）批复执行。

财务司按照财政部批复结果，批复各单位。批复结果为“不同意采购进口设备”的，各单位应当采购国产设备。

各单位应当严格按照批复文件、依据政府采购相关法律法规组织采购活动。不得以取得采购进口设备审批为由，限制、拒绝和歧视满足需求的国产设备厂商参与投标活动。

第十条 各单位应当完善内部管理规定和流程，明确时间节点和工作要求，及时做好采购进口产品申报工作。

第三章 采购管理

第十一条 采购设备属于中央集中采购目录范围的，应当委托采购机构组织集中采购活动。

第十二条 各单位购买进口设备达到公开招标数额标准以上的，应当采用公开招标方式组织采购。需要采用公开招标以外的采购方式的，在发布采购公告前按规定经财务司审核后报财政部审批。

第十三条 各单位因考虑设备的一致性或者服务配套要求，需要继续从原供应商处添购原有采购项目的，不需要重新审核，但添购资金总额不超过原合同采购金额的 10%。

第十四条 采购进口设备合同履行中，确需追加与合同标的相同的设备，在不改变合同其他条款的前提下，且所有补充合同的采购金额不超过原合同采购金额的 10%，可与供应商协商签订补充合同，不需要重新审核审批。

第四章 监督检查

第十五条 各单位应当接受财政部和财政部驻地方财政监察专员办事处、审计署以及国家卫生计生委对采购进口设备行为的监督检查。

第十六条 各单位应当加强采购进口设备活动的事前事中事后的内部监管工作，采购部门负责组织落实采购进口设备申报工作，财务部门在支付设备货款时负责审核是否获得了采购进口设备的批复，审计部门负责监督采购进口设备活动，发现问题及时纠正，确保政府采购进口设备活动合法合规。

第十七条 各单位在政府采购进口设备过程中有下列情形之一的，将责令限期改正，并对直接负责的主管人员和直接责任人员予以通报：

（一）未获得采购进口设备批复，擅自采购目录外进口设备的；

（二）应当履行备案手续的，未通过系统备案，擅自采购进口设备的；

（三）出具不实申报材料的；

（四）违反国家相关规定的其他情形。

第五章 附 则

第十八条 各单位采购进口设备属于机电产品，应当按照国家关于机电产品国际招标投标管理相关规定执行。

第十九条 本办法由财务司负责解释。未尽事宜按照国家现行规定执行。

第二十条 本办法自印发之日起施行。2016 年 1 月 14 日印发的《国家卫生计生委预算单位政府采购进口设备管理办法（试行）》同时废止。

附件：1. 政府采购进口设备申请文件

2. 政府采购进口设备申请表

3. 政府采购进口设备专家论证意见表

4. 政府采购进口设备论证专家签到表

附件 1

政府采购进口设备申请文件

××单位文件

×××〔201×〕××号

××单位关于采购××等 n 种进口设备的申请

国家卫生计生委财务司：

××单位是××（单位基本情况），承担××国家级××任务。

201×年你司批复我单位“××”项目，预算××万元。该项目××（项目背景、意义）。为确保××工作需要，我单位拟利用上述项目资金采购××等 n 种进口设备××台/套，采购预算××万元。

经我单位市场调研，目前××等 n 种设备国内无同类或可替代产品；目前××等 n 种设备，国内设备在××技术方面不能满足需要。

根据以上情况，我单位现申请采购××产品等 n 种（××台/套）进口设备。

特此申请，请予审批。

联系人： 联系电话（手机）：

附件 1：×××

…

单位名称（单位公章）

年 月 日

附件2

政府采购进口设备申请表

填表人： 联系电话： 公章： 填报日期： 年 月 日

产品序号	申请单位名称	政府采购品目代码	政府采购品目名称	产品名称	数量（台/套）	总金额（万元人民币）	资金来源	所属财政项目政府采购预算总金额	大型医用设备配置许可情况（已获甲类配置许可/已获乙类配置许可/非甲乙类）	国内有/国内无/单一来源	产品技术指标、参数	产品功能、用途	申请采购进口产品的理由	产品类别［教学类，科研楼，医疗类（医学影像设备），医疗类（临床检验设备），医疗类（生命支持设备），医疗类（手术麻醉设备），医疗类（其他设备），其他类］
	单位全称	参见政府采购品目分类目录	参见政府采购品目分类目录	填写行业标准中文全称，否则国库集中支付时易产生歧义	小写阿拉伯数字	为产品总金额，非单台/套金额	1. 参照部门预算表，填写财政批复项目名称全称或课题项目名称，或填写当年基本支出 2. 不得填写财政性资金、其他资金或自有资金	1. 参照部门预算表，填写该项目政府采购预算总额或填写基本支出政府采购预算的总金额（如果是课题项目，建议填写拟购置产品的预算金额） 2. 如该项目没有政府采购预算，不得进行政府采购活动	1. 填写“已获甲类配置许可”或“已获乙类配置许可”或“非甲乙类” 2. 属于甲乙类设备没有获得配置许可的，不得申请采购	1. 如国内有同类产品，但技术性能不能满足需求，填写“国内有” 2. 如国内无同类或可替代产品填写“国内无” 3. 如为市场单一来源产品，填写“单一来源”	1. 填写该产品的核心技术指标 2. 内容简洁、明确，层次清楚 3. 不得含有品牌、型号、专业英文词汇或简称	1. 需列明产品主要功能和用途。如：产品的治疗范围和治疗效果；产品对医、教、研的重要性 2. 不得体现申报单位名称 3. 不得含有品牌、型号、专业英文词汇或简称	1. 如国内有同类产品，需要提供国内外产品主要技术指标的差异对比，写明国内产品在技术参数、指标上不能满足需求且必须采购进口产品的理由 2. 如国内无同类或可替代产品，注明为“国内无同类或可替代产品”	请根据产品类别在下拉表中选择，便于分类论证

续表

													3. 不得含有品牌、型号、专业英文词汇或简称	
1														
2														
3														
4														
…														

附件3

政府采购进口设备专家论证意见表

<table>
<tr><td colspan="2">一、基本情况</td></tr>
<tr><td>申请单位</td><td></td></tr>
<tr><td>拟采购产品名称</td><td></td></tr>
<tr><td>拟采购产品金额</td><td></td></tr>
<tr><td>采购项目所属项目名称</td><td></td></tr>
<tr><td>采购项目所属项目金额</td><td></td></tr>
<tr><td colspan="2">二、申请理由</td></tr>
<tr><td colspan="2">□1. 中国境内无法获取：</td></tr>
<tr><td colspan="2">□2. 无法以合理的商业条件获取：</td></tr>
<tr><td colspan="2">□3. 其他。</td></tr>
<tr><td colspan="2">原因阐述：</td></tr>
<tr><td colspan="2">三、专家论证意见</td></tr>
<tr><td colspan="2">专家签字：

年　月　日</td></tr>
</table>

附件4

政府采购进口设备论证专家签到表

年　月　日

姓名	性别	单位	职称	身份证号	联系电话	专家类型	签 名

中 小 企 业

政府采购促进中小企业发展暂行办法

（2011 年 12 月 29 日财政部、工业和信息化部财库〔2011〕181 号发布）

第一条 为了发挥政府采购的政策功能，促进符合国家经济和社会发展政策目标，产品、服务、信誉较好的中小企业发展，根据《中华人民共和国政府采购法》《中华人民共和国中小企业促进法》等有关法律法规，制定本办法。

第二条 本办法所称中小企业（含中型、小型、微型企业，下同）应当同时符合以下条件：

（一）符合中小企业划分标准；

（二）提供本企业制造的货物、承担的工程或者服务，或者提供其他中小企业制造的货物。本项所称货物不包括使用大型企业注册商标的货物。

本办法所称中小企业划分标准，是指国务院有关部门根据企业从业人员、营业收入、资产总额等指标制定的中小企业划型标准。

小型、微型企业提供中型企业制造的货物的，视同为中型企业。

第三条 任何单位和个人不得阻挠和限制中小企业自由进入本地区和本行业的政府采购市场，政府采购活动不得以注册资本金、资产总额、营业收入、从业人员、利润、纳税额等供应商的规模条件对中小企业实行差别待遇或者歧视待遇。

第四条 负有编制部门预算职责的各部门（以下简称各部门），应当加强政府采购计划的编制工作，制定向中小企业采购的具体方案，统筹确定本部门（含所属各单位，下同）面向中小企业采购的项目。在满足机构自身运转和提供公共服务基本需求的前提下，应当预留本部门年度政府采购项目预算总额的 30% 以上，专门面向中小企业采购，其中，预留给小型和微型企业的比例不低于 60%。

采购人或者采购代理机构在组织采购活动时，应当在招标文件或谈判文件、询价文件中注明该项目专门面向中小企业或小型、微型企业采购。

第五条 对于非专门面向中小企业的项目，采购人或者采购代理机构应当在招标文件或者谈判文件、询价文件中做出规定，对小型和微型企业产品的价格给予 6% ~ 10% 的扣除，用扣除后的价格参与评审，具体扣除比例由采购人或者采购代理机构确定。

参加政府采购活动的中小企业应当提供本办法规定的《中小企业声明函》（见附件）。

第六条 鼓励大中型企业和其他自然人、法人或者其他组织与小型、微型企业组成联合体共同参加非专门面向中小企业的政府采购活动。联合协议中约定，小型、微型企业的协议合同金额占到联合体协议合同总金额30%以上的，可给予联合体2%～3%的价格扣除。

联合体各方均为小型、微型企业的，联合体视同为小型、微型企业享受本办法第四条、第五条规定的扶持政策。

组成联合体的大中型企业和其他自然人、法人或者其他组织，与小型、微型企业之间不得存在投资关系。

第七条 中小企业依据本办法第四条、第五条、第六条规定的政策获取政府采购合同后，小型、微型企业不得分包或转包给大型、中型企业，中型企业不得分包或转包给大型企业。

第八条 鼓励采购人允许获得政府采购合同的大型企业依法向中小企业分包。

大型企业向中小企业分包的金额，计入面向中小企业采购的统计数额。

第九条 鼓励采购人在与中小企业签订政府采购合同时，在履约保证金、付款期限、付款方式等方面给予中小企业适当支持。采购人应当按照合同约定按时足额支付采购资金。

第十条 鼓励在政府采购活动中引入信用担保手段，为中小企业在融资、投标保证、履约保证等方面提供专业化的担保服务。

第十一条 各级财政部门和有关部门应当加大对中小企业参与政府采购的培训指导及专业化咨询服务力度，提高中小企业参与政府采购活动的能力。

第十二条 各部门应当每年第一季度向同级财政部门报告本部门上一年度面向中小企业采购的具体情况，并在财政部指定的政府采购发布媒体公开预留项目执行情况以及本部门其他项目面向中小企业采购的情况。

第十三条 各级财政部门应当积极推进政府采购信息化建设，提高政府采购信息发布透明度，提供便于中小企业获取政府采购信息的稳定渠道。

第十四条 各级财政部门会同中小企业主管部门建立健全政府采购促进中小企业发展的有关制度，加强有关政策执行情况的监督检查。

各部门负责对本部门政府采购促进中小企业发展各项工作的执行和管理。

第十五条 政府采购监督检查和投诉处理中对中小企业的认定，由企业所在地的县级以上中小企业主管部门负责。

第十六条 采购人、采购代理机构或者中小企业在政府采购活动中有违法违规行为的，依照政府采购法及有关法律法规处理。

第十七条 本办法由财政部、工业和信息化部负责解释。

第十八条 本办法自2012年1月1日起施行。

附：中小企业声明函

附：

中小企业声明函

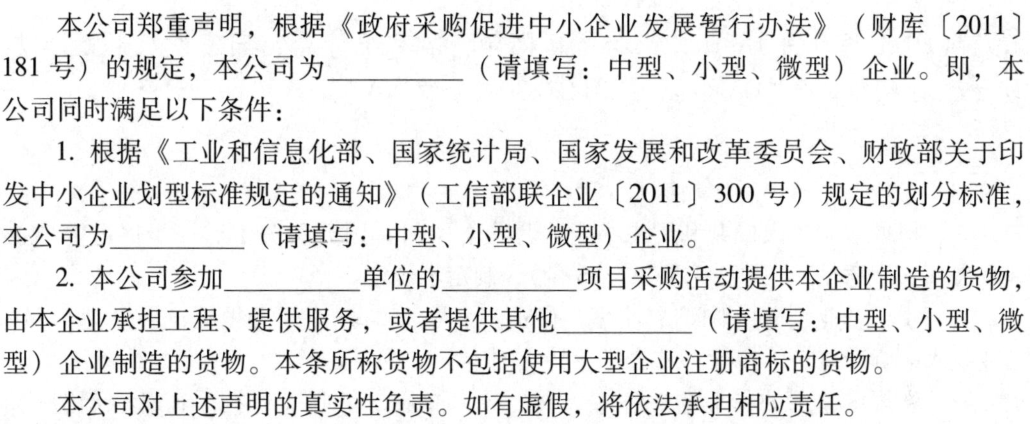

本公司郑重声明，根据《政府采购促进中小企业发展暂行办法》（财库〔2011〕181 号）的规定，本公司为__________（请填写：中型、小型、微型）企业。即，本公司同时满足以下条件：

1. 根据《工业和信息化部、国家统计局、国家发展和改革委员会、财政部关于印发中小企业划型标准规定的通知》（工信部联企业〔2011〕300 号）规定的划分标准，本公司为__________（请填写：中型、小型、微型）企业。

2. 本公司参加__________单位的__________项目采购活动提供本企业制造的货物，由本企业承担工程、提供服务，或者提供其他__________（请填写：中型、小型、微型）企业制造的货物。本条所称货物不包括使用大型企业注册商标的货物。

本公司对上述声明的真实性负责。如有虚假，将依法承担相应责任。

企业名称（盖章）：

日　　期：

中小企业划型标准规定

（2011年6月18日工业和信息化部、国家统计局、国家发展和改革委员会、财政部工信部联企业〔2011〕300号发布）

一、根据《中华人民共和国中小企业促进法》和《国务院关于进一步促进中小企业发展的若干意见》（国发〔2009〕36号），制定本规定。

二、中小企业划分为中型、小型、微型三种类型，具体标准根据企业从业人员、营业收入、资产总额等指标，结合行业特点制定。

三、本规定适用的行业包括：农、林、牧、渔业，工业（包括采矿业，制造业，电力、热力、燃气及水生产和供应业），建筑业，批发业，零售业，交通运输业（不含铁路运输业），仓储业，邮政业，住宿业，餐饮业，信息传输业（包括电信、互联网和相关服务），软件和信息技术服务业，房地产开发经营，物业管理，租赁和商务服务业，其他未列明行业（包括科学研究和技术服务业，水利、环境和公共设施管理业，居民服务、修理和其他服务业，社会工作，文化、体育和娱乐业等）。

四、各行业划型标准为：

（一）农、林、牧、渔业。营业收入20000万元以下的为中小微型企业。其中，营业收入500万元及以上的为中型企业，营业收入50万元及以上的为小型企业，营业收入50万元以下的为微型企业。

（二）工业。从业人员1000人以下或营业收入40000万元以下的为中小微型企业。其中，从业人员300人及以上，且营业收入2000万元及以上的为中型企业；从业人员20人及以上，且营业收入300万元及以上的为小型企业；从业人员20人以下或营业收入300万元以下的为微型企业。

（三）建筑业。营业收入80000万元以下或资产总额80000万元以下的为中小微型企业。其中，营业收入6000万元及以上，且资产总额5000万元及以上的为中型企业；营业收入300万元及以上，且资产总额300万元及以上的为小型企业；营业收入300万元以下或资产总额300万元以下的为微型企业。

（四）批发业。从业人员200人以下或营业收入40000万元以下的为中小微型企业。其中，从业人员20人及以上，且营业收入5000万元及以上的为中型企业；从业人员5人及以上，且营业收入1000万元及以上的为小型企业；从业人员5人以下或营业收入1000万元以下的为微型企业。

（五）零售业。从业人员300人以下或营业收入20000万元以下的为中小微型企业。其中，从业人员50人及以上，且营业收入500万元及以上的为中型企业；从业人员10人及以上，且营业收入100万元及以上的为小型企业；从业人员10人以下或营业收入 100 万元以下的为微型企业。

（六）交通运输业。从业人员 1000 人以下或营业收入 30000 万元以下的为中小微型企业。其中，从业人员 300 人及以上，且营业收入 3000 万元及以上的为中型企业；从业人员 20 人及以上，且营业收入 200 万元及以上的为小型企业；从业人员 20 人以下或营业收入 200 万元以下的为微型企业。

（七）仓储业。从业人员 200 人以下或营业收入 30000 万元以下的为中小微型企业。其中，从业人员 100 人及以上，且营业收入 1000 万元及以上的为中型企业；从业人员 20 人及以上，且营业收入 100 万元及以上的为小型企业；从业人员 20 人以下或营业收入 100 万元以下的为微型企业。

（八）邮政业。从业人员 1000 人以下或营业收入 30000 万元以下的为中小微型企业。其中，从业人员 300 人及以上，且营业收入 2000 万元及以上的为中型企业；从业人员 20 人及以上，且营业收入 100 万元及以上的为小型企业；从业人员 20 人以下或营业收入 100 万元以下的为微型企业。

（九）住宿业。从业人员 300 人以下或营业收入 10000 万元以下的为中小微型企业。其中，从业人员 100 人及以上，且营业收入 2000 万元及以上的为中型企业；从业人员 10 人及以上，且营业收入 100 万元及以上的为小型企业；从业人员 10 人以下或营业收入 100 万元以下的为微型企业。

（十）餐饮业。从业人员 300 人以下或营业收入 10000 万元以下的为中小微型企业。其中，从业人员 100 人及以上，且营业收入 2000 万元及以上的为中型企业；从业人员 10 人及以上，且营业收入 100 万元及以上的为小型企业；从业人员 10 人以下或营业收入 100 万元以下的为微型企业。

（十一）信息传输业。从业人员 2000 人以下或营业收入 100000 万元以下的为中小微型企业。其中，从业人员 100 人及以上，且营业收入 1000 万元及以上的为中型企业；从业人员 10 人及以上，且营业收入 100 万元及以上的为小型企业；从业人员 10 人以下或营业收入 100 万元以下的为微型企业。

（十二）软件和信息技术服务业。从业人员 300 人以下或营业收入 10000 万元以下的为中小微型企业。其中，从业人员 100 人及以上，且营业收入 1000 万元及以上的为中型企业；从业人员 10 人及以上，且营业收入 50 万元及以上的为小型企业；从业人员 10 人以下或营业收入 50 万元以下的为微型企业。

（十三）房地产开发经营。营业收入 200000 万元以下或资产总额 10000 万元以下的为中小微型企业。其中，营业收入 1000 万元及以上，且资产总额 5000 万元及以上的为中型企业；营业收入 100 万元及以上，且资产总额 2000 万元及以上的为小型企业；营业收入 100 万元以下或资产总额 2000 万元以下的为微型企业。

（十四）物业管理。从业人员 1000 人以下或营业收入 5000 万元以下的为中小微型企业。其中，从业人员 300 人及以上，且营业收入 1000 万元及以上的为中型企业；从业人员 100 人及以上，且营业收入 500 万元及以上的为小型企业；从业人员 100 人以下或营业收入 500 万元以下的为微型企业。

（十五）租赁和商务服务业。从业人员 300 人以下或资产总额 120000 万元以下的为中小微型企业。其中，从业人员 100 人及以上，且资产总额 8000 万元及以上的为中型企业；从业人员 10 人及以上，且资产总额 100 万元及以上的为小型企业；从业人员 10 人以下或资产总额 100 万元以下的为微型企业。

（十六）其他未列明行业。从业人员 300 人以下的为中小微型企业。其中，从业人员 100 人及以上的为中型企业；从业人员 10 人及以上的为小型企业；从业人员 10 人以下的为微型企业。

五、企业类型的划分以统计部门的统计数据为依据。

六、本规定适用于在中华人民共和国境内依法设立的各类所有制和各种组织形式的企业。个体工商户和本规定以外的行业，参照本规定进行划型。

七、本规定的中型企业标准上限即为大型企业标准的下限，国家统计部门据此制定大中小微型企业的统计分类。国务院有关部门据此进行相关数据分析，不得制定与本规定不一致的企业划型标准。

八、本规定由工业和信息化部、国家统计局会同有关部门根据《国民经济行业分类》修订情况和企业发展变化情况适时修订。

九、本规定由工业和信息化部、国家统计局会同有关部门负责解释。

十、本规定自发布之日起执行，原国家经贸委、原国家计委、财政部和国家统计局 2003 年颁布的《中小企业标准暂行规定》同时废止。

政府购买服务

关于政府向社会力量购买服务的指导意见

（2013年9月26日国务院办公厅国办发〔2013〕96号发布）

各省、自治区、直辖市人民政府，国务院各部委、各直属机构：

党的十八大强调，要加强和创新社会管理，改进政府提供公共服务方式。新一届国务院对进一步转变政府职能、改善公共服务做出重大部署，明确要求在公共服务领域更多利用社会力量，加大政府购买服务力度。经国务院同意，现就政府向社会力量购买服务提出以下指导意见。

一、充分认识政府向社会力量购买服务的重要性

改革开放以来，我国公共服务体系和制度建设不断推进，公共服务提供主体和提供方式逐步多样化，初步形成了政府主导、社会参与、公办民办并举的公共服务供给模式。同时，与人民群众日益增长的公共服务需求相比，不少领域的公共服务存在质量效率不高、规模不足和发展不平衡等突出问题，迫切需要政府进一步强化公共服务职能，创新公共服务供给模式，有效动员社会力量，构建多层次、多方式的公共服务供给体系，提供更加方便、快捷、优质、高效的公共服务。政府向社会力量购买服务，就是通过发挥市场机制作用，把政府直接向社会公众提供的一部分公共服务事项，按照一定的方式和程序，交由具备条件的社会力量承担，并由政府根据服务数量和质量向其支付费用。近年来，一些地方立足实际，积极开展向社会力量购买服务的探索，取得了良好效果，在政策指导、经费保障、工作机制等方面积累了不少好的做法和经验。

实践证明，推行政府向社会力量购买服务是创新公共服务提供方式、加快服务业发展、引导有效需求的重要途径，对于深化社会领域改革，推动政府职能转变，整合利用社会资源，增强公众参与意识，激发经济社会活力，增加公共服务供给，提高公共服务水平和效率，都具有重要意义。地方各级人民政府要结合当地经济社会发展状况和人民群众的实际需求，因地制宜、积极稳妥地推进政府向社会力量购买服务工作，不断创新和完善公共服务供给模式，加快建设服务型政府。

二、正确把握政府向社会力量购买服务的总体方向

（一）指导思想。

以邓小平理论、“三个代表”重要思想、科学发展观为指导，深入贯彻落实党的十八大精神，牢牢把握加快转变政府职能、推进政事分开和政社分开、在改善民生和创新管理中加强社会建设的要求，进一步放开公共服务市场准入，改革创新公共服务提供机制和方式，推动中国特色公共服务体系建设和发展，努力为广大人民群众提供优质高效的公共服务。

（二）基本原则。

——积极稳妥，有序实施。立足社会主义初级阶段基本国情，从各地实际出发，准确把握社会公共服务需求，充分发挥政府主导作用，有序引导社会力量参与服务供给，形成改善公共服务的合力。

——科学安排，注重实效。坚持精打细算，明确权利义务，切实提高财政资金使用效率，把有限的资金用在刀刃上，用到人民群众最需要的地方，确保取得实实在在的成效。

——公开择优，以事定费。按照公开、公平、公正原则，坚持费随事转，通过竞争择优的方式选择承接政府购买服务的社会力量，确保具备条件的社会力量平等参与竞争。加强监督检查和科学评估，建立优胜劣汰的动态调整机制。

——改革创新，完善机制。坚持与事业单位改革相衔接，推进政事分开、政社分开，放开市场准入，释放改革红利，凡社会能办好的，尽可能交给社会力量承担，有效解决一些领域公共服务产品短缺、质量和效率不高等问题。及时总结改革实践经验，借鉴国外有益成果，积极推动政府向社会力量购买服务的健康发展，加快形成公共服务提供新机制。

（三）目标任务。

“十二五”时期，政府向社会力量购买服务工作在各地逐步推开，统一有效的购买服务平台和机制初步形成，相关制度法规建设取得明显进展。到2020年，在全国基本建立比较完善的政府向社会力量购买服务制度，形成与经济社会发展相适应、高效合理的公共服务资源配置体系和供给体系，公共服务水平和质量显著提高。

三、规范有序开展政府向社会力量购买服务工作

（一）购买主体。

政府向社会力量购买服务的主体是各级行政机关和参照公务员法管理、具有行政管理职能的事业单位。纳入行政编制管理且经费由财政负担的群团组织，也可根据实际需要，通过购买服务方式提供公共服务。

（二）承接主体。

承接政府购买服务的主体包括依法在民政部门登记成立或经国务院批准免予登记的社会组织，以及依法在工商管理或行业主管部门登记成立的企业、机构等社会力量。承接政府购买服务的主体应具有独立承担民事责任的能力，具备提供服务所必需的设施、人员和专业技术的能力，具有健全的内部治理结构、财务会计和资产管理制度，具有良好的社会和商业信誉，具有依法缴纳税收和社会保险的良好记录，并符合登记管理部门依法认定的其他条件。承接主体的具体条件由购买主体会同财政部门根据购买服务项目的性质和质量要求确定。

（三）购买内容。

政府向社会力量购买服务的内容为适合采取市场化方式提供、社会力量能够承担的公共服务，突出公共性和公益性。教育、就业、社保、医疗卫生、住房保障、文化体育及残疾人服务等基本公共服务领域，要逐步加大政府向社会力量购买服务的力度。非基本公共服务领域，要更多更好地发挥社会力量的作用，凡适合社会力量承担的，都可以通过委托、承包、采购等方式交给社会力量承担。对应当由政府直接提供、不适合社会力量承担的公共服务，以及不属于政府职责范围的服务项目，政府不得向社会力量购买。各地区、各有关部门要按照有利于转变政府职能，有利于降低服务成本，有利于提升服务质量水平和资金效益的原则，在充分听取社会各界意见基础上，研究制定政府向社会力量购买服务的指导性目录，明确政府购买的服务种类、性质和内容，并在总结试点经验基础上，及时进行动态调整。

（四）购买机制。

各地要按照公开、公平、公正原则，建立健全政府向社会力量购买服务机制，及时、充分向社会公布购买的服务项目、内容以及对承接主体的要求和绩效评价标准等信息，建立健全项目申报、预算编报、组织采购、项目监管、绩效评价的规范化流程。购买工作应按照政府采购法的有关规定，采用公开招标、邀请招标、竞争性谈判、单一来源、询价等方式确定承接主体，严禁转包行为。购买主体要按照合同管理要求，与承接主体签订合同，明确所购买服务的范围、标的、数量、质量要求，以及服务期限、资金支付方式、权利义务和违约责任等，按照合同要求支付资金，并加强对服务提供全过程的跟踪监管和对服务成果的检查验收。承接主体要严格履行合同义务，按时完成服务项目任务，保证服务数量、质量和效果。

（五）资金管理。

政府向社会力量购买服务所需资金在既有财政预算安排中统筹考虑。随着政府提供公共服务的发展所需增加的资金，应按照预算管理要求列入财政预算。要严格资金管理，确保公开、透明、规范、有效。

（六）绩效管理。

加强政府向社会力量购买服务的绩效管理，严格绩效评价机制。建立健全由购买主体、服务对象及第三方组成的综合性评审机制，对购买服务项目数量、质量和资金使用绩效等进行考核评价。评价结果向社会公布，并作为以后年度编制政府向社会力量购买服务预算和选择政府购买服务承接主体的重要参考依据。

四、扎实推进政府向社会力量购买服务工作

（一）加强组织领导。

推进政府向社会力量购买服务，事关人民群众切身利益，是保障和改善民生的一项重要工作。地方各级人民政府要把这项工作列入重要议事日程，加强统筹协调，立足当地实际认真制定并逐步完善政府向社会力量购买服务的政策措施和实施办法，并抄送上一级政府财政部门。财政部要会同有关部门加强对各地开展政府向社会力量购买服务工作的指导和监督，总结推广成功经验，积极推动相关制度法规建设。

（二）健全工作机制。

政府向社会力量购买服务，要按照政府主导、部门负责、社会参与、共同监督的要求，确保工作规范有序开展。地方各级人民政府可根据本地区实际情况，建立“政府统一领导，财政部门牵头，民政、工商管理以及行业主管部门协同，职能部门履职，监督部门保障”的工作机制，拟定购买服务目录，确定购买服务计划，指导监督购买服务工作。相关职能部门要加强协调沟通，做到各负其责、齐抓共管。

（三）严格监督管理。

各地区、各部门要严格遵守相关财政财务管理规定，确保政府向社会力量购买服务资金规范管理和使用，不得截留、挪用和滞留资金。购买主体应建立健全内部监督管理制度，按规定公开购买服务相关信息，自觉接受社会监督。承接主体应当健全财务报告制度，并由具有合法资质的注册会计师对财务报告进行审计。财政部门要加强对政府向社会力量购买服务实施工作的组织指导，严格资金监管，监察、审计等部门要加强监督，民政、工商管理以及行业主管部门要按照职能分工将承接政府购买服务行为纳入年检、评估、执法等监管体系。

（四）做好宣传引导。

地方各级人民政府和国务院有关部门要广泛宣传政府向社会力量购买服务工作的目的、意义、目标任务和相关要求，做好政策解读，加强舆论引导，主动回应群众关切，充分调动社会参与的积极性。

政府和社会资本合作项目政府采购管理办法

（2014 年 12 月 31 日财政部财库〔2014〕215 号发布）

第一章 总 则

第一条 为了规范政府和社会资本合作项目政府采购（以下简称 PPP 项目采购）行为，维护国家利益、社会公共利益和政府采购当事人的合法权益，依据《中华人民共和国政府采购法》（以下简称政府采购法）和有关法律、行政法规、部门规章，制定本办法。

第二条 本办法所称 PPP 项目采购，是指政府为达成权利义务平衡、物有所值的 PPP 项目合同，遵循公开、公平、公正和诚实信用原则，按照相关法规要求完成 PPP 项目识别和准备等前期工作后，依法选择社会资本合作者的过程。PPP 项目实施机构（采购人）在项目实施过程中选择合作社会资本（供应商），适用本办法。

第三条 PPP 项目实施机构可以委托政府采购代理机构办理 PPP 项目采购事宜。PPP 项目咨询服务机构从事 PPP 项目采购业务的，应当按照政府采购代理机构管理的有关要求及时进行网上登记。

第二章 采购程序

第四条 PPP 项目采购方式包括公开招标、邀请招标、竞争性谈判、竞争性磋商和单一来源采购。项目实施机构应当根据 PPP 项目的采购需求特点，依法选择适当的采购方式。公开招标主要适用于采购需求中核心边界条件和技术经济参数明确、完整、符合国家法律法规及政府采购政策，且采购过程中不做更改的项目。

第五条 PPP 项目采购应当实行资格预审。项目实施机构应当根据项目需要准备资格预审文件，发布资格预审公告，邀请社会资本和与其合作的金融机构参与资格预审，验证项目能否获得社会资本响应和实现充分竞争。

第六条 资格预审公告应当在省级以上人民政府财政部门指定的政府采购信息发布媒体上发布。资格预审合格的社会资本在签订 PPP 项目合同前资格发生变化的，应当通知项目实施机构。

资格预审公告应当包括项目授权主体、项目实施机构和项目名称、采购需求、对社会资本的资格要求、是否允许联合体参与采购活动、是否限定参与竞争的合格社会资本的数量及限定的方法和标准，以及社会资本提交资格预审申请文件的时间和地点。提交资格预审申请文件的时间自公告发布之日起不得少于 15 个工作日。

第七条 项目实施机构、采购代理机构应当成立评审小组，负责 PPP 项目采购的资格预审和评审工作。评审小组由项目实施机构代表和评审专家共5人以上单数组成，其中评审专家人数不得少于评审小组成员总数的2/3。评审专家可以由项目实施机构自行选定，但评审专家中至少应当包含1名财务专家和1名法律专家。项目实施机构代表不得以评审专家身份参加项目的评审。

第八条 项目有3家以上社会资本通过资格预审的，项目实施机构可以继续开展采购文件准备工作；项目通过资格预审的社会资本不足3家的，项目实施机构应当在调整资格预审公告内容后重新组织资格预审；项目经重新资格预审后合格社会资本仍不够3家的，可以依法变更采购方式。

资格预审结果应当告知所有参与资格预审的社会资本，并将资格预审的评审报告提交财政部门（政府和社会资本合作中心）备案。

第九条 项目采购文件应当包括采购邀请、竞争者须知（包括密封、签署、盖章要求等）、竞争者应当提供的资格、资信及业绩证明文件、采购方式、政府对项目实施机构的授权、实施方案的批复和项目相关审批文件、采购程序、响应文件编制要求、提交响应文件截止时间、开启时间及地点、保证金交纳数额和形式、评审方法、评审标准、政府采购政策要求、PPP项目合同草案及其他法律文本、采购结果确认谈判中项目合同可变的细节，以及是否允许未参加资格预审的供应商参与竞争并进行资格后审等内容。项目采购文件中还应当明确项目合同必须报请本级人民政府审核同意，在获得同意前项目合同不得生效。

采用竞争性谈判或者竞争性磋商采购方式的，项目采购文件除上款规定的内容外，还应当明确评审小组根据与社会资本谈判情况可能实质性变动的内容，包括采购需求中的技术、服务要求以及项目合同草案条款。

第十条 项目实施机构应当在资格预审公告、采购公告、采购文件、项目合同中列明采购本国货物和服务、技术引进和转让等政策要求，以及对社会资本参与采购活动和履约保证的担保要求。

第十一条 项目实施机构应当组织社会资本进行现场考察或者召开采购前答疑会，但不得单独或者分别组织只有一个社会资本参加的现场考察和答疑会。项目实施机构可以视项目的具体情况，组织对符合条件的社会资本的资格条件进行考察核实。

第十二条 评审小组成员应当按照客观、公正、审慎的原则，根据资格预审公告和采购文件规定的程序、方法和标准进行资格预审和独立评审。已进行资格预审的，评审小组在评审阶段可以不再对社会资本进行资格审查。允许进行资格后审的，由评审小组在响应文件评审环节对社会资本进行资格审查。

评审小组成员应当在资格预审报告和评审报告上签字，对自己的评审意见承担法律责任。对资格预审报告或者评审报告有异议的，应当在报告上签署不同意见，并说明理由，否则视为同意资格预审报告和评审报告。

评审小组发现采购文件内容违反国家有关强制性规定的，应当停止评审并向项目实施机构说明情况。

第十三条 评审专家应当遵守评审工作纪律，不得泄露评审情况和评审中获悉的国家秘密、商业秘密。

评审小组在评审过程中发现社会资本有行贿、提供虚假材料或者串通等违法行为的，应当及时向财政部门报告。

评审专家在评审过程中受到非法干涉的，应当及时向财政、监察等部门举报。

第十四条 PPP 项目采购评审结束后，项目实施机构应当成立专门的采购结果确认谈判工作组，负责采购结果确认前的谈判和最终的采购结果确认工作。

采购结果确认谈判工作组成员及数量由项目实施机构确定，但应当至少包括财政预算管理部门、行业主管部门代表，以及财务、法律等方面的专家。涉及价格管理、环境保护的 PPP 项目，谈判工作组还应当包括价格管理、环境保护行政执法机关代表。评审小组成员可以作为采购结果确认谈判工作组成员参与采购结果确认谈判。

第十五条 采购结果确认谈判工作组应当按照评审报告推荐的候选社会资本排名，依次与候选社会资本及与其合作的金融机构就项目合同中可变的细节问题进行项目合同签署前的确认谈判，率先达成一致的候选社会资本即为预中标、成交社会资本。

第十六条 确认谈判不得涉及项目合同中不可谈判的核心条款，不得与排序在前但已终止谈判的社会资本进行重复谈判。

第十七条 项目实施机构应当在预中标、成交社会资本确定后 10 个工作日内，与预中标、成交社会资本签署确认谈判备忘录，并将预中标、成交结果和根据采购文件、响应文件及有关补遗文件和确认谈判备忘录拟定的项目合同文本在省级以上人民政府财政部门指定的政府采购信息发布媒体上进行公示，公示期不得少于 5 个工作日。项目合同文本应当将预中标、成交社会资本响应文件中的重要承诺和技术文件等作为附件。项目合同文本涉及国家秘密、商业秘密的内容可以不公示。

第十八条 项目实施机构应当在公示期满无异议后 2 个工作日内，将中标、成交结果在省级以上人民政府财政部门指定的政府采购信息发布媒体上进行公告，同时发出中标、成交通知书。

中标、成交结果公告内容应当包括：项目实施机构和采购代理机构的名称、地址和联系方式；项目名称和项目编号；中标或者成交社会资本的名称、地址、法人代表；中标或者成交标的名称、主要中标或者成交条件（包括但不限于合作期限、服务要求、项目概算、回报机制）等；评审小组和采购结果确认谈判工作组成员名单。

第十九条 项目实施机构应当在中标、成交通知书发出后 30 日内，与中标、成交社会资本签订经本级人民政府审核同意的 PPP 项目合同。

需要为 PPP 项目设立专门项目公司的，待项目公司成立后，由项目公司与项目实施机构重新签署 PPP 项目合同，或者签署关于继承 PPP 项目合同的补充合同。

第二十条 项目实施机构应当在 PPP 项目合同签订之日起 2 个工作日内，将 PPP 项目合同在省级以上人民政府财政部门指定的政府采购信息发布媒体上公告，但 PPP 项目合同中涉及国家秘密、商业秘密的内容除外。

第二十一条 项目实施机构应当在采购文件中要求社会资本交纳参加采购活动的保证金和履约保证金。社会资本应当以支票、汇票、本票或者金融机构、担保机构出具的保函等非现金形式交纳保证金。参加采购活动的保证金数额不得超过项目预算金额的 2%。履约保证金的数额不得超过 PPP 项目初始投资总额或者资产评估值的 10%，无固定资产投资或者投资额不大的服务型 PPP 项目，履约保证金的数额不得超过平均 6 个月服务收入额。

第三章 争议处理和监督检查

第二十二条 参加PPP项目采购活动的社会资本对采购活动的询问、质疑和投诉，依照有关政府采购法律制度规定执行。

项目实施机构和中标、成交社会资本在PPP项目合同履行中发生争议且无法协商一致的，可以依法申请仲裁或者提起民事诉讼。

第二十三条 各级人民政府财政部门应当加强对PPP项目采购活动的监督检查，依法处理采购活动中的违法违规行为。

第二十四条 PPP项目采购有关单位和人员在采购活动中出现违法违规行为的，依照政府采购法及有关法律法规追究法律责任。

第四章 附 则

第二十五条 本办法自发布之日起施行。

关于推进和完善服务项目政府采购有关问题的通知

（2014 年 4 月 14 日财政部财库〔2014〕37 号发布）

党中央有关部门，国务院各部委、各直属机构，全国人大常委会办公厅，全国政协办公厅，高法院，高检院，有关人民团体，各省、自治区、直辖市、计划单列市财政厅(局)，新疆生产建设兵团财务局：

为贯彻落实党的十八届三中全会《中共中央关于全面深化改革若干重大问题的决定》精神，大力推进政府购买服务工作，根据《政府采购法》《国务院办公厅关于政府向社会力量购买服务的指导意见》（国办发〔2013〕96 号）等有关规定，现将推进和完善服务项目政府采购有关事项通知如下。

一、分类推进服务项目政府采购工作

根据现行政府采购品目分类，按照服务受益对象将服务项目分为三类：

第一类为保障政府部门自身正常运转需要向社会购买的服务。如公文印刷、物业管理、公车租赁、系统维护等。

第二类为政府部门为履行宏观调控、市场监管等职能需要向社会购买的服务。如法规政策、发展规划、标准制定的前期研究和后期宣传、法律咨询等。

第三类为增加国民福利、受益对象特定，政府向社会公众提供的公共服务。包括：以物为对象的公共服务，如公共设施管理服务、环境服务、专业技术服务等；以人为对象的公共服务，如教育、医疗卫生和社会服务等。

要按照“方式灵活、程序简便、竞争有序、结果评价”的原则，针对服务项目的不同特点，探索与之相适应的采购方式、评审制度与合同类型，建立健全适应服务项目政府采购工作特点的新机制。

二、加强政府采购服务项目采购需求管理

推进制定完整、明确、符合国家法律法规以及政府采购政策规定的服务采购需求标准。第一类中列入政府集中采购目录的服务项目，采购需求标准由集中采购机构提出。其他服务项目的采购需求标准由采购人（购买主体）提出。采购人、集中采购机构制定采购需求标准时，应当广泛征求相关供应商（承接主体）、专家意见。对于第三类服务项目，还应当征求社会公众的意见。各省级财政部门可以根据实际情况，分品目制定发布适用于本行政区域的服务项目采购需求标准。

加强采购需求制定相关的内控管理。采购人、集中采购机构应当明确相关岗位的职

责和权限，确保政府采购需求制定与内部审批、采购文件准备与验收等不相容岗位分设。

三、灵活开展服务项目政府采购活动

简化采购方式变更的审核程序。采购人要按照政府采购法律制度规定，根据服务项目的采购需求特点，选择适用采购方式。对于采购需求处于探索阶段或不具备竞争条件的第三类服务项目，符合《政府采购法》第二十七条规定申请适用公开招标以外的采购方式的，财政部门要简化申请材料要求，也可以改变现行一事一批的管理模式，实行一揽子批复。

积极探索新的政府采购合同类型。各地各部门可以根据政府采购服务项目的需求特点，灵活采用购买、委托、租赁、雇用等各种合同方式，探索研究金额不固定、数量不固定、期限不固定、特许经营服务等新型合同类型。各省级财政部门可在此基础上制定发布相应的合同范本。

积极培育政府购买服务供给市场。对于有服务区域范围要求、但本地区供应商无法形成有效竞争的服务项目，采购人可以采取将大额项目拆分采购、新增项目向其他供应商采购等措施，促进建立良性的市场竞争关系。采购需求具有相对固定性、延续性且价格变化幅度小的服务项目，在年度预算能保障的前提下，采购人可以签订不超过三年履行期限的政府采购合同。

四、严格服务项目政府采购履约验收管理

完善服务项目履约验收管理制度。采购人或者集中采购机构应当按照采购合同规定组织履约验收，并出具验收书，验收书应当包括每一项服务要求的履约情况。第二类服务项目，供应商提交的服务成果应当在政府部门内部公开。第三类服务项目，验收时可以邀请第三方评价机构参与并出具意见，验收结果应当向社会公告。以人为对象的公共服务项目，验收时还应按一定比例邀请服务对象参与并出具意见。

鼓励引入政府采购履约担保制度。对于金额较大、履约周期长、社会影响面广或者对供应商有较高信誉要求的服务项目，可以探索运用市场化手段，引入政府采购信用担保，通过履约担保促进供应商保证服务效果，提高服务水平。

五、推进政府采购服务项目绩效评价

建立绩效评价与后续采购相衔接的管理制度。按照全过程预算绩效管理制度要求，加强服务项目政府采购绩效评价，对项目的资金节约、政策效能、透明程度以及专业化水平进行综合、客观评价。对于服务项目验收或者绩效评价结果优秀的供应商，在同类项目的采购中同等条件下可以优先考虑。

各地各部门应当根据上述原则和要求，积极推进和完善服务项目政府采购工作。各地可根据实际，研究制定符合本地条件的服务项目政府采购的具体操作程序和办法，确保服务采购环节的顺畅高效。

关于政府和社会资本合作示范项目实施有关问题的通知

（2014年11月30日财政部财金〔2014〕112号发布）

各省、自治区、直辖市、计划单列市财政厅（局），新疆生产建设兵团财务局：

根据《财政部关于推广运用政府和社会资本合作模式有关问题的通知》（财金〔2014〕76号，以下简称《通知》），为规范地推广运用政府和社会资本合作模式（Public－Private Partnership，以下简称PPP），保证PPP示范项目质量，形成可复制、可推广的实施范例，充分发挥示范效应，现就PPP示范项目实施有关问题通知如下。

一、经各省（自治区、直辖市、计划单列市）财政部门推荐，财政部政府和社会资本合作工作领导小组办公室组织专家评审，确定天津新能源汽车公共充电设施网络等30个PPP示范项目（名单见附件），其中，新建项目8个，地方融资平台公司存量项目22个。

二、根据《国务院关于加强地方政府性债务管理的意见》（国发〔2014〕43号），各级财政部门要鼓励和引导地方融资平台公司存量项目，以TOT（移交—运营—移交）等方式转型为PPP项目，积极引入社会资本参与存量项目的改造和运营，切实有效化解地方政府融资平台债务风险。

三、各级财政部门要切实承担责任，加强组织领导，严格按照《通知》等有关文件精神，认真履行财政管理职能，并与相关行业部门建立高效、顺畅的工作协调机制，形成工作合力，为项目实施质量提供有力保障。

（一）进一步完善实施方案，必要时可聘请专业机构协助，确保示范项目操作规范，符合《通知》《政府和社会资本合作模式操作指南（试行）》和标准化合同文本等一系列制度要求。

（二）严格按照《政府采购法》等规定，采取竞争性采购方式，引入信誉好、有实力的运营商参与示范项目建设和运营。

（三）综合考虑项目风险等因素合理确定社会资本的收益水平，并通过特许经营权、合理定价、财政补贴等事先公开的收益约定规则，使社会资本获得长期稳定收益。

（四）对PPP示范项目实施全生命周期监管，定期组织绩效评价，评价结果应作为定价调价的重要依据，保证公共利益最大化。

（五）严格按照合同办事，切实履行政府合同责任，保障PPP项目顺利实施。

（六）依法公开充分披露项目实施的相关信息，保障公众知情权，接受社会监督。

四、对示范项目实施过程中遇到的难点和问题，各级财政部门要会同同级政府有关部门积极研究解决，重大情况应及时报告财政部。财政部及下属政府和社会资本合作中心（即中国清洁发展机制基金管理中心）将提供业务指导和政策支持，并适时组织对示范项目实施进行督导。

附件：政府和社会资本合作示范项目名单

附件

政府和社会资本合作示范项目名单

序号	项目名称	省份	类型	行业领域
1	新能源汽车公共充电设施网络项目	天津	新建	新能源汽车
2	张家口市桥西区集中供热项目	河北	存量	供暖
3	石家庄正定新区综合管廊项目		存量	地下综合管廊
4	抚顺市三宝屯污水处理厂项目	辽宁	存量	污水处理
5	吉林市第六供水厂建设工程（一期）	吉林	存量	供水
6	国电吉林热电厂热源改造工程		存量	供暖
7	嘉定南翔污水处理厂一期工程	上海	新建	污水处理
8	昆山市现代有轨电车项目	江苏	新建	轨道交通
9	徐州市骆马湖水源地及原水管线项目		存量	供水
10	南京市城东污水处理厂和仙林污水处理厂项目		存量	污水处理
11	宿迁生态化工科技产业园污水处理项目		存量	污水处理
12	如皋市城市污水处理一、二期提标改造和三期扩建工程		存量	污水处理
13	南京市垃圾处理设施项目		存量	垃圾处理
14	徐州市城市轨道交通 1 号线一期工程项目		存量	轨道交通
15	苏州市轨道交通 1 号线工程项目		存量	轨道交通
16	如东县中医院整体迁建项目		存量	医疗
17	杭州市地铁 5 号线一期工程、6 号线一期工程项目	浙江	存量	轨道交通
18	杭州—海宁城市轻轨工程项目		存量	轨道交通
19	池州市污水处理及市政排水设施购买服务	安徽	新建	污水处理
20	马鞍山市东部污水处理厂		存量	污水处理
21	安庆市城市污水处理项目		存量	污水处理
22	合肥市轨道交通 2 号线		存量	轨道交通
23	东山海岛县引水工程（第二水源）	福建	存量	供水
24	九江市柘林湖湖泊生态环境保护项目	江西	新建	环境综合治理
25	胶州湾海底隧道一期项目	青岛	存量	交通
26	青岛体育中心项目		存量	体育
27	湘潭经济技术开发区污水处理一期工程	湖南	新建	污水处理
28	重庆市轨道交通三号线（含一期工程、二期工程、南延伸段工程）	重庆	存量	轨道交通
29	南明河水环境综合整治二期项目	贵州	新建	环境综合治理
30	渭南市主城区城市集中供热项目	陕西	新建	供暖

三、业务规范篇

采购方式

政府采购货物和服务招标投标管理办法

（2017 年 7 月 11 日财政部令第 87 号发布）

第一章　总　则

第一条　为了规范政府采购当事人的采购行为，加强对政府采购货物和服务招标投标活动的监督管理，维护国家利益、社会公共利益和政府采购招标投标活动当事人的合法权益，依据《中华人民共和国政府采购法》（以下简称政府采购法）、《中华人民共和国政府采购法实施条例》（以下简称政府采购法实施条例）和其他有关法律法规规定，制定本办法。

第二条　本办法适用于在中华人民共和国境内开展政府采购货物和服务（以下简称货物服务）招标投标活动。

第三条　货物服务招标分为公开招标和邀请招标。

公开招标，是指采购人依法以招标公告的方式邀请非特定的供应商参加投标的采购方式。

邀请招标，是指采购人依法从符合相应资格条件的供应商中随机抽取 3 家以上供应商，并以投标邀请书的方式邀请其参加投标的采购方式。

第四条　属于地方预算的政府采购项目，省、自治区、直辖市人民政府根据实际情况，可以确定分别适用于本行政区域省级、设区的市级、县级公开招标数额标准。

第五条　采购人应当在货物服务招标投标活动中落实节约能源、保护环境、扶持不发达地区和少数民族地区、促进中小企业发展等政府采购政策。

第六条　采购人应当按照行政事业单位内部控制规范要求，建立健全本单位政府采购内部控制制度，在编制政府采购预算和实施计划、确定采购需求、组织采购活动、履约验收、答复询问质疑、配合投诉处理及监督检查等重点环节加强内部控制管理。

采购人不得向供应商索要或者接受其给予的赠品、回扣或者与采购无关的其他商品、服务。

第七条　采购人应当按照财政部制定的《政府采购品目分类目录》确定采购项目属性。按照《政府采购品目分类目录》无法确定的，按照有利于采购项目实施的原则确定。

第八条　采购人委托采购代理机构代理招标的，采购代理机构应当在采购人委托的范围内依法开展采购活动。

采购代理机构及其分支机构不得在所代理的采购项目中投标或者代理投标，不得为所代理的采购项目的投标人参加本项目提供投标咨询。

第二章 招 标

第九条 未纳入集中采购目录的政府采购项目，采购人可以自行招标，也可以委托采购代理机构在委托的范围内代理招标。

采购人自行组织开展招标活动的，应当符合下列条件：

（一）有编制招标文件、组织招标的能力和条件；

（二）有与采购项目专业性相适应的专业人员。

第十条 采购人应当对采购标的的市场技术或者服务水平、供应、价格等情况进行市场调查，根据调查情况、资产配置标准等科学、合理地确定采购需求，进行价格测算。

第十一条 采购需求应当完整、明确，包括以下内容：

（一）采购标的需实现的功能或者目标，以及为落实政府采购政策需满足的要求；

（二）采购标的需执行的国家相关标准、行业标准、地方标准或者其他标准、规范；

（三）采购标的需满足的质量、安全、技术规格、物理特性等要求；

（四）采购标的的数量、采购项目交付或者实施的时间和地点；

（五）采购标的需满足的服务标准、期限、效率等要求；

（六）采购标的的验收标准；

（七）采购标的的其他技术、服务等要求。

第十二条 采购人根据价格测算情况，可以在采购预算额度内合理设定最高限价，但不得设定最低限价。

第十三条 公开招标公告应当包括以下主要内容：

（一）采购人及其委托的采购代理机构的名称、地址和联系方法；

（二）采购项目的名称、预算金额，设定最高限价的，还应当公开最高限价；

（三）采购人的采购需求；

（四）投标人的资格要求；

（五）获取招标文件的时间期限、地点、方式及招标文件售价；

（六）公告期限；

（七）投标截止时间、开标时间及地点；

（八）采购项目联系人姓名和电话。

第十四条 采用邀请招标方式的，采购人或者采购代理机构应当通过以下方式产生符合资格条件的供应商名单，并从中随机抽取 3 家以上供应商向其发出投标邀请书：

（一）发布资格预审公告征集；

（二）从省级以上人民政府财政部门（以下简称财政部门）建立的供应商库中选取；

（三）采购人书面推荐。

采用前款第一项方式产生符合资格条件供应商名单的，采购人或者采购代理机构应当按照资格预审文件载明的标准和方法，对潜在投标人进行资格预审。

采用第一款第二项或者第三项方式产生符合资格条件供应商名单的，备选的符合资格条件供应商总数不得少于拟随机抽取供应商总数的两倍。

随机抽取是指通过抽签等能够保证所有符合资格条件供应商机会均等的方式选定供应商。随机抽取供应商时，应当有不少于两名采购人工作人员在场监督，并形成书面记录，随采购文件一并存档。

投标邀请书应当同时向所有受邀请的供应商发出。

第十五条 资格预审公告应当包括以下主要内容：

（一）本办法第十三条第一至四项、第六项和第八项内容；

（二）获取资格预审文件的时间期限、地点、方式；

（三）提交资格预审申请文件的截止时间、地点及资格预审日期。

第十六条 招标公告、资格预审公告的公告期限为5个工作日。公告内容应当以省级以上财政部门指定媒体发布的公告为准。公告期限自省级以上财政部门指定媒体最先发布公告之日起算。

第十七条 采购人、采购代理机构不得将投标人的注册资本、资产总额、营业收入、从业人员、利润、纳税额等规模条件作为资格要求或者评审因素，也不得通过将除进口货物以外的生产厂家授权、承诺、证明、背书等作为资格要求，对投标人实行差别待遇或者歧视待遇。

第十八条 采购人或者采购代理机构应当按照招标公告、资格预审公告或者投标邀请书规定的时间、地点提供招标文件或者资格预审文件，提供期限自招标公告、资格预审公告发布之日起计算不得少于5个工作日。提供期限届满后，获取招标文件或者资格预审文件的潜在投标人不足3家的，可以顺延提供期限，并予公告。

公开招标进行资格预审的，招标公告和资格预审公告可以合并发布，招标文件应当向所有通过资格预审的供应商提供。

第十九条 采购人或者采购代理机构应当根据采购项目的实施要求，在招标公告、资格预审公告或者投标邀请书中载明是否接受联合体投标。如未载明，不得拒绝联合体投标。

第二十条 采购人或者采购代理机构应当根据采购项目的特点和采购需求编制招标文件。招标文件应当包括以下主要内容：

（一）投标邀请；

（二）投标人须知（包括投标文件的密封、签署、盖章要求等）；

（三）投标人应当提交的资格、资信证明文件；

（四）为落实政府采购政策，采购标的需满足的要求，以及投标人须提供的证明材料；

（五）投标文件编制要求、投标报价要求和投标保证金交纳、退还方式以及不予退还投标保证金的情形；

（六）采购项目预算金额，设定最高限价的，还应当公开最高限价；

（七）采购项目的技术规格、数量、服务标准、验收等要求，包括附件、图纸等；

（八）拟签订的合同文本；

（九）货物、服务提供的时间、地点、方式；

（十）采购资金的支付方式、时间、条件；

（十一）评标方法、评标标准和投标无效情形；

（十二）投标有效期；

（十三）投标截止时间、开标时间及地点；

（十四）采购代理机构代理费用的收取标准和方式；

（十五）投标人信用信息查询渠道及截止时点、信用信息查询记录和证据留存的具体方式、信用信息的使用规则等；

（十六）省级以上财政部门规定的其他事项。

对于不允许偏离的实质性要求和条件，采购人或者采购代理机构应当在招标文件中规定，并以醒目的方式标明。

第二十一条 采购人或者采购代理机构应当根据采购项目的特点和采购需求编制资格预审文件。资格预审文件应当包括以下主要内容：

（一）资格预审邀请；

（二）申请人须知；

（三）申请人的资格要求；

（四）资格审核标准和方法；

（五）申请人应当提供的资格预审申请文件的内容和格式；

（六）提交资格预审申请文件的方式、截止时间、地点及资格审核日期；

（七）申请人信用信息查询渠道及截止时点、信用信息查询记录和证据留存的具体方式、信用信息的使用规则等内容；

（八）省级以上财政部门规定的其他事项。

资格预审文件应当免费提供。

第二十二条 采购人、采购代理机构一般不得要求投标人提供样品，仅凭书面方式不能准确描述采购需求或者需要对样品进行主观判断以确认是否满足采购需求等特殊情况除外。

要求投标人提供样品的，应当在招标文件中明确规定样品制作的标准和要求、是否需要随样品提交相关检测报告、样品的评审方法以及评审标准。需要随样品提交检测报告的，还应当规定检测机构的要求、检测内容等。

采购活动结束后，对于未中标人提供的样品，应当及时退还或者经未中标人同意后自行处理；对于中标人提供的样品，应当按照招标文件的规定进行保管、封存，并作为履约验收的参考。

第二十三条 投标有效期从提交投标文件的截止之日起算。投标文件中承诺的投标有效期应当不少于招标文件中载明的投标有效期。投标有效期内投标人撤销投标文件的，采购人或者采购代理机构可以不退还投标保证金。

第二十四条 招标文件售价应当按照弥补制作、邮寄成本的原则确定，不得以营利为目的，不得以招标采购金额作为确定招标文件售价的依据。

第二十五条 招标文件、资格预审文件的内容不得违反法律、行政法规、强制性标准、政府采购政策，或者违反公开透明、公平竞争、公正和诚实信用原则。

有前款规定情形，影响潜在投标人投标或者资格预审结果的，采购人或者采购代理机构应当修改招标文件或者资格预审文件后重新招标。

第二十六条 采购人或者采购代理机构可以在招标文件提供期限截止后，组织已获取招标文件的潜在投标人现场考察或者召开开标前答疑会。

组织现场考察或者召开答疑会的，应当在招标文件中载明，或者在招标文件提供期限截止后以书面形式通知所有获取招标文件的潜在投标人。

第二十七条 采购人或者采购代理机构可以对已发出的招标文件、资格预审文件、投标邀请书进行必要的澄清或者修改，但不得改变采购标的和资格条件。澄清或者修改应当在原公告发布媒体上发布澄清公告。澄清或者修改的内容为招标文件、资格预审文件、投标邀请书的组成部分。

澄清或者修改的内容可能影响投标文件编制的，采购人或者采购代理机构应当在投标截止时间至少 15 日前，以书面形式通知所有获取招标文件的潜在投标人；不足 15 日的，采购人或者采购代理机构应当顺延提交投标文件的截止时间。

澄清或者修改的内容可能影响资格预审申请文件编制的，采购人或者采购代理机构应当在提交资格预审申请文件截止时间至少 3 日前，以书面形式通知所有获取资格预审文件的潜在投标人；不足 3 日的，采购人或者采购代理机构应当顺延提交资格预审申请文件的截止时间。

第二十八条 投标截止时间前，采购人、采购代理机构和有关人员不得向他人透露已获取招标文件的潜在投标人的名称、数量以及可能影响公平竞争的有关招标投标的其他情况。

第二十九条 采购人、采购代理机构在发布招标公告、资格预审公告或者发出投标邀请书后，除因重大变故采购任务取消情况外，不得擅自终止招标活动。

终止招标的，采购人或者采购代理机构应当及时在原公告发布媒体上发布终止公告，以书面形式通知已经获取招标文件、资格预审文件或者被邀请的潜在投标人，并将项目实施情况和采购任务取消原因报告本级财政部门。已经收取招标文件费用或者投标保证金的，采购人或者采购代理机构应当在终止采购活动后 5 个工作日内，退还所收取的招标文件费用和所收取的投标保证金及其在银行产生的孳息。

第三章　投　标

第三十条 投标人，是指响应招标、参加投标竞争的法人、其他组织或者自然人。

第三十一条 采用最低评标价法的采购项目，提供相同品牌产品的不同投标人参加同一合同项下投标的，以其中通过资格审查、符合性审查且报价最低的参加评标；报价相同的，由采购人或者采购人委托评标委员会按照招标文件规定的方式确定一个参加评标的投标人，招标文件未规定的采取随机抽取方式确定，其他投标无效。

使用综合评分法的采购项目，提供相同品牌产品且通过资格审查、符合性审查的不同投标人参加同一合同项下投标的，按一家投标人计算，评审后得分最高的同品牌投标人获得中标人推荐资格；评审得分相同的，由采购人或者采购人委托评标委员会按照招标文件规定的方式确定一个投标人获得中标人推荐资格，招标文件未规定的采取随机抽取方式确定，其他同品牌投标人不作为中标候选人。

非单一产品采购项目，采购人应当根据采购项目技术构成、产品价格比重等合理确定核心产品，并在招标文件中载明。多家投标人提供的核心产品品牌相同的，按前两款规定处理。

第三十二条 投标人应当按照招标文件的要求编制投标文件。投标文件应当对招标文件提出的要求和条件做出明确响应。

第三十三条 投标人应当在招标文件要求提交投标文件的截止时间前，将投标文件密封送达投标地点。采购人或者采购代理机构收到投标文件后，应当如实记载投标文件的送达时间和密封情况，签收保存，并向投标人出具签收回执。任何单位和个人不得在开标前开启投标文件。

逾期送达或者未按照招标文件要求密封的投标文件，采购人、采购代理机构应当拒收。

第三十四条 投标人在投标截止时间前，可以对所递交的投标文件进行补充、修改或者撤回，并书面通知采购人或者采购代理机构。补充、修改的内容应当按照招标文件要求签署、盖章、密封后，作为投标文件的组成部分。

第三十五条 投标人根据招标文件的规定和采购项目的实际情况，拟在中标后将中标项目的非主体、非关键性工作分包的，应当在投标文件中载明分包承担主体，分包承担主体应当具备相应资质条件且不得再次分包。

第三十六条 投标人应当遵循公平竞争的原则，不得恶意串通，不得妨碍其他投标人的竞争行为，不得损害采购人或者其他投标人的合法权益。

在评标过程中发现投标人有上述情形的，评标委员会应当认定其投标无效，并书面报告本级财政部门。

第三十七条 有下列情形之一的，视为投标人串通投标，其投标无效：

（一）不同投标人的投标文件由同一单位或者个人编制；

（二）不同投标人委托同一单位或者个人办理投标事宜；

（三）不同投标人的投标文件载明的项目管理成员或者联系人员为同一人；

（四）不同投标人的投标文件异常一致或者投标报价呈规律性差异；

（五）不同投标人的投标文件相互混装；

（六）不同投标人的投标保证金从同一单位或者个人的账户转出。

第三十八条 投标人在投标截止时间前撤回已提交的投标文件的，采购人或者采购代理机构应当自收到投标人书面撤回通知之日起 5 个工作日内，退还已收取的投标保证金，但因投标人自身原因导致无法及时退还的除外。

采购人或者采购代理机构应当自中标通知书发出之日起 5 个工作日内退还未中标人的投标保证金，自采购合同签订之日起 5 个工作日内退还中标人的投标保证金或者转为中标人的履约保证金。

采购人或者采购代理机构逾期退还投标保证金的，除应当退还投标保证金本金外，还应当按中国人民银行同期贷款基准利率上浮 20% 后的利率支付超期资金占用费，但因投标人自身原因导致无法及时退还的除外。

第四章 开标、评标

第三十九条 开标应当在招标文件确定的提交投标文件截止时间的同一时间进行。开标地点应当为招标文件中预先确定的地点。

采购人或者采购代理机构应当对开标、评标现场活动进行全程录音录像。录音录像应当清晰可辨，音像资料作为采购文件一并存档。

第四十条 开标由采购人或者采购代理机构主持，邀请投标人参加。评标委员会成员不得参加开标活动。

第四十一条 开标时，应当由投标人或者其推选的代表检查投标文件的密封情况；经确认无误后，由采购人或者采购代理机构工作人员当众拆封，宣布投标人名称、投标价格和招标文件规定的需要宣布的其他内容。

投标人不足3家的，不得开标。

第四十二条 开标过程应当由采购人或者采购代理机构负责记录，由参加开标的各投标人代表和相关工作人员签字确认后随采购文件一并存档。

投标人代表对开标过程和开标记录有疑义，以及认为采购人、采购代理机构相关工作人员有需要回避的情形的，应当场提出询问或者回避申请。采购人、采购代理机构对投标人代表提出的询问或者回避申请应当及时处理。

投标人未参加开标的，视同认可开标结果。

第四十三条 公开招标数额标准以上的采购项目，投标截止后投标人不足3家或者通过资格审查或符合性审查的投标人不足3家的，除采购任务取消情形外，按照以下方式处理：

（一）招标文件存在不合理条款或者招标程序不符合规定的，采购人、采购代理机构改正后依法重新招标；

（二）招标文件没有不合理条款、招标程序符合规定，需要采用其他采购方式采购的，采购人应当依法报财政部门批准。

第四十四条 公开招标采购项目开标结束后，采购人或者采购代理机构应当依法对投标人的资格进行审查。

合格投标人不足3家的，不得评标。

第四十五条 采购人或者采购代理机构负责组织评标工作，并履行下列职责：

（一）核对评审专家身份和采购人代表授权函，对评审专家在政府采购活动中的职责履行情况予以记录，并及时将有关违法违规行为向财政部门报告；

（二）宣布评标纪律；

（三）公布投标人名单，告知评审专家应当回避的情形；

（四）组织评标委员会推选评标组长，采购人代表不得担任组长；

（五）在评标期间采取必要的通信管理措施，保证评标活动不受外界干扰；

（六）根据评标委员会的要求介绍政府采购相关政策法规、招标文件；

（七）维护评标秩序，监督评标委员会依照招标文件规定的评标程序、方法和标准进行独立评审，及时制止和纠正采购人代表、评审专家的倾向性言论或者违法违规行为；

（八）核对评标结果，有本办法第六十四条规定情形的，要求评标委员会复核或者书面说明理由，评标委员会拒绝的，应予记录并向本级财政部门报告；

（九）评审工作完成后，按照规定向评审专家支付劳务报酬和异地评审差旅费，不得向评审专家以外的其他人员支付评审劳务报酬；

（十）处理与评标有关的其他事项。

采购人可以在评标前说明项目背景和采购需求，说明内容不得含有歧视性、倾向性意见，不得超出招标文件所述范围。说明应当提交书面材料，并随采购文件一并存档。

第四十六条 评标委员会负责具体评标事务，并独立履行下列职责：

（一）审查、评价投标文件是否符合招标文件的商务、技术等实质性要求；

（二）要求投标人对投标文件有关事项做出澄清或者说明；

（三）对投标文件进行比较和评价；

（四）确定中标候选人名单，以及根据采购人委托直接确定中标人；

（五）向采购人、采购代理机构或者有关部门报告评标中发现的违法行为。

第四十七条 评标委员会由采购人代表和评审专家组成，成员人数应当为 5 人以上单数，其中评审专家不得少于成员总数的 2/3。

采购项目符合下列情形之一的，评标委员会成员人数应当为 7 人以上单数：

（一）采购预算金额在 1000 万元以上；

（二）技术复杂；

（三）社会影响较大。

评审专家对本单位的采购项目只能作为采购人代表参与评标，本办法第四十八条第二款规定情形除外。采购代理机构工作人员不得参加由本机构代理的政府采购项目的评标。

评标委员会成员名单在评标结果公告前应当保密。

第四十八条 采购人或者采购代理机构应当从省级以上财政部门设立的政府采购评审专家库中，通过随机方式抽取评审专家。

对技术复杂、专业性强的采购项目，通过随机方式难以确定合适评审专家的，经主管预算单位同意，采购人可以自行选定相应专业领域的评审专家。

第四十九条 评标中因评标委员会成员缺席、回避或者健康等特殊原因导致评标委员会组成不符合本办法规定的，采购人或者采购代理机构应当依法补足后继续评标。被更换的评标委员会成员所做出的评标意见无效。

无法及时补足评标委员会成员的，采购人或者采购代理机构应当停止评标活动，封存所有投标文件和开标、评标资料，依法重新组建评标委员会进行评标。原评标委员会所做出的评标意见无效。

采购人或者采购代理机构应当将变更、重新组建评标委员会的情况予以记录，并随采购文件一并存档。

第五十条 评标委员会应当对符合资格的投标人的投标文件进行符合性审查，以确定其是否满足招标文件的实质性要求。

第五十一条 对于投标文件中含义不明确、同类问题表述不一致或者有明显文字和计算错误的内容，评标委员会应当以书面形式要求投标人做出必要的澄清、说明或者补正。

投标人的澄清、说明或者补正应当采用书面形式，并加盖公章，或者由法定代表人或其授权的代表签字。投标人的澄清、说明或者补正不得超出投标文件的范围或者改变投标文件的实质性内容。

第五十二条 评标委员会应当按照招标文件中规定的评标方法和标准，对符合性审查合格的投标文件进行商务和技术评估，综合比较与评价。

第五十三条 评标方法分为最低评标价法和综合评分法。

第五十四条 最低评标价法，是指投标文件满足招标文件全部实质性要求，且投标报价最低的投标人为中标候选人的评标方法。

技术、服务等标准统一的货物服务项目，应当采用最低评标价法。

采用最低评标价法评标时，除了算术修正和落实政府采购政策需进行的价格扣除外，不能对投标人的投标价格进行任何调整。

第五十五条 综合评分法，是指投标文件满足招标文件全部实质性要求，且按照评审因素的量化指标评审得分最高的投标人为中标候选人的评标方法。

评审因素的设定应当与投标人所提供货物服务的质量相关，包括投标报价、技术或者服务水平、履约能力、售后服务等。资格条件不得作为评审因素。评审因素应当在招标文件中规定。

评审因素应当细化和量化，且与相应的商务条件和采购需求对应。商务条件和采购需求指标有区间规定的，评审因素应当量化到相应区间，并设置各区间对应的不同分值。

评标时，评标委员会各成员应当独立对每个投标人的投标文件进行评价，并汇总每个投标人的得分。

货物项目的价格分值占总分值的比重不得低于30%；服务项目的价格分值占总分值的比重不得低于10%。执行国家统一定价标准和采用固定价格采购的项目，其价格不列为评审因素。

价格分应当采用低价优先法计算，即满足招标文件要求且投标价格最低的投标报价为评标基准价，其价格分为满分。其他投标人的价格分统一按照下列公式计算：

投标报价得分 =（评标基准价/投标报价）×100

评标总得分 = F1 × A1 + F2 × A2 + …… + Fn × An

F1、F2……Fn 分别为各项评审因素的得分；

A1、A2……An 分别为各项评审因素所占的权重（A1 + A2 + …… + An = 1）。

评标过程中，不得去掉报价中的最高报价和最低报价。

因落实政府采购政策进行价格调整的，以调整后的价格计算评标基准价和投标报价。

第五十六条 采用最低评标价法的，评标结果按投标报价由低到高顺序排列。投标报价相同的并列。投标文件满足招标文件全部实质性要求且投标报价最低的投标人为排名第一的中标候选人。

第五十七条 采用综合评分法的，评标结果按评审后得分由高到低顺序排列。得分相同的，按投标报价由低到高顺序排列。得分且投标报价相同的并列。投标文件满足招标文件全部实质性要求，且按照评审因素的量化指标评审得分最高的投标人为排名第一的中标候选人。

第五十八条 评标委员会根据全体评标成员签字的原始评标记录和评标结果编写评标报告。评标报告应当包括以下内容：

（一）招标公告刊登的媒体名称、开标日期和地点；

（二）投标人名单和评标委员会成员名单；

（三）评标方法和标准；

（四）开标记录和评标情况及说明，包括无效投标人名单及原因；

（五）评标结果，确定的中标候选人名单或者经采购人委托直接确定的中标人；

（六）其他需要说明的情况，包括评标过程中投标人根据评标委员会要求进行的澄清、说明或者补正，评标委员会成员的更换等。

第五十九条 投标文件报价出现前后不一致的，除招标文件另有规定外，按照下列规定修正：

（一）投标文件中开标一览表（报价表）内容与投标文件中相应内容不一致的，以开标一览表（报价表）为准；

（二）大写金额和小写金额不一致的，以大写金额为准；

（三）单价金额小数点或者百分比有明显错位的，以开标一览表的总价为准，并修改单价；

（四）总价金额与按单价汇总金额不一致的，以单价金额计算结果为准。

同时出现两种以上不一致的，按照前款规定的顺序修正。修正后的报价按照本办法第五十一条第二款的规定经投标人确认后产生约束力，投标人不确认的，其投标无效。

第六十条 评标委员会认为投标人的报价明显低于其他通过符合性审查投标人的报价，有可能影响产品质量或者不能诚信履约的，应当要求其在评标现场合理的时间内提供书面说明，必要时提交相关证明材料；投标人不能证明其报价合理性的，评标委员会应当将其作为无效投标处理。

第六十一条 评标委员会成员对需要共同认定的事项存在争议的，应当按照少数服从多数的原则做出结论。持不同意见的评标委员会成员应当在评标报告上签署不同意见及理由，否则视为同意评标报告。

第六十二条 评标委员会及其成员不得有下列行为：

（一）确定参与评标至评标结束前私自接触投标人；

（二）接受投标人提出的与投标文件不一致的澄清或者说明，本办法第五十一条规定的情形除外；

（三）违反评标纪律发表倾向性意见或者征询采购人的倾向性意见；

（四）对需要专业判断的主观评审因素协商评分；

（五）在评标过程中擅离职守，影响评标程序正常进行的；

（六）记录、复制或者带走任何评标资料；

（七）其他不遵守评标纪律的行为。

评标委员会成员有前款第一至五项行为之一的，其评审意见无效，并不得获取评审劳务报酬和报销异地评审差旅费。

第六十三条 投标人存在下列情况之一的，投标无效：

（一）未按照招标文件的规定提交投标保证金的；

（二）投标文件未按招标文件要求签署、盖章的；

（三）不具备招标文件中规定的资格要求的；

（四）报价超过招标文件中规定的预算金额或者最高限价的；

（五）投标文件含有采购人不能接受的附加条件的；

（六）法律、法规和招标文件规定的其他无效情形。

第六十四条 评标结果汇总完成后，除下列情形外，任何人不得修改评标结果：

（一）分值汇总计算错误的；

（二）分项评分超出评分标准范围的；

（三）评标委员会成员对客观评审因素评分不一致的；

（四）经评标委员会认定评分畸高、畸低的。

评标报告签署前，经复核发现存在以上情形之一的，评标委员会应当当场修改评标结果，并在评标报告中记载；评标报告签署后，采购人或者采购代理机构发现存在以上情形之一的，应当组织原评标委员会进行重新评审，重新评审改变评标结果的，书面报告本级财政部门。

投标人对本条第一款情形提出质疑的，采购人或者采购代理机构可以组织原评标委员会进行重新评审，重新评审改变评标结果的，应当书面报告本级财政部门。

第六十五条 评标委员会发现招标文件存在歧义、重大缺陷导致评标工作无法进行，或者招标文件内容违反国家有关强制性规定的，应当停止评标工作，与采购人或者采购代理机构沟通并作书面记录。采购人或者采购代理机构确认后，应当修改招标文件，重新组织采购活动。

第六十六条 采购人、采购代理机构应当采取必要措施，保证评标在严格保密的情况下进行。除采购人代表、评标现场组织人员外，采购人的其他工作人员以及与评标工作无关的人员不得进入评标现场。

有关人员对评标情况以及在评标过程中获悉的国家秘密、商业秘密负有保密责任。

第六十七条 评标委员会或者其成员存在下列情形导致评标结果无效的，采购人、采购代理机构可以重新组建评标委员会进行评标，并书面报告本级财政部门，但采购合同已经履行的除外：

（一）评标委员会组成不符合本办法规定的；

（二）有本办法第六十二条第一至五项情形的；

（三）评标委员会及其成员独立评标受到非法干预的；

（四）有政府采购法实施条例第七十五条规定的违法行为的。

有违法违规行为的原评标委员会成员不得参加重新组建的评标委员会。

第五章 中标和合同

第六十八条 采购代理机构应当在评标结束后 2 个工作日内将评标报告送采购人。

采购人应当自收到评标报告之日起 5 个工作日内，在评标报告确定的中标候选人名单中按顺序确定中标人。中标候选人并列的，由采购人或者采购人委托评标委员会按照招标文件规定的方式确定中标人；招标文件未规定的，采取随机抽取的方式确定。

采购人自行组织招标的，应当在评标结束后 5 个工作日内确定中标人。

采购人在收到评标报告 5 个工作日内未按评标报告推荐的中标候选人顺序确定中标人，又不能说明合法理由的，视同按评标报告推荐的顺序确定排名第一的中标候选人为中标人。

第六十九条 采购人或者采购代理机构应当自中标人确定之日起 2 个工作日内，在省级以上财政部门指定的媒体上公告中标结果，招标文件应当随中标结果同时公告。

中标结果公告内容应当包括采购人及其委托的采购代理机构的名称、地址、联系方式，项目名称和项目编号，中标人名称、地址和中标金额，主要中标标的的名称、规格型号、数量、单价、服务要求，中标公告期限以及评审专家名单。

中标公告期限为 1 个工作日。

邀请招标采购人采用书面推荐方式产生符合资格条件的潜在投标人的，还应当将所有被推荐供应商名单和推荐理由随中标结果同时公告。

在公告中标结果的同时，采购人或者采购代理机构应当向中标人发出中标通知书；对未通过资格审查的投标人，应当告知其未通过的原因；采用综合评分法评审的，还应当告知未中标人本人的评审得分与排序。

第七十条 中标通知书发出后，采购人不得违法改变中标结果，中标人无正当理由不得放弃中标。

第七十一条 采购人应当自中标通知书发出之日起 30 日内，按照招标文件和中标人投标文件的规定，与中标人签订书面合同。所签订的合同不得对招标文件确定的事项和中标人投标文件作实质性修改。

采购人不得向中标人提出任何不合理的要求作为签订合同的条件。

第七十二条 政府采购合同应当包括采购人与中标人的名称和住所、标的、数量、质量、价款或者报酬、履行期限及地点和方式、验收要求、违约责任、解决争议的方法等内容。

第七十三条 采购人与中标人应当根据合同的约定依法履行合同义务。

政府采购合同的履行、违约责任和解决争议的方法等适用《中华人民共和国合同法》。

第七十四条 采购人应当及时对采购项目进行验收。采购人可以邀请参加本项目的其他投标人或者第三方机构参与验收。参与验收的投标人或者第三方机构的意见作为验收书的参考资料一并存档。

第七十五条 采购人应当加强对中标人的履约管理，并按照采购合同约定，及时向中标人支付采购资金。对于中标人违反采购合同约定的行为，采购人应当及时处理，依法追究其违约责任。

第七十六条 采购人、采购代理机构应当建立真实完整的招标采购档案，妥善保存每项采购活动的采购文件。

第六章　法律责任

第七十七条　采购人有下列情形之一的，由财政部门责令限期改正；情节严重的，给予警告，对直接负责的主管人员和其他直接责任人员由其行政主管部门或者有关机关依法给予处分，并予以通报；涉嫌犯罪的，移送司法机关处理：

（一）未按照本办法的规定编制采购需求的；

（二）违反本办法第六条第二款规定的；

（三）未在规定时间内确定中标人的；

（四）向中标人提出不合理要求作为签订合同条件的。

第七十八条　采购人、采购代理机构有下列情形之一的，由财政部门责令限期改正，情节严重的，给予警告，对直接负责的主管人员和其他直接责任人员，由其行政主管部门或者有关机关给予处分，并予通报；采购代理机构有违法所得的，没收违法所得，并可以处以不超过违法所得 3 倍、最高不超过 3 万元的罚款，没有违法所得的，可以处以 1 万元以下的罚款：

（一）违反本办法第八条第二款规定的；

（二）设定最低限价的；

（三）未按照规定进行资格预审或者资格审查的；

（四）违反本办法规定确定招标文件售价的；

（五）未按规定对开标、评标活动进行全程录音录像的；

（六）擅自终止招标活动的；

（七）未按照规定进行开标和组织评标的；

（八）未按照规定退还投标保证金的；

（九）违反本办法规定进行重新评审或者重新组建评标委员会进行评标的；

（十）开标前泄露已获取招标文件的潜在投标人的名称、数量或者其他可能影响公平竞争的有关招标投标情况的；

（十一）未妥善保存采购文件的；

（十二）其他违反本办法规定的情形。

第七十九条　有本办法第七十七条、第七十八条规定的违法行为之一，经改正后仍然影响或者可能影响中标结果的，依照政府采购法实施条例第七十一条规定处理。

第八十条　政府采购当事人违反本办法规定，给他人造成损失的，依法承担民事责任。

第八十一条　评标委员会成员有本办法第六十二条所列行为之一的，由财政部门责令限期改正；情节严重的，给予警告，并对其不良行为予以记录。

第八十二条　财政部门应当依法履行政府采购监督管理职责。财政部门及其工作人员在履行监督管理职责中存在懒政怠政、滥用职权、玩忽职守、徇私舞弊等违法违纪行为的，依照政府采购法、《中华人民共和国公务员法》《中华人民共和国行政监察法》、政府采购法实施条例等国家有关规定追究相应责任；涉嫌犯罪的，移送司法机关处理。

第七章　附　则

第八十三条　政府采购货物服务电子招标投标、政府采购货物中的进口机电产品招标投标有关特殊事宜，由财政部另行规定。

第八十四条　本办法所称主管预算单位是指负有编制部门预算职责，向本级财政部门申报预算的国家机关、事业单位和团体组织。

第八十五条　本办法规定按日计算期间的，开始当天不计入，从次日开始计算。期限的最后一日是国家法定节假日的，顺延到节假日后的次日为期限的最后一日。

第八十六条　本办法所称的“以上”“以下”“内”“以内”，包括本数；所称的“不足”，不包括本数。

第八十七条　各省、自治区、直辖市财政部门可以根据本办法制定具体实施办法。

第八十八条　本办法自 2017 年 10 月 1 日起施行。财政部 2004 年 8 月 11 日发布的《政府采购货物和服务招标投标管理办法》（财政部令第 18 号）同时废止。

政府采购非招标采购方式管理办法

（2013 年 12 月 19 日财政部令第 74 号发布）

第一章　总　则

第一条　为了规范政府采购行为，加强对采用非招标采购方式采购活动的监督管理，维护国家利益、社会公共利益和政府采购当事人的合法权益，依据《中华人民共和国政府采购法》（以下简称政府采购法）和其他法律、行政法规的有关规定，制定本办法。

第二条　采购人、采购代理机构采用非招标采购方式采购货物、工程和服务的，适用本办法。

本办法所称非招标采购方式，是指竞争性谈判、单一来源采购和询价采购方式。

竞争性谈判是指谈判小组与符合资格条件的供应商就采购货物、工程和服务事宜进行谈判，供应商按照谈判文件的要求提交响应文件和最后报价，采购人从谈判小组提出的成交候选人中确定成交供应商的采购方式。

单一来源采购是指采购人从某一特定供应商处采购货物、工程和服务的采购方式。

询价是指询价小组向符合资格条件的供应商发出采购货物询价通知书，要求供应商一次报出不得更改的价格，采购人从询价小组提出的成交候选人中确定成交供应商的采购方式。

第三条　采购人、采购代理机构采购以下货物、工程和服务之一的，可以采用竞争性谈判、单一来源采购方式采购；采购货物的，还可以采用询价采购方式：

（一）依法制定的集中采购目录以内，且未达到公开招标数额标准的货物、服务；

（二）依法制定的集中采购目录以外、采购限额标准以上，且未达到公开招标数额标准的货物、服务；

（三）达到公开招标数额标准、经批准采用非公开招标方式的货物、服务；

（四）按照招标投标法及其实施条例必须进行招标的工程建设项目以外的政府采购工程。

第二章　一般规定

第四条　达到公开招标数额标准的货物、服务采购项目，拟采用非招标采购方式的，采购人应当在采购活动开始前，报经主管预算单位同意后，向设区的市、自治州以上人民政府财政部门申请批准。

第五条　根据本办法第四条申请采用非招标采购方式采购的，采购人应当向财政部门提交以下材料并对材料的真实性负责：

（一）采购人名称、采购项目名称、项目概况等项目基本情况说明；

（二）项目预算金额、预算批复文件或者资金来源证明；

（三）拟申请采用的采购方式和理由。

第六条 采购人、采购代理机构应当按照政府采购法和本办法的规定组织开展非招标采购活动，并采取必要措施，保证评审在严格保密的情况下进行。

任何单位和个人不得非法干预、影响评审过程和结果。

第七条 竞争性谈判小组或者询价小组由采购人代表和评审专家共 3 人以上单数组成，其中评审专家人数不得少于竞争性谈判小组或者询价小组成员总数的 2/3。采购人不得以评审专家身份参加本部门或本单位采购项目的评审。采购代理机构人员不得参加本机构代理的采购项目的评审。

达到公开招标数额标准的货物或者服务采购项目，或者达到招标规模标准的政府采购工程，竞争性谈判小组或者询价小组应当由 5 人以上单数组成。

采用竞争性谈判、询价方式采购的政府采购项目，评审专家应当从政府采购评审专家库内相关专业的专家名单中随机抽取。技术复杂、专业性强的竞争性谈判采购项目，通过随机方式难以确定合适的评审专家的，经主管预算单位同意，可以自行选定评审专家。技术复杂、专业性强的竞争性谈判采购项目，评审专家中应当包含 1 名法律专家。

第八条 竞争性谈判小组或者询价小组在采购活动过程中应当履行下列职责：

（一）确认或者制定谈判文件、询价通知书；

（二）从符合相应资格条件的供应商名单中确定不少于 3 家的供应商参加谈判或者询价；

（三）审查供应商的响应文件并做出评价；

（四）要求供应商解释或者澄清其响应文件；

（五）编写评审报告；

（六）告知采购人、采购代理机构在评审过程中发现的供应商的违法违规行为。

第九条 竞争性谈判小组或者询价小组成员应当履行下列义务：

（一）遵纪守法，客观、公正、廉洁地履行职责；

（二）根据采购文件的规定独立进行评审，对个人的评审意见承担法律责任；

（三）参与评审报告的起草；

（四）配合采购人、采购代理机构答复供应商提出的质疑；

（五）配合财政部门的投诉处理和监督检查工作。

第十条 谈判文件、询价通知书应当根据采购项目的特点和采购人的实际需求制定，并经采购人书面同意。采购人应当以满足实际需求为原则，不得擅自提高经费预算和资产配置等采购标准。

谈判文件、询价通知书不得要求或者标明供应商名称或者特定货物的品牌，不得含有指向特定供应商的技术、服务等条件。

第十一条 谈判文件、询价通知书应当包括供应商资格条件、采购邀请、采购方式、采购预算、采购需求、采购程序、价格构成或者报价要求、响应文件编制要求、提交响应文件截止时间及地点、保证金交纳数额和形式、评定成交的标准等。

谈判文件除本条第一款规定的内容外，还应当明确谈判小组根据与供应商谈判情况可能实质性变动的内容，包括采购需求中的技术、服务要求以及合同草案条款。

第十二条 采购人、采购代理机构应当通过发布公告、从省级以上财政部门建立的供应商库中随机抽取或者采购人和评审专家分别书面推荐的方式邀请不少于3家符合相应资格条件的供应商参与竞争性谈判或者询价采购活动。

符合政府采购法第二十二条第一款规定条件的供应商可以在采购活动开始前加入供应商库。财政部门不得对供应商申请入库收取任何费用，不得利用供应商库进行地区和行业封锁。

采取采购人和评审专家书面推荐方式选择供应商的，采购人和评审专家应当各自出具书面推荐意见。采购人推荐供应商的比例不得高于推荐供应商总数的50%。

第十三条 供应商应当按照谈判文件、询价通知书的要求编制响应文件，并对其提交的响应文件的真实性、合法性承担法律责任。

第十四条 采购人、采购代理机构可以要求供应商在提交响应文件截止时间之前交纳保证金。保证金应当采用支票、汇票、本票、网上银行支付或者金融机构、担保机构出具的保函等非现金形式交纳。保证金数额应当不超过采购项目预算的2%。

供应商为联合体的，可以由联合体中的一方或者多方共同交纳保证金，其交纳的保证金对联合体各方均具有约束力。

第十五条 供应商应当在谈判文件、询价通知书要求的截止时间前，将响应文件密封送达指定地点。在截止时间后送达的响应文件为无效文件，采购人、采购代理机构或者谈判小组、询价小组应当拒收。

供应商在提交询价响应文件截止时间前，可以对所提交的响应文件进行补充、修改或者撤回，并书面通知采购人、采购代理机构。补充、修改的内容作为响应文件的组成部分。补充、修改的内容与响应文件不一致的，以补充、修改的内容为准。

第十六条 谈判小组、询价小组在对响应文件的有效性、完整性和响应程度进行审查时，可以要求供应商对响应文件中含义不明确、同类问题表述不一致或者有明显文字和计算错误的内容等做出必要的澄清、说明或者更正。供应商的澄清、说明或者更正不得超出响应文件的范围或者改变响应文件的实质性内容。

谈判小组、询价小组要求供应商澄清、说明或者更正响应文件应当以书面形式做出。供应商的澄清、说明或者更正应当由法定代表人或其授权代表签字或者加盖公章。由授权代表签字的，应当附法定代表人授权书。供应商为自然人的，应当由本人签字并附身份证明。

第十七条 谈判小组、询价小组应当根据评审记录和评审结果编写评审报告，其主要内容包括：

（一）邀请供应商参加采购活动的具体方式和相关情况，以及参加采购活动的供应商名单；

（二）评审日期和地点，谈判小组、询价小组成员名单；

（三）评审情况记录和说明，包括对供应商的资格审查情况、供应商响应文件评审情况、谈判情况、报价情况等；

（四）提出的成交候选人的名单及理由。

评审报告应当由谈判小组、询价小组全体人员签字认可。谈判小组、询价小组成员对评审报告有异议的，谈判小组、询价小组按照少数服从多数的原则推荐成交候选人，采购程序继续进行。对评审报告有异议的谈判小组、询价小组成员，应当在报告上签署不同意见并说明理由，由谈判小组、询价小组书面记录相关情况。谈判小组、询价小组成员拒绝在报告上签字又不书面说明其不同意见和理由的，视为同意评审报告。

第十八条 采购人或者采购代理机构应当在成交供应商确定后2个工作日内，在省级以上财政部门指定的媒体上公告成交结果，同时向成交供应商发出成交通知书，并将竞争性谈判文件、询价通知书随成交结果同时公告。成交结果公告应当包括以下内容：

（一）采购人和采购代理机构的名称、地址和联系方式；

（二）项目名称和项目编号；

（三）成交供应商名称、地址和成交金额；

（四）主要成交标的的名称、规格型号、数量、单价、服务要求；

（五）谈判小组、询价小组成员名单及单一来源采购人员名单。

采用书面推荐供应商参加采购活动的，还应当公告采购人和评审专家的推荐意见。

第十九条 采购人与成交供应商应当在成交通知书发出之日起30日内，按照采购文件确定的合同文本以及采购标的、规格型号、采购金额、采购数量、技术和服务要求等事项签订政府采购合同。

采购人不得向成交供应商提出超出采购文件以外的任何要求作为签订合同的条件，不得与成交供应商订立背离采购文件确定的合同文本以及采购标的、规格型号、采购金额、采购数量、技术和服务要求等实质性内容的协议。

第二十条 采购人或者采购代理机构应当在采购活动结束后及时退还供应商的保证金，但因供应商自身原因导致无法及时退还的除外。未成交供应商的保证金应当在成交通知书发出后5个工作日内退还，成交供应商的保证金应当在采购合同签订后5个工作日内退还。

有下列情形之一的，保证金不予退还：

（一）供应商在提交响应文件截止时间后撤回响应文件的；

（二）供应商在响应文件中提供虚假材料的；

（三）除因不可抗力或谈判文件、询价通知书认可的情形以外，成交供应商不与采购人签订合同的；

（四）供应商与采购人、其他供应商或者采购代理机构恶意串通的；

（五）采购文件规定的其他情形。

第二十一条 除资格性审查认定错误和价格计算错误外，采购人或者采购代理机构不得以任何理由组织重新评审。采购人、采购代理机构发现谈判小组、询价小组未按照采购文件规定的评定成交的标准进行评审的，应当重新开展采购活动，并同时书面报告本级财政部门。

第二十二条 除不可抗力等因素外，成交通知书发出后，采购人改变成交结果，或者成交供应商拒绝签订政府采购合同的，应当承担相应的法律责任。

成交供应商拒绝签订政府采购合同的，采购人可以按照本办法第三十六条第二款、第四十九条第二款规定的原则确定其他供应商作为成交供应商并签订政府采购合同，也可以重新开展采购活动。拒绝签订政府采购合同的成交供应商不得参加对该项目重新开展的采购活动。

第二十三条 在采购活动中因重大变故，采购任务取消的，采购人或者采购代理机构应当终止采购活动，通知所有参加采购活动的供应商，并将项目实施情况和采购任务取消原因报送本级财政部门。

第二十四条 采购人或者采购代理机构应当按照采购合同规定的技术、服务等要求组织对供应商履约的验收，并出具验收书。验收书应当包括每一项技术、服务等要求的履约情况。大型或者复杂的项目，应当邀请国家认可的质量检测机构参加验收。验收方成员应当在验收书上签字，并承担相应的法律责任。

第二十五条 谈判小组、询价小组成员以及与评审工作有关的人员不得泄露评审情况以及评审过程中获悉的国家秘密、商业秘密。

第二十六条 采购人、采购代理机构应当妥善保管每项采购活动的采购文件。采购文件包括采购活动记录、采购预算、谈判文件、询价通知书、响应文件、推荐供应商的意见、评审报告、成交供应商确定文件、单一来源采购协商情况记录、合同文本、验收证明、质疑答复、投诉处理决定以及其他有关文件、资料。采购文件可以电子档案方式保存。

采购活动记录至少应当包括下列内容：

（一）采购项目类别、名称；

（二）采购项目预算、资金构成和合同价格；

（三）采购方式，采用该方式的原因及相关说明材料；

（四）选择参加采购活动的供应商的方式及原因；

（五）评定成交的标准及确定成交供应商的原因；

（六）终止采购活动的，终止的原因。

第三章 竞争性谈判

第二十七条 符合下列情形之一的采购项目，可以采用竞争性谈判方式采购：

（一）招标后没有供应商投标或者没有合格标的，或者重新招标未能成立的；

（二）技术复杂或者性质特殊，不能确定详细规格或者具体要求的；

（三）非采购人所能预见的原因或者非采购人拖延造成采用招标所需时间不能满足用户紧急需要的；

（四）因艺术品采购、专利、专有技术或者服务的时间、数量事先不能确定等原因不能事先计算出价格总额的。

公开招标的货物、服务采购项目，招标过程中提交投标文件或者经评审实质性响应招标文件要求的供应商只有两家时，采购人、采购代理机构按照本办法第四条经本级财政部门批准后可以与该两家供应商进行竞争性谈判采购，采购人、采购代理机构应当根据招标文件中的采购需求编制谈判文件，成立谈判小组，由谈判小组对谈判文件进行确认。符合本款情形的，本办法第三十三条、第三十五条中规定的供应商最低数量可以为两家。

第二十八条 符合本办法第二十七条第一款第一项情形和第二款情形，申请采用竞争性谈判采购方式时，除提交本办法第五条第一至三项规定的材料外，还应当提交下列申请材料：

（一）在省级以上财政部门指定的媒体上发布招标公告的证明材料；

（二）采购人、采购代理机构出具的对招标文件和招标过程是否有供应商质疑及质疑处理情况的说明；

（三）评标委员会或者3名以上评审专家出具的招标文件没有不合理条款的论证意见。

第二十九条 从谈判文件发出之日起至供应商提交首次响应文件截止之日止不得少于3个工作日。

提交首次响应文件截止之日前，采购人、采购代理机构或者谈判小组可以对已发出的谈判文件进行必要的澄清或者修改，澄清或者修改的内容作为谈判文件的组成部分。澄清或者修改的内容可能影响响应文件编制的，采购人、采购代理机构或者谈判小组应当在提交首次响应文件截止之日3个工作日前，以书面形式通知所有接收谈判文件的供应商，不足3个工作日的，应当顺延提交首次响应文件截止之日。

第三十条 谈判小组应当对响应文件进行评审，并根据谈判文件规定的程序、评定成交的标准等事项与实质性响应谈判文件要求的供应商进行谈判。未实质性响应谈判文件的响应文件按无效处理，谈判小组应当告知有关供应商。

第三十一条 谈判小组所有成员应当集中与单一供应商分别进行谈判，并给予所有参加谈判的供应商平等的谈判机会。

第三十二条 在谈判过程中，谈判小组可以根据谈判文件和谈判情况实质性变动采购需求中的技术、服务要求以及合同草案条款，但不得变动谈判文件中的其他内容。实质性变动的内容，须经采购人代表确认。

对谈判文件做出的实质性变动是谈判文件的有效组成部分，谈判小组应当及时以书面形式同时通知所有参加谈判的供应商。

供应商应当按照谈判文件的变动情况和谈判小组的要求重新提交响应文件，并由其法定代表人或授权代表签字或者加盖公章。由授权代表签字的，应当附法定代表人授权书。供应商为自然人的，应当由本人签字并附身份证明。

第三十三条 谈判文件能够详细列明采购标的的技术、服务要求的，谈判结束后，谈判小组应当要求所有继续参加谈判的供应商在规定时间内提交最后报价，提交最后报价的供应商不得少于3家。

谈判文件不能详细列明采购标的的技术、服务要求，需经谈判由供应商提供最终设计方案或解决方案的，谈判结束后，谈判小组应当按照少数服从多数的原则投票推荐3家以上供应商的设计方案或者解决方案，并要求其在规定时间内提交最后报价。

最后报价是供应商响应文件的有效组成部分。

第三十四条 已提交响应文件的供应商，在提交最后报价之前，可以根据谈判情况退出谈判。采购人、采购代理机构应当退还退出谈判的供应商的保证金。

第三十五条 谈判小组应当从质量和服务均能满足采购文件实质性响应要求的供

应商中，按照最后报价由低到高的顺序提出3名以上成交候选人，并编写评审报告。

第三十六条 采购代理机构应当在评审结束后2个工作日内将评审报告送采购人确认。

采购人应当在收到评审报告后5个工作日内，从评审报告提出的成交候选人中，根据质量和服务均能满足采购文件实质性响应要求且最后报价最低的原则确定成交供应商，也可以书面授权谈判小组直接确定成交供应商。采购人逾期未确定成交供应商且不提出异议的，视为确定评审报告提出的最后报价最低的供应商为成交供应商。

第三十七条 出现下列情形之一的，采购人或者采购代理机构应当终止竞争性谈判采购活动，发布项目终止公告并说明原因，重新开展采购活动：

（一）因情况变化，不再符合规定的竞争性谈判采购方式适用情形的；

（二）出现影响采购公正的违法、违规行为的；

（三）在采购过程中符合竞争要求的供应商或者报价未超过采购预算的供应商不足3家的，但本办法第二十七条第二款规定的情形除外。

第四章 单一来源采购

第三十八条 属于政府采购法第三十一条第一项情形，且达到公开招标数额的货物、服务项目，拟采用单一来源采购方式的，采购人、采购代理机构在按照本办法第四条报财政部门批准之前，应当在省级以上财政部门指定媒体上公示，并将公示情况一并报财政部门。公示期不得少于5个工作日，公示内容应当包括：

（一）采购人、采购项目名称和内容；

（二）拟采购的货物或者服务的说明；

（三）采用单一来源采购方式的原因及相关说明；

（四）拟定的唯一供应商名称、地址；

（五）专业人员对相关供应商因专利、专有技术等原因具有唯一性的具体论证意见，以及专业人员的姓名、工作单位和职称；

（六）公示的期限；

（七）采购人、采购代理机构、财政部门的联系地址、联系人和联系电话。

第三十九条 任何供应商、单位或者个人对采用单一来源采购方式公示有异议的，可以在公示期内将书面意见反馈给采购人、采购代理机构，并同时抄送相关财政部门。

第四十条 采购人、采购代理机构收到对采用单一来源采购方式公示的异议后，应当在公示期满后5个工作日内，组织补充论证，论证后认为异议成立的，应当依法采取其他采购方式；论证后认为异议不成立的，应当将异议意见、论证意见与公示情况一并报相关财政部门。

采购人、采购代理机构应当将补充论证的结论告知提出异议的供应商、单位或者个人。

第四十一条 采用单一来源采购方式采购的，采购人、采购代理机构应当组织具有相关经验的专业人员与供应商商定合理的成交价格并保证采购项目质量。

第四十二条 单一来源采购人员应当编写协商情况记录，主要内容包括：

（一）依据本办法第三十八条进行公示的，公示情况说明；

（二）协商日期和地点，采购人员名单；

（三）供应商提供的采购标的成本、同类项目合同价格以及相关专利、专有技术等情况说明；

（四）合同主要条款及价格商定情况。

协商情况记录应当由采购全体人员签字认可。对记录有异议的采购人员，应当签署不同意见并说明理由。采购人员拒绝在记录上签字又不书面说明其不同意见和理由的，视为同意。

第四十三条 出现下列情形之一的，采购人或者采购代理机构应当终止采购活动，发布项目终止公告并说明原因，重新开展采购活动：

（一）因情况变化，不再符合规定的单一来源采购方式适用情形的；

（二）出现影响采购公正的违法、违规行为的；

（三）报价超过采购预算的。

第五章 询 价

第四十四条 询价采购需求中的技术、服务等要求应当完整、明确，符合相关法律、行政法规和政府采购政策的规定。

第四十五条 从询价通知书发出之日起至供应商提交响应文件截止之日止不得少于3个工作日。

提交响应文件截止之日前，采购人、采购代理机构或者询价小组可以对已发出的询价通知书进行必要的澄清或者修改，澄清或者修改的内容作为询价通知书的组成部分。澄清或者修改的内容可能影响响应文件编制的，采购人、采购代理机构或者询价小组应当在提交响应文件截止之日3个工作日前，以书面形式通知所有接收询价通知书的供应商，不足3个工作日的，应当顺延提交响应文件截止之日。

第四十六条 询价小组在询价过程中，不得改变询价通知书所确定的技术和服务等要求、评审程序、评定成交的标准和合同文本等事项。

第四十七条 参加询价采购活动的供应商，应当按照询价通知书的规定一次报出不得更改的价格。

第四十八条 询价小组应当从质量和服务均能满足采购文件实质性响应要求的供应商中，按照报价由低到高的顺序提出3名以上成交候选人，并编写评审报告。

第四十九条 采购代理机构应当在评审结束后2个工作日内将评审报告送采购人确认。

采购人应当在收到评审报告后5个工作日内，从评审报告提出的成交候选人中，根据质量和服务均能满足采购文件实质性响应要求且报价最低的原则确定成交供应商，也可以书面授权询价小组直接确定成交供应商。采购人逾期未确定成交供应商且不提出异议的，视为确定评审报告提出的最后报价最低的供应商为成交供应商。

第五十条 出现下列情形之一的，采购人或者采购代理机构应当终止询价采购活动，发布项目终止公告并说明原因，重新开展采购活动：

（一）因情况变化，不再符合规定的询价采购方式适用情形的；

（二）出现影响采购公正的违法、违规行为的；

（三）在采购过程中符合竞争要求的供应商或者报价未超过采购预算的供应商不足3家的。

第六章　法律责任

第五十一条　采购人、采购代理机构有下列情形之一的，责令限期改正，给予警告；有关法律、行政法规规定处以罚款的，并处罚款；涉嫌犯罪的，依法移送司法机关处理：

（一）未按照本办法规定在指定媒体上发布政府采购信息的；

（二）未按照本办法规定组成谈判小组、询价小组的；

（三）在询价采购过程中与供应商进行协商谈判的；

（四）未按照政府采购法和本办法规定的程序和要求确定成交候选人的；

（五）泄露评审情况以及评审过程中获悉的国家秘密、商业秘密的。

采购代理机构有前款情形之一，情节严重的，暂停其政府采购代理机构资格3至6个月；情节特别严重或者逾期不改正的，取消其政府采购代理机构资格。

第五十二条　采购人有下列情形之一的，责令限期改正，给予警告；有关法律、行政法规规定处以罚款的，并处罚款：

（一）未按照政府采购法和本办法的规定采用非招标采购方式的；

（二）未按照政府采购法和本办法的规定确定成交供应商的；

（三）未按照采购文件确定的事项签订政府采购合同，或者与成交供应商另行订立背离合同实质性内容的协议的；

（四）未按规定将政府采购合同副本报本级财政部门备案的。

第五十三条　采购人、采购代理机构有本办法第五十一条、第五十二条规定情形之一，且情节严重或者拒不改正的，其直接负责的主管人员和其他直接责任人员属于国家机关工作人员的，由任免机关或者监察机关依法给予处分，并予通报。

第五十四条　成交供应商有下列情形之一的，责令限期改正，情节严重的，列入不良行为记录名单，在1至3年内禁止参加政府采购活动，并予以通报：

（一）未按照采购文件确定的事项签订政府采购合同，或者与采购人另行订立背离合同实质性内容的协议的；

（二）成交后无正当理由不与采购人签订合同的；

（三）拒绝履行合同义务的。

第五十五条　谈判小组、询价小组成员有下列行为之一的，责令改正，给予警告；有关法律、行政法规规定处以罚款的，并处罚款；涉嫌犯罪的，依法移送司法机关处理：

（一）收受采购人、采购代理机构、供应商、其他利害关系人的财物或者其他不正当利益的；

（二）泄露评审情况以及评审过程中获悉的国家秘密、商业秘密的；

（三）明知与供应商有利害关系而不依法回避的；

（四）在评审过程中擅离职守，影响评审程序正常进行的；

（五）在评审过程中有明显不合理或者不正当倾向性的；

（六）未按照采购文件规定的评定成交的标准进行评审的。

评审专家有前款情形之一，情节严重的，取消其政府采购评审专家资格，不得再参加任何政府采购项目的评审，并在财政部门指定的政府采购信息发布媒体上予以公告。

第五十六条 有本办法第五十一条、第五十二条、第五十五条违法行为之一，并且影响或者可能影响成交结果的，应当按照下列情形分别处理：

（一）未确定成交供应商的，终止本次采购活动，依法重新开展采购活动；

（二）已确定成交供应商但采购合同尚未履行的，撤销合同，从合格的成交候选人中另行确定成交供应商，没有合格的成交候选人的，重新开展采购活动；

（三）采购合同已经履行的，给采购人、供应商造成损失的，由责任人依法承担赔偿责任。

第五十七条 政府采购当事人违反政府采购法和本办法规定，给他人造成损失的，应当依照有关民事法律规定承担民事责任。

第五十八条 任何单位或者个人非法干预、影响评审过程或者结果的，责令改正；该单位责任人或者个人属于国家机关工作人员的，由任免机关或者监察机关依法给予处分。

第五十九条 财政部门工作人员在实施监督管理过程中违法干预采购活动或者滥用职权、玩忽职守、徇私舞弊的，依法给予处分；涉嫌犯罪的，依法移送司法机关处理。

第七章 附 则

第六十条 本办法所称主管预算单位是指负有编制部门预算职责，向同级财政部门申报预算的国家机关、事业单位和团体组织。

第六十一条 各省、自治区、直辖市人民政府财政部门可以根据本办法制定具体实施办法。

第六十二条 本办法自 2014 年 2 月 1 日起施行。

政府采购质疑和投诉办法

（2017 年 12 月 26 日财政部令第 94 号发布）

第一章　总　则

第一条　为了规范政府采购质疑和投诉行为，保护参加政府采购活动当事人的合法权益，根据《中华人民共和国政府采购法》《中华人民共和国政府采购法实施条例》和其他有关法律法规规定，制定本办法。

第二条　本办法适用于政府采购质疑的提出和答复、投诉的提起和处理。

第三条　政府采购供应商（以下简称供应商）提出质疑和投诉应当坚持依法依规、诚实信用原则。

第四条　政府采购质疑答复和投诉处理应当坚持依法依规、权责对等、公平公正、简便高效原则。

第五条　采购人负责供应商质疑答复。采购人委托采购代理机构采购的，采购代理机构在委托授权范围内做出答复。

县级以上各级人民政府财政部门（以下简称财政部门）负责依法处理供应商投诉。

第六条　供应商投诉按照采购人所属预算级次，由本级财政部门处理。

跨区域联合采购项目的投诉，采购人所属预算级次相同的，由采购文件事先约定的财政部门负责处理，事先未约定的，由最先收到投诉的财政部门负责处理；采购人所属预算级次不同的，由预算级次最高的财政部门负责处理。

第七条　采购人、采购代理机构应当在采购文件中载明接收质疑函的方式、联系部门、联系电话和通信地址等信息。

县级以上财政部门应当在省级以上财政部门指定的政府采购信息发布媒体公布受理投诉的方式、联系部门、联系电话和通信地址等信息。

第八条　供应商可以委托代理人进行质疑和投诉。其授权委托书应当载明代理人的姓名或者名称、代理事项、具体权限、期限和相关事项。供应商为自然人的，应当由本人签字；供应商为法人或者其他组织的，应当由法定代表人、主要负责人签字或者盖章，并加盖公章。

代理人提出质疑和投诉，应当提交供应商签署的授权委托书。

第九条　以联合体形式参加政府采购活动的，其投诉应当由组成联合体的所有供应商共同提出。

第二章　质疑提出与答复

第十条　供应商认为采购文件、采购过程、中标或者成交结果使自己的权益受到损害的，可以在知道或者应知其权益受到损害之日起7个工作日内，以书面形式向采购人、采购代理机构提出质疑。

采购文件可以要求供应商在法定质疑期内一次性提出针对同一采购程序环节的质疑。

第十一条　提出质疑的供应商（以下简称质疑供应商）应当是参与所质疑项目采购活动的供应商。

潜在供应商已依法获取其可质疑的采购文件的，可以对该文件提出质疑。对采购文件提出质疑的，应当在获取采购文件或者采购文件公告期限届满之日起7个工作日内提出。

第十二条　供应商提出质疑应当提交质疑函和必要的证明材料。质疑函应当包括下列内容：

（一）供应商的姓名或者名称、地址、邮编、联系人及联系电话；

（二）质疑项目的名称、编号；

（三）具体、明确的质疑事项和与质疑事项相关的请求；

（四）事实依据；

（五）必要的法律依据；

（六）提出质疑的日期。

供应商为自然人的，应当由本人签字；供应商为法人或者其他组织的，应当由法定代表人、主要负责人，或者其授权代表签字或者盖章，并加盖公章。

第十三条　采购人、采购代理机构不得拒收质疑供应商在法定质疑期内发出的质疑函，应当在收到质疑函后7个工作日内做出答复，并以书面形式通知质疑供应商和其他有关供应商。

第十四条　供应商对评审过程、中标或者成交结果提出质疑的，采购人、采购代理机构可以组织原评标委员会、竞争性谈判小组、询价小组或者竞争性磋商小组协助答复质疑。

第十五条　质疑答复应当包括下列内容：

（一）质疑供应商的姓名或者名称；

（二）收到质疑函的日期、质疑项目名称及编号；

（三）质疑事项、质疑答复的具体内容、事实依据和法律依据；

（四）告知质疑供应商依法投诉的权利；

（五）质疑答复人名称；

（六）答复质疑的日期。

质疑答复的内容不得涉及商业秘密。

第十六条　采购人、采购代理机构认为供应商质疑不成立，或者成立但未对中标、成交结果构成影响的，继续开展采购活动；认为供应商质疑成立且影响或者可能影响中标、成交结果的，按照下列情况处理：

（一）对采购文件提出的质疑，依法通过澄清或者修改可以继续开展采购活动的，澄清或者修改采购文件后继续开展采购活动；否则应当修改采购文件后重新开展采购活动。

（二）对采购过程、中标或者成交结果提出的质疑，合格供应商符合法定数量时，可以从合格的中标或者成交候选人中另行确定中标、成交供应商的，应当依法另行确定中标、成交供应商；否则应当重新开展采购活动。

质疑答复导致中标、成交结果改变的，采购人或者采购代理机构应当将有关情况书面报告本级财政部门。

第三章　投诉提起

第十七条　质疑供应商对采购人、采购代理机构的答复不满意，或者采购人、采购代理机构未在规定时间内做出答复的，可以在答复期满后 15 个工作日内向本办法第六条规定的财政部门提起投诉。

第十八条　投诉人投诉时，应当提交投诉书和必要的证明材料，并按照被投诉采购人、采购代理机构（以下简称被投诉人）和与投诉事项有关的供应商数量提供投诉书的副本。投诉书应当包括下列内容：

（一）投诉人和被投诉人的姓名或者名称、通信地址、邮编、联系人及联系电话；

（二）质疑和质疑答复情况说明及相关证明材料；

（三）具体、明确的投诉事项和与投诉事项相关的投诉请求；

（四）事实依据；

（五）法律依据；

（六）提起投诉的日期。

投诉人为自然人的，应当由本人签字；投诉人为法人或者其他组织的，应当由法定代表人、主要负责人，或者其授权代表签字或者盖章，并加盖公章。

第十九条　投诉人应当根据本办法第七条第二款规定的信息内容，并按照其规定的方式提起投诉。

投诉人提起投诉应当符合下列条件：

（一）提起投诉前已依法进行质疑；

（二）投诉书内容符合本办法的规定；

（三）在投诉有效期限内提起投诉；

（四）同一投诉事项未经财政部门投诉处理；

（五）财政部规定的其他条件。

第二十条　供应商投诉的事项不得超出已质疑事项的范围，但基于质疑答复内容提出的投诉事项除外。

第四章　投诉处理

第二十一条　财政部门收到投诉书后，应当在 5 个工作日内进行审查，审查后按照下列情况处理：

（一）投诉书内容不符合本办法第十八条规定的，应当在收到投诉书 5 个工作日内一次性书面通知投诉人补正。补正通知应当载明需要补正的事项和合理的补正期限。未按照补正期限进行补正或者补正后仍不符合规定的，不予受理。

（二）投诉不符合本办法第十九条规定条件的，应当在3个工作日内书面告知投诉人不予受理，并说明理由。

（三）投诉不属于本部门管辖的，应当在3个工作日内书面告知投诉人向有管辖权的部门提起投诉。

（四）投诉符合本办法第十八条、第十九条规定的，自收到投诉书之日起即为受理，并在收到投诉后8个工作日内向被投诉人和其他与投诉事项有关的当事人发出投诉答复通知书及投诉书副本。

第二十二条 被投诉人和其他与投诉事项有关的当事人应当在收到投诉答复通知书及投诉书副本之日起5个工作日内，以书面形式向财政部门做出说明，并提交相关证据、依据和其他有关材料。

第二十三条 财政部门处理投诉事项原则上采用书面审查的方式。财政部门认为有必要时，可以进行调查取证或者组织质证。

财政部门可以根据法律、法规规定或者职责权限，委托相关单位或者第三方开展调查取证、检验、检测、鉴定。

质证应当通知相关当事人到场，并制作质证笔录。质证笔录应当由当事人签字确认。

第二十四条 财政部门依法进行调查取证时，投诉人、被投诉人以及与投诉事项有关的单位及人员应当如实反映情况，并提供财政部门所需要的相关材料。

第二十五条 应当由投诉人承担举证责任的投诉事项，投诉人未提供相关证据、依据和其他有关材料的，视为该投诉事项不成立；被投诉人未按照投诉答复通知书要求提交相关证据、依据和其他有关材料的，视同其放弃说明权利，依法承担不利后果。

第二十六条 财政部门应当自收到投诉之日起30个工作日内，对投诉事项做出处理决定。

第二十七条 财政部门处理投诉事项，需要检验、检测、鉴定、专家评审以及需要投诉人补正材料的，所需时间不计算在投诉处理期限内。

前款所称所需时间，是指财政部门向相关单位、第三方、投诉人发出相关文书、补正通知之日至收到相关反馈文书或材料之日。

财政部门向相关单位、第三方开展检验、检测、鉴定、专家评审的，应当将所需时间告知投诉人。

第二十八条 财政部门在处理投诉事项期间，可以视具体情况书面通知采购人和采购代理机构暂停采购活动，暂停采购活动时间最长不得超过30日。

采购人和采购代理机构收到暂停采购活动通知后应当立即中止采购活动，在法定的暂停期限结束前或者财政部门发出恢复采购活动通知前，不得进行该项采购活动。

第二十九条 投诉处理过程中，有下列情形之一的，财政部门应当驳回投诉：

（一）受理后发现投诉不符合法定受理条件；

（二）投诉事项缺乏事实依据，投诉事项不成立；

（三）投诉人捏造事实或者提供虚假材料；

（四）投诉人以非法手段取得证明材料。证据来源的合法性存在明显疑问，投诉人无法证明其取得方式合法的，视为以非法手段取得证明材料。

第三十条 财政部门受理投诉后，投诉人书面申请撤回投诉的，财政部门应当终止投诉处理程序，并书面告知相关当事人。

第三十一条 投诉人对采购文件提起的投诉事项，财政部门经查证属实的，应当认定投诉事项成立。经认定成立的投诉事项不影响采购结果的，继续开展采购活动；影响或者可能影响采购结果的，财政部门按照下列情况处理：

（一）未确定中标或者成交供应商的，责令重新开展采购活动。

（二）已确定中标或者成交供应商但尚未签订政府采购合同的，认定中标或者成交结果无效，责令重新开展采购活动。

（三）政府采购合同已经签订但尚未履行的，撤销合同，责令重新开展采购活动。

（四）政府采购合同已经履行，给他人造成损失的，相关当事人可依法提起诉讼，由责任人承担赔偿责任。

第三十二条 投诉人对采购过程或者采购结果提起的投诉事项，财政部门经查证属实的，应当认定投诉事项成立。经认定成立的投诉事项不影响采购结果的，继续开展采购活动；影响或者可能影响采购结果的，财政部门按照下列情况处理：

（一）未确定中标或者成交供应商的，责令重新开展采购活动。

（二）已确定中标或者成交供应商但尚未签订政府采购合同的，认定中标或者成交结果无效。合格供应商符合法定数量时，可以从合格的中标或者成交候选人中另行确定中标或者成交供应商的，应当要求采购人依法另行确定中标、成交供应商；否则责令重新开展采购活动。

（三）政府采购合同已经签订但尚未履行的，撤销合同。合格供应商符合法定数量时，可以从合格的中标或者成交候选人中另行确定中标或者成交供应商的，应当要求采购人依法另行确定中标、成交供应商；否则责令重新开展采购活动。

（四）政府采购合同已经履行，给他人造成损失的，相关当事人可依法提起诉讼，由责任人承担赔偿责任。

投诉人对废标行为提起的投诉事项成立的，财政部门应当认定废标行为无效。

第三十三条 财政部门做出处理决定，应当制作投诉处理决定书，并加盖公章。投诉处理决定书应当包括下列内容：

（一）投诉人和被投诉人的姓名或者名称、通信地址等；

（二）处理决定查明的事实和相关依据，具体处理决定和法律依据；

（三）告知相关当事人申请行政复议的权利、行政复议机关和行政复议申请期限，以及提起行政诉讼的权利和起诉期限；

（四）做出处理决定的日期。

第三十四条 财政部门应当将投诉处理决定书送达投诉人和与投诉事项有关的当事人，并及时将投诉处理结果在省级以上财政部门指定的政府采购信息发布媒体上公告。

投诉处理决定书的送达，参照《中华人民共和国民事诉讼法》关于送达的规定执行。

第三十五条 财政部门应当建立投诉处理档案管理制度，并配合有关部门依法进行的监督检查。

第五章 法律责任

第三十六条 采购人、采购代理机构有下列情形之一的，由财政部门责令限期改正；情节严重的，给予警告，对直接负责的主管人员和其他直接责任人员，由其行政主管部门或者有关机关给予处分，并予通报：

（一）拒收质疑供应商在法定质疑期内发出的质疑函；

（二）对质疑不予答复或者答复与事实明显不符，并不能做出合理说明；

（三）拒绝配合财政部门处理投诉事宜。

第三十七条 投诉人在全国范围12个月内三次以上投诉查无实据的，由财政部门列入不良行为记录名单。

投诉人有下列行为之一的，属于虚假、恶意投诉，由财政部门列入不良行为记录名单，禁止其1至3年内参加政府采购活动：

（一）捏造事实；

（二）提供虚假材料；

（三）以非法手段取得证明材料。证据来源的合法性存在明显疑问，投诉人无法证明其取得方式合法的，视为以非法手段取得证明材料。

第三十八条 财政部门及其工作人员在履行投诉处理职责中违反本办法规定及存在其他滥用职权、玩忽职守、徇私舞弊等违法违纪行为的，依照《中华人民共和国政府采购法》《中华人民共和国公务员法》《中华人民共和国行政监察法》《中华人民共和国政府采购法实施条例》等国家有关规定追究相应责任；涉嫌犯罪的，依法移送司法机关处理。

第六章 附 则

第三十九条 质疑函和投诉书应当使用中文。质疑函和投诉书的范本，由财政部制定。

第四十条 相关当事人提供外文书证或者外国语视听资料的，应当附有中文译本，由翻译机构盖章或者翻译人员签名。

相关当事人向财政部门提供的在中华人民共和国领域外形成的证据，应当说明来源，经所在国公证机关证明，并经中华人民共和国驻该国使领馆认证，或者履行中华人民共和国与证据所在国订立的有关条约中规定的证明手续。

相关当事人提供的在香港特别行政区、澳门特别行政区和台湾地区内形成的证据，应当履行相关的证明手续。

第四十一条 财政部门处理投诉不得向投诉人和被投诉人收取任何费用。但因处理投诉发生的第三方检验、检测、鉴定等费用，由提出申请的供应商先行垫付。投诉处理决定明确双方责任后，按照“谁过错谁负担”的原则由承担责任的一方负担；双方都有责任的，由双方合理分担。

第四十二条 本办法规定的期间开始之日，不计算在期间内。期间届满的最后一日是节假日的，以节假日后的第一日为期间届满的日期。期间不包括在途时间，质疑和投诉文书在期满前交邮的，不算过期。

本办法规定的“以上”“以下”均含本数。

第四十三条 对在质疑答复和投诉处理过程中知悉的国家秘密、商业秘密、个人隐私和依法不予公开的信息，财政部门、采购人、采购代理机构等相关知情人应当保密。

第四十四条 省级财政部门可以根据本办法制定具体实施办法。

第四十五条 本办法自2018年3月1日起施行。财政部2004年8月11日发布的《政府采购供应商投诉处理办法》（财政部令第20号）同时废止。

政府采购竞争性磋商采购方式管理暂行办法

（2014 年 12 月 31 日财政部财库〔2014〕214 号发布）

第一章 总 则

第一条 为了规范政府采购行为，维护国家利益、社会公共利益和政府采购当事人的合法权益，依据《中华人民共和国政府采购法》（以下简称政府采购法）第二十六条第一款第六项规定，制定本办法。

第二条 本办法所称竞争性磋商采购方式，是指采购人、政府采购代理机构通过组建竞争性磋商小组（以下简称磋商小组）与符合条件的供应商就采购货物、工程和服务事宜进行磋商，供应商按照磋商文件的要求提交响应文件和报价，采购人从磋商小组评审后提出的候选供应商名单中确定成交供应商的采购方式。

第三条 符合下列情形的项目，可以采用竞争性磋商方式开展采购：

（一）政府购买服务项目；

（二）技术复杂或者性质特殊，不能确定详细规格或者具体要求的；

（三）因艺术品采购、专利、专有技术或者服务的时间、数量事先不能确定等原因不能事先计算出价格总额的；

（四）市场竞争不充分的科研项目，以及需要扶持的科技成果转化项目；

（五）按照招标投标法及其实施条例必须进行招标的工程建设项目以外的工程建设项目。

第二章 磋商程序

第四条 达到公开招标数额标准的货物、服务采购项目，拟采用竞争性磋商采购方式的，采购人应当在采购活动开始前，报经主管预算单位同意后，依法向设区的市、自治州以上人民政府财政部门申请批准。

第五条 采购人、采购代理机构应当按照政府采购法和本办法的规定组织开展竞争性磋商，并采取必要措施，保证磋商在严格保密的情况下进行。

任何单位和个人不得非法干预、影响磋商过程和结果。

第六条 采购人、采购代理机构应当通过发布公告、从省级以上财政部门建立的供应商库中随机抽取或者采购人和评审专家分别书面推荐的方式邀请不少于 3 家符合相应资格条件的供应商参与竞争性磋商采购活动。

符合政府采购法第二十二条第一款规定条件的供应商可以在采购活动开始前加入供应商库。财政部门不得对供应商申请入库收取任何费用，不得利用供应商库进行地区和行业封锁。

采取采购人和评审专家书面推荐方式选择供应商的，采购人和评审专家应当各自出具书面推荐意见。采购人推荐供应商的比例不得高于推荐供应商总数的50%。

第七条 采用公告方式邀请供应商的，采购人、采购代理机构应当在省级以上人民政府财政部门指定的政府采购信息发布媒体发布竞争性磋商公告。竞争性磋商公告应当包括以下主要内容：

（一）采购人、采购代理机构的名称、地点和联系方法；

（二）采购项目的名称、数量、简要规格描述或项目基本概况介绍；

（三）采购项目的预算；

（四）供应商资格条件；

（五）获取磋商文件的时间、地点、方式及磋商文件售价；

（六）响应文件提交的截止时间、开启时间及地点；

（七）采购项目联系人姓名和电话。

第八条 竞争性磋商文件（以下简称磋商文件）应当根据采购项目的特点和采购人的实际需求制定，并经采购人书面同意。采购人应当以满足实际需求为原则，不得擅自提高经费预算和资产配置等采购标准。

磋商文件不得要求或者标明供应商名称或者特定货物的品牌，不得含有指向特定供应商的技术、服务等条件。

第九条 磋商文件应当包括供应商资格条件、采购邀请、采购方式、采购预算、采购需求、政府采购政策要求、评审程序、评审方法、评审标准、价格构成或者报价要求、响应文件编制要求、保证金交纳数额和形式以及不予退还保证金的情形、磋商过程中可能实质性变动的内容、响应文件提交的截止时间、开启时间及地点以及合同草案条款等。

第十条 从磋商文件发出之日起至供应商提交首次响应文件截止之日止不得少于10日。

磋商文件售价应当按照弥补磋商文件制作成本费用的原则确定，不得以营利为目的，不得以项目预算金额作为确定磋商文件售价依据。磋商文件的发售期限自开始之日起不得少于5个工作日。

提交首次响应文件截止之日前，采购人、采购代理机构或者磋商小组可以对已发出的磋商文件进行必要的澄清或者修改，澄清或者修改的内容作为磋商文件的组成部分。澄清或者修改的内容可能影响响应文件编制的，采购人、采购代理机构应当在提交首次响应文件截止时间至少5日前，以书面形式通知所有获取磋商文件的供应商；不足5日的，采购人、采购代理机构应当顺延提交首次响应文件截止时间。

第十一条 供应商应当按照磋商文件的要求编制响应文件，并对其提交的响应文件的真实性、合法性承担法律责任。

第十二条 采购人、采购代理机构可以要求供应商在提交响应文件截止时间之前交纳磋商保证金。磋商保证金应当采用支票、汇票、本票或者金融机构、担保机构出具的保函等非现金形式交纳。磋商保证金数额应当不超过采购项目预算的2%。供应商未按照磋商文件要求提交磋商保证金的，响应无效。

供应商为联合体的，可以由联合体中的一方或者多方共同交纳磋商保证金，其交纳的保证金对联合体各方均具有约束力。

第十三条 供应商应当在磋商文件要求的截止时间前，将响应文件密封送达指定地点。在截止时间后送达的响应文件为无效文件，采购人、采购代理机构或者磋商小组应当拒收。

供应商在提交响应文件截止时间前，可以对所提交的响应文件进行补充、修改或者撤回，并书面通知采购人、采购代理机构。补充、修改的内容作为响应文件的组成部分。补充、修改的内容与响应文件不一致的，以补充、修改的内容为准。

第十四条 磋商小组由采购人代表和评审专家共 3 人以上单数组成，其中评审专家人数不得少于磋商小组成员总数的2/3。采购人代表不得以评审专家身份参加本部门或本单位采购项目的评审。采购代理机构人员不得参加本机构代理的采购项目的评审。

采用竞争性磋商方式的政府采购项目，评审专家应当从政府采购评审专家库内相关专业的专家名单中随机抽取。符合本办法第三条第四项规定情形的项目，以及情况特殊、通过随机方式难以确定合适的评审专家的项目，经主管预算单位同意，可以自行选定评审专家。技术复杂、专业性强的采购项目，评审专家中应当包含 1 名法律专家。

第十五条 评审专家应当遵守评审工作纪律，不得泄露评审情况和评审中获悉的商业秘密。

磋商小组在评审过程中发现供应商有行贿、提供虚假材料或者串通等违法行为的，应当及时向财政部门报告。

评审专家在评审过程中受到非法干涉的，应当及时向财政、监察等部门举报。

第十六条 磋商小组成员应当按照客观、公正、审慎的原则，根据磋商文件规定的评审程序、评审方法和评审标准进行独立评审。未实质性响应磋商文件的响应文件按无效响应处理，磋商小组应当告知提交响应文件的供应商。

磋商文件内容违反国家有关强制性规定的，磋商小组应当停止评审并向采购人或者采购代理机构说明情况。

第十七条 采购人、采购代理机构不得向磋商小组中的评审专家作倾向性、误导性的解释或者说明。

采购人、采购代理机构可以视采购项目的具体情况，组织供应商进行现场考察或召开磋商前答疑会，但不得单独或分别组织只有一个供应商参加的现场考察和答疑会。

第十八条 磋商小组在对响应文件的有效性、完整性和响应程度进行审查时，可以要求供应商对响应文件中含义不明确、同类问题表述不一致或者有明显文字和计算错误的内容等做出必要的澄清、说明或者更正。供应商的澄清、说明或者更正不得超出响应文件的范围或者改变响应文件的实质性内容。

磋商小组要求供应商澄清、说明或者更正响应文件应当以书面形式做出。供应商的澄清、说明或者更正应当由法定代表人或其授权代表签字或者加盖公章。由授权代表签字的，应当附法定代表人授权书。供应商为自然人的，应当由本人签字并附身份证明。

第十九条 磋商小组所有成员应当集中与单一供应商分别进行磋商，并给予所有参加磋商的供应商平等的磋商机会。

第二十条 在磋商过程中，磋商小组可以根据磋商文件和磋商情况实质性变动采购需求中的技术、服务要求以及合同草案条款，但不得变动磋商文件中的其他内容。实质性变动的内容，须经采购人代表确认。

对磋商文件做出的实质性变动是磋商文件的有效组成部分，磋商小组应当及时以书面形式同时通知所有参加磋商的供应商。

供应商应当按照磋商文件的变动情况和磋商小组的要求重新提交响应文件，并由其法定代表人或授权代表签字或者加盖公章。由授权代表签字的，应当附法定代表人授权书。供应商为自然人的，应当由本人签字并附身份证明。

第二十一条 磋商文件能够详细列明采购标的的技术、服务要求的，磋商结束后，磋商小组应当要求所有实质性响应的供应商在规定时间内提交最后报价，提交最后报价的供应商不得少于 3 家。

磋商文件不能详细列明采购标的的技术、服务要求，需经磋商由供应商提供最终设计方案或解决方案的，磋商结束后，磋商小组应当按照少数服从多数的原则投票推荐 3 家以上供应商的设计方案或者解决方案，并要求其在规定时间内提交最后报价。

最后报价是供应商响应文件的有效组成部分。符合本办法第三条第四项情形的，提交最后报价的供应商可以为 2 家。

第二十二条 已提交响应文件的供应商，在提交最后报价之前，可以根据磋商情况退出磋商。采购人、采购代理机构应当退还退出磋商的供应商的磋商保证金。

第二十三条 经磋商确定最终采购需求和提交最后报价的供应商后，由磋商小组采用综合评分法对提交最后报价的供应商的响应文件和最后报价进行综合评分。

综合评分法，是指响应文件满足磋商文件全部实质性要求且按评审因素的量化指标评审得分最高的供应商为成交候选供应商的评审方法。

第二十四条 综合评分法评审标准中的分值设置应当与评审因素的量化指标相对应。磋商文件中没有规定的评审标准不得作为评审依据。

评审时，磋商小组各成员应当独立对每个有效响应的文件进行评价、打分，然后汇总每个供应商每项评分因素的得分。

综合评分法货物项目的价格分值占总分值的比重（即权值）为 30% 至 60%，服务项目的价格分值占总分值的比重（即权值）为 10% 至 30%。采购项目中含不同采购对象的，以占项目资金比例最高的采购对象确定其项目属性。符合本办法第三条第三项的规定和执行统一价格标准的项目，其价格不列为评分因素。有特殊情况需要在上述规定范围外设定价格分权重的，应当经本级人民政府财政部门审核同意。

综合评分法中的价格分统一采用低价优先法计算，即满足磋商文件要求且最后报价最低的供应商的价格为磋商基准价，其价格分为满分。其他供应商的价格分统一按照下列公式计算：

磋商报价得分 =（磋商基准价/最后磋商报价）× 价格权值 × 100

项目评审过程中，不得去掉最后报价中的最高报价和最低报价。

第二十五条 磋商小组应当根据综合评分情况，按照评审得分由高到低顺序推荐 3 名以上成交候选供应商，并编写评审报告。符合本办法第二十一条第三款情形的，可以推荐2家成交候选供应商。评审得分相同的，按照最后报价由低到高的顺序推荐。评审得分且最后报价相同的，按照技术指标优劣顺序推荐。

第二十六条 评审报告应当包括以下主要内容：

（一）邀请供应商参加采购活动的具体方式和相关情况；

（二）响应文件开启日期和地点；

（三）获取磋商文件的供应商名单和磋商小组成员名单；

（四）评审情况记录和说明，包括对供应商的资格审查情况、供应商响应文件评审情况、磋商情况、报价情况等；

（五）提出的成交候选供应商的排序名单及理由。

第二十七条 评审报告应当由磋商小组全体人员签字认可。磋商小组成员对评审报告有异议的，磋商小组按照少数服从多数的原则推荐成交候选供应商，采购程序继续进行。对评审报告有异议的磋商小组成员，应当在报告上签署不同意见并说明理由，由磋商小组书面记录相关情况。磋商小组成员拒绝在报告上签字又不书面说明其不同意见和理由的，视为同意评审报告。

第二十八条 采购代理机构应当在评审结束后2个工作日内将评审报告送采购人确认。

采购人应当在收到评审报告后5个工作日内，从评审报告提出的成交候选供应商中，按照排序由高到低的原则确定成交供应商，也可以书面授权磋商小组直接确定成交供应商。采购人逾期未确定成交供应商且不提出异议的，视为确定评审报告提出的排序第一的供应商为成交供应商。

第二十九条 采购人或者采购代理机构应当在成交供应商确定后2个工作日内，在省级以上财政部门指定的政府采购信息发布媒体上公告成交结果，同时向成交供应商发出成交通知书，并将磋商文件随成交结果同时公告。成交结果公告应当包括以下内容：

（一）采购人和采购代理机构的名称、地址和联系方式；

（二）项目名称和项目编号；

（三）成交供应商名称、地址和成交金额；

（四）主要成交标的的名称、规格型号、数量、单价、服务要求；

（五）磋商小组成员名单。

采用书面推荐供应商参加采购活动的，还应当公告采购人和评审专家的推荐意见。

第三十条 采购人与成交供应商应当在成交通知书发出之日起30日内，按照磋商文件确定的合同文本以及采购标的、规格型号、采购金额、采购数量、技术和服务要求等事项签订政府采购合同。

采购人不得向成交供应商提出超出磋商文件以外的任何要求作为签订合同的条件，不得与成交供应商订立背离磋商文件确定的合同文本以及采购标的、规格型号、采购金额、采购数量、技术和服务要求等实质性内容的协议。

第三十一条 采购人或者采购代理机构应当在采购活动结束后及时退还供应商的磋商保证金，但因供应商自身原因导致无法及时退还的除外。未成交供应商的磋商保证金应当在成交通知书发出后5个工作日内退还，成交供应商的磋商保证金应当在采购合同签订后5个工作日内退还。

有下列情形之一的，磋商保证金不予退还：

（一）供应商在提交响应文件截止时间后撤回响应文件的；

（二）供应商在响应文件中提供虚假材料的；

（三）除因不可抗力或磋商文件认可的情形以外，成交供应商不与采购人签订合同的；

（四）供应商与采购人、其他供应商或者采购代理机构恶意串通的；

（五）磋商文件规定的其他情形。

第三十二条 除资格性检查认定错误、分值汇总计算错误、分项评分超出评分标准范围、客观分评分不一致、经磋商小组一致认定评分畸高、畸低的情形外，采购人或者采购代理机构不得以任何理由组织重新评审。采购人、采购代理机构发现磋商小组未按照磋商文件规定的评审标准进行评审的，应当重新开展采购活动，并同时书面报告本级财政部门。

采购人或者采购代理机构不得通过对样品进行检测、对供应商进行考察等方式改变评审结果。

第三十三条 成交供应商拒绝签订政府采购合同的，采购人可以按照本办法第二十八条第二款规定的原则确定其他供应商作为成交供应商并签订政府采购合同，也可以重新开展采购活动。拒绝签订政府采购合同的成交供应商不得参加对该项目重新开展的采购活动。

第三十四条 出现下列情形之一的，采购人或者采购代理机构应当终止竞争性磋商采购活动，发布项目终止公告并说明原因，重新开展采购活动：

（一）因情况变化，不再符合规定的竞争性磋商采购方式适用情形的；

（二）出现影响采购公正的违法、违规行为的；

（三）除本办法第二十一条第三款规定的情形外，在采购过程中符合要求的供应商或者报价未超过采购预算的供应商不足3家的。

第三十五条 在采购活动中因重大变故，采购任务取消的，采购人或者采购代理机构应当终止采购活动，通知所有参加采购活动的供应商，并将项目实施情况和采购任务取消原因报送本级财政部门。

第三章 附 则

第三十六条 相关法律制度对政府和社会资本合作项目采用竞争性磋商采购方式另有规定的，从其规定。

第三十七条 本办法所称主管预算单位是指负有编制部门预算职责，向同级财政部门申报预算的国家机关、事业单位和团体组织。

第三十八条 本办法自发布之日起施行。

关于政府采购竞争性磋商采购方式管理暂行办法有关问题的补充通知

（2015年6月30日财政部财库〔2015〕124号发布）

党中央有关部门，国务院各部委、各直属机构，全国人大常委会办公厅，全国政协办公厅，高法院，高检院，各民主党派中央，有关人民团体，各省、自治区、直辖市、计划单列市财政厅（局），新疆生产建设兵团财务局，各集中采购机构：

为了深入推进政府采购制度改革和政府购买服务工作，促进实现“物有所值”价值目标，提高政府采购效率，现就《财政部关于印发〈政府采购竞争性磋商采购方式管理暂行办法〉的通知》（财库〔2014〕214号）有关问题补充通知如下。

采用竞争性磋商采购方式采购的政府购买服务项目（含政府和社会资本合作项目），在采购过程中符合要求的供应商（社会资本）只有2家的，竞争性磋商采购活动可以继续进行。采购过程中符合要求的供应商（社会资本）只有1家的，采购人（项目实施机构）或者采购代理机构应当终止竞争性磋商采购活动，发布项目终止公告并说明原因，重新开展采购活动。

请遵照执行。

关于简化优化中央预算单位变更政府采购方式和采购进口产品审批审核有关事宜的通知

（2016年11月18日财政部办公厅财办库〔2016〕416号发布）

党中央有关部门办公厅（室），国务院各部委、各直属机构办公厅（室），全国人大常委会办公厅秘书局，全国政协办公厅秘书局，高法院办公厅，高检院办公厅，各民主党派中央办公厅（室），有关人民团体办公厅（室）：

为简化优化中央预算单位变更政府采购方式和采购进口产品审批审核程序，提高审批审核工作效率，保障中央预算单位政府采购活动的顺利开展，现将有关事宜通知如下。

一、推行变更政府采购方式一揽子申报和批复

主管预算单位应加强本部门变更政府采购方式申报管理，定期归集所属预算单位申请项目，向财政部（国库司）一揽子申报，财政部（国库司）一揽子批复。归集的周期和频次由主管预算单位结合实际自行确定。时间紧急或临时增加的采购项目可单独申报和批复。

二、推行采购进口产品集中论证和统一报批

主管预算单位应按年度汇总所属预算单位的采购进口产品申请，组织专家集中论证后向财政部（国库司）申报，财政部（国库司）统一批复。时间紧急或临时增加的采购项目可单独申报和批复。

三、提高申报和审批审核效率

主管预算单位应完善内部管理规定和流程，明确时间节点和工作要求，及时做好所属预算单位变更政府采购方式和采购进口产品申报工作。对于中央预算单位变更政府采购方式和采购进口产品申请，财政部（国库司）实行限时办结制。对于申请理由不符合规定的项目，财政部（国库司）及时退回并告知原因；对于申请材料不完善和不符合规定的，财政部（国库司）一次性告知主管预算单位修改补充事项；对于符合规定的申请项目，财政部（国库司）自收到申请材料起5个工作日内完成批复。

中央预算单位变更政府采购方式和采购进口产品的其他事宜，按照《财政部关于印发〈中央预算单位变更政府采购方式审批管理办法〉的通知》（财库〔2015〕36号）、《财政部关于印发〈政府采购进口产品管理办法〉的通知》（财库〔2007〕119号）和《财政部关于完善中央单位政府采购预算管理和中央高校、科研院所科研仪器设备采购管理有关事项的通知》（财库〔2016〕194号）的有关规定执行。

本通知自2017年1月1日起执行。

关于《中华人民共和国政府采购法实施条例》第十八条第二款法律适用的函

（2015 年 9 月 7 日财政部办公厅财办库〔2015〕295 号发布）

深圳市财政委员会：

你单位《关于咨询〈政府采购法实施条例〉第十八条第二款法律适用问题的函》（深财购函〔2015〕2282 号）收悉。经研究，现函复如下。

为促进政府采购公平竞争，加强采购项目的实施监管，《中华人民共和国政府采购法实施条例》第十八条规定，“除单一来源采购项目外，为采购项目提供整体设计、规范编制或者项目管理、监理、检测等服务的供应商，不得再参加该采购项目的其他采购活动。”其中，“其他采购活动”指为采购项目提供整体设计、规范编制和项目管理、监理、检测等服务之外的采购活动。因此，同一供应商可以同时承担项目的整体设计、规范编制和项目管理、监理、检测等服务。

特此函复。

关于未达到公开招标数额标准政府采购项目采购方式适用等问题的函

（2015 年 5 月 28 日财政部办公厅财办库〔2015〕111 号发布）

山西财政厅：

《山西省财政厅关于未达到公开招标数额标准符合政府采购法第三十一条第一项规定情形的政府采购项目可否采用单一来源方式采购的请示》（晋财购〔2015〕16 号）收悉。经研究，现答复如下。

根据《中华人民共和国政府采购法》第二十七条规定，未达到公开招标数额标准符合政府采购法第三十一条第一项规定情形只能从唯一供应商处采购的政府采购项目，可以依法采用单一来源采购方式。此类项目在采购活动开始前，无须获得设区的市、自治州以上人民政府采购监督管理部门的批准，也不用按照政府采购法实施条例第三十八条的规定在省级以上财政部门指定媒体上公示。对于此类采购项目，采购人、采购代理机构应当严格按照《政府采购非招标采购方式管理办法》（财政部令第 74 号）的有关规定，组织具有相关经验的专业人员与供应商商定合理的成交价格并保证采购项目质量，做好协商情况记录。

对于未达到公开招标数额标准的政府采购项目，采购人要建立和完善内部管理制度，强化采购、财务和业务部门（岗位）责任，结合采购项目具体情况，依法选择适用的采购方式，防止随意采用和滥用采购方式。

关于完善中央单位政府采购预算管理和中央高校、科研院所科研仪器设备采购管理有关事项的通知

（2016年11月10日财政部财库〔2016〕194号发布）

党中央有关部门，国务院各部委、各直属机构，全国人大常委会办公厅，全国政协办公厅，高法院，高检院，各民主党派中央，有关人民团体，中央国家机关政府采购中心，中共中央直属机关采购中心，全国人大机关采购中心，各省、自治区、直辖市、计划单列市财政厅（局）：

为进一步完善中央单位政府采购预算管理，落实中共中央办公厅、国务院办公厅《关于进一步完善中央财政科研项目资金管理等政策的有关意见》有关中央高校、科研院所科研仪器设备采购管理的要求，现将有关事项通知如下。

一、完善中央单位政府采购预算管理

全面完整编制政府采购预算是加强政府采购管理的重要基础。中央单位应随部门预算编制一并编制政府采购预算。预算执行中部门预算资金调剂（包括追加、追减或调整结构）需要明确政府采购预算的，应按部门预算调剂的有关程序和规定一并办理，由主管预算单位报财政部（部门预算管理司）审核批复。

除部门预算资金调剂情形外，中央单位预算执行中预算支出总金额不变但需要单独调剂政府采购预算的类别（货物、工程、服务）和金额，以及使用非财政拨款资金采购需要明确政府采购预算的，由主管预算单位报财政部（国库司）备案。备案文件中应当载明中央单位名称、预算项目名称及编码、采购项目名称以及政府采购预算的类别、金额和调剂原因等项目基本情况说明。备案由主管预算单位组织在现行的“政府采购计划管理系统”（以下简称采购计划系统）中录入政府采购预算，并上传备案文件的电子扫描件。录入的政府采购预算作为中央单位编报政府采购计划、申请变更政府采购方式和采购进口产品的依据。

中央单位应准确区分不同类型，根据采购项目情况据实进行政府采购预算的报批和备案管理，不得随意调减政府采购预算以规避政府采购和公开招标。

二、完善中央高校、科研院所科研仪器设备采购管理

（一）中央高校、科研院所可自行采购科研仪器设备。

中央高校、科研院所可自行组织或委托采购代理机构采购各类科研仪器设备，采

购活动应按照政府采购法律制度规定执行。

（二）对中央高校、科研院所采购进口科研仪器设备实行备案制管理。

中央高校、科研院所采购进口科研仪器设备，应按规定做好专家论证工作，参与论证的专家可自行选定，专家论证意见随采购文件存档备查。中央高校、科研院所通过采购计划系统对采购进口科研仪器设备进行备案，可单次或分次批量在采购计划系统“中央高校、科研院所科研仪器设备进口”模块中编报采购计划。

（三）简化中央高校、科研院所科研仪器设备变更政府采购方式审批流程。

中央高校、科研院所达到公开招标数额标准的科研仪器设备采购项目需要采用公开招标以外采购方式的，申请变更政府采购方式时可不再提供单位内部会商意见，但应将单位内部会商意见随采购文件存档备查。中央高校、科研院所申请变更政府采购方式时可注明“科研仪器设备”，财政部将予以优先审批。申请变更为单一来源采购方式的专业人员论证和审核前公示，以及提交一揽子变更申请等工作，按《中央预算单位变更政府采购方式审批管理办法》（财库〔2015〕36 号）的规定执行。

（四）中央高校、科研院所可自行选择科研仪器设备评审专家。

中央高校、科研院所科研仪器设备采购，可在政府采购评审专家库外自行选择评审专家。自行选择的评审专家与供应商有利害关系的，应严格执行回避有关规定。评审活动完成后，中央高校、科研院所应在评审专家名单中对自行选定的评审专家进行标注，并随同中标、成交结果一并公告。

（五）加强对科研仪器设备采购的内部控制管理。

中央高校、科研院所应按照《财政部关于加强政府采购活动内部管理的指导意见》（财库〔2016〕99 号）的规定，进一步完善内部管理规定，加强科研仪器设备采购的内控管理，严格执行政府采购相关规定，主动公开政府采购相关信息，做到科研仪器设备采购的全程公开、透明、可追溯。

本通知自 2017 年 1 月 1 日起开始执行。

各地区可参照本通知精神，结合实际，完善相关管理规定。

中央预算单位变更政府采购方式审批管理办法

（2015 年 1 月 15 日财政部财库〔2015〕36 号发布）

第一章 总 则

第一条 为了加强中央预算单位政府采购管理，规范中央预算单位变更政府采购方式审批管理工作，根据《中华人民共和国政府采购法》《政府采购非招标采购方式管理办法》及政府采购相关制度规定，制定本办法。

第二条 中央预算单位达到公开招标数额标准的货物、服务采购项目，需要采用公开招标以外采购方式的，应当在采购活动开始前，按照本办法规定申请变更政府采购方式。

本办法所称公开招标以外的采购方式，是指邀请招标、竞争性谈判、竞争性磋商、单一来源采购、询价以及财政部认定的其他采购方式。

第三条 变更政府采购方式申请应当由中央主管预算单位向财政部提出。财政部应当按照政府采购法和本办法规定进行审批。

第四条 中央主管预算单位应当加强对本部门所属预算单位变更政府采购方式工作的指导和监督。中央预算单位应当提交完整、明确、合规的申请材料，并对申请材料的真实性负责。

第二章 变更方式申请

第五条 中央预算单位应当建立和完善采购方式变更内部管理制度，明确采购、财务、业务相关部门（岗位）责任。业务部门应当结合工作实际，根据经费预算和资产配置等采购标准，提出合理采购需求。采购部门（岗位）应当组织财务、业务等相关部门（岗位），根据采购需求和相关行业、产业发展状况，对拟申请采用采购方式的理由及必要性进行内部会商。会商意见应当由相关部门（岗位）人员共同签字认可。

第六条 中央预算单位申请单一来源采购方式，符合政府采购法第三十一条第一项情形的，在进行单位内部会商前，应先组织 3 名以上专业人员对只能从唯一供应商处采购的理由进行论证。专业人员论证意见应当完整、清晰和明确，意见不明确或者含混不清的，属于无效意见，不作为审核依据。专业人员论证意见中应当载明专业人员姓名、工作单位、职称、联系电话和身份证号码。专业人员不能与论证项目有直接利害关系，不能是本单位或者潜在供应商及其关联单位的工作人员。

第七条 中央预算单位申请采用公开招标以外采购方式的，应当提交以下材料：

（一）中央主管预算单位出具的变更采购方式申请公文，公文中应当载明以下内容——中央预算单位名称、采购项目名称、项目概况等项目基本情况说明，拟申请采用的采购方式和理由，联系人及联系电话等。申请变更为单一来源采购方式的，还需提供拟定的唯一供应商名称、地址。

（二）项目预算金额、预算批复文件或者资金来源证明。

（三）单位内部会商意见。申请变更为单一来源采购方式的，如符合政府采购法第三十一条第一项情形，还需提供专业人员论证意见。

第八条 非中央预算单位所能预见的原因或者非中央预算单位拖延造成采用招标所需时间不能满足需要而申请变更采购方式的，中央预算单位应当提供项目紧急原因的说明材料。

第九条 中央预算单位因采购任务涉及国家秘密需要变更采购方式的，应当提供由国家保密机关出具的本项目为涉密采购项目的证明文件。

第十条 中央预算单位符合《政府采购非招标采购方式管理办法》第二十七条第一款第一项情形和第二款情形，申请采用竞争性谈判采购方式的；公开招标过程中提交投标文件或者经评审实质性响应招标文件要求的供应商只有一家时，申请单一来源采购方式的，除按照本办法第七条第一项和第二项要求提供有关申请材料外，还应当提供以下材料：

（一）在中国政府采购网发布招标公告的证明材料；

（二）中央预算单位、采购代理机构出具的对招标文件和招标过程没有供应商质疑的说明材料；

（三）评标委员会或 3 名以上评审专家出具的招标文件没有不合理条款的论证意见。

第十一条 中央主管预算单位在同一预算年度内，对所属多个预算单位因相同采购需求和原因采购同一品目的货物或者服务，拟申请采用同一种采购方式的，可统一组织一次内部会商后，向财政部报送一揽子方式变更申请。

第十二条 中央预算单位一般应通过“政府采购计划管理系统”报送采购方式变更申请，对系统中已导入政府采购预算的，不再提供部门预算批复文件复印件。因采购任务涉及国家秘密需要变更采购方式的，应当通过纸质文件报送。

第十三条 中央预算单位申请采用单一来源采购方式，符合政府采购法第三十一条第一项情形的，在向财政部提出变更申请前，经中央主管预算单位同意后，在中国政府采购网上进行公示，并将公示情况一并报财政部。

因采购任务涉及国家秘密需要变更为单一来源采购方式的，可不进行公示。

第十四条 中央预算单位申请变更为单一来源采购方式的申请前公示，公示期不得少于 5 个工作日，公示材料为单一来源采购征求意见公示文书和专业人员论证意见。因公开招标过程中提交投标文件或者经评审实质性响应招标文件要求的供应商只有一家时，申请采用单一来源采购方式的，公示材料还包括评审专家和代理机构分别出具的招标文件无歧视性条款、招标过程未受质疑相关意见材料。

单一来源采购征求意见公示文书内容应包括：中央预算单位、采购项目名称和内容；公示的期限；拟采购的唯一供应商名称；中央主管预算单位、财政部政府采购监管部门的联系地址、联系人和联系电话。

第十五条 任何供应商、单位或者个人对采用单一来源采购方式公示有异议的，可以在公示期内将书面意见反馈给中央预算单位，并同时抄送中央主管预算单位和财政部。

第十六条 中央预算单位收到对采用单一来源采购方式公示的异议后，应当在公示期满5个工作日内，组织补充论证，论证后认为异议成立的，应当依法采取其他采购方式；论证后认为异议不成立的，应当将异议意见、论证意见与公示情况一并报财政部。

第三章 审批管理

第十七条 财政部收到变更采购方式申请后应当及时审查，并按下列情形限时办结：

（一）变更政府采购方式申请的理由和申请材料符合政府采购法和本办法规定的，财政部应当在收到材料之日起，7个工作日内予以批复。

（二）申请材料不符合本办法规定的，财政部应当在3个工作日内通知中央主管预算单位修改补充。办结日期以财政部重新收到申报材料时算起。

（三）变更政府采购方式申请的理由不符合政府采购法规定的，财政部应当在收到材料之日起，3个工作日内予以答复，并将不予批复的理由告知中央主管预算单位。

第十八条 中央预算单位应当按照财政部的批复文件，依法开展政府采购活动，未经批准，擅自采用公开招标以外采购方式的，财政部将依据政府采购法及有关法律法规予以处理。

第四章 附 则

第十九条 中央预算单位采购限额标准以上公开招标数额标准以下的货物、工程和服务，以及达到招标规模标准依法可不进行招标的政府采购工程建设项目，需要采用公开招标以外采购方式的，由单位根据《政府采购非招标采购方式管理办法》及有关制度规定，自主选择相应采购方式。

第二十条 本办法自2015年3月1日起实施。原《中央单位变更政府采购方式审批管理暂行办法》（财库〔2009〕48号）、《财政部关于对中央单位申请单一来源采购实行审核前公示相关问题的通知》（财库〔2011〕130号）停止执行。

招标采购代理

政府采购代理机构管理暂行办法

（2018年1月4日财政部财库〔2018〕2号发布）

第一章　总　则

第一条　为加强政府采购代理机构监督管理，促进政府采购代理机构规范发展，根据《中华人民共和国政府采购法》《中华人民共和国政府采购法实施条例》等法律法规，制定本办法。

第二条　本办法所称政府采购代理机构（以下简称代理机构）是指集中采购机构以外、受采购人委托从事政府采购代理业务的社会中介机构。

第三条　代理机构的名录登记、从业管理、信用评价及监督检查适用本办法。

第四条　各级人民政府财政部门（以下简称财政部门）依法对代理机构从事政府采购代理业务进行监督管理。

第五条　财政部门应当加强对代理机构的政府采购业务培训，不断提高代理机构专业化水平。鼓励社会力量开展培训，增强代理机构业务能力。

第二章　名录登记

第六条　代理机构实行名录登记管理。省级财政部门依托中国政府采购网省级分网（以下简称省级分网）建立政府采购代理机构名录（以下简称名录）。名录信息全国共享并向社会公开。

第七条　代理机构应当通过工商登记注册地（以下简称注册地）省级分网填报以下信息申请进入名录，并承诺对信息真实性负责：

（一）代理机构名称、统一社会信用代码、办公场所地址、联系电话等机构信息；

（二）法定代表人及专职从业人员有效身份证明等个人信息；

（三）内部监督管理制度；

（四）在自有场所组织评审工作的，应当提供评审场所地址、监控设备设施情况；

（五）省级财政部门要求提供的其他材料。

登记信息发生变更的，代理机构应当在信息变更之日起10个工作日内自行更新。

第八条　代理机构登记信息不完整的，财政部门应当及时告知其完善登记资料；代理机构登记信息完整清晰的，财政部门应当及时为其开通相关政府采购管理交易系统信息发布、专家抽取等操作权限。

第九条 代理机构在其注册地省级行政区划以外从业的，应当向从业地财政部门申请开通政府采购管理交易系统相关操作权限，从业地财政部门不得要求其重复提交登记材料，不得强制要求其在从业地设立分支机构。

第十条 代理机构注销时，应当向相关采购人移交档案，并及时向注册地所在省级财政部门办理名录注销手续。

第三章 从业管理

第十一条 代理机构代理政府采购业务应当具备以下条件：

（一）具有独立承担民事责任的能力；

（二）建立完善的政府采购内部监督管理制度；

（三）拥有不少于5名熟悉政府采购法律法规、具备编制采购文件和组织采购活动等相应能力的专职从业人员；

（四）具备独立办公场所和代理政府采购业务所必需的办公条件；

（五）在自有场所组织评审工作的，应当具备必要的评审场地和录音录像等监控设备设施并符合省级人民政府规定的标准。

第十二条 采购人应当根据项目特点、代理机构专业领域和综合信用评价结果，从名录中自主择优选择代理机构。

任何单位和个人不得以摇号、抽签、遴选等方式干预采购人自行选择代理机构。

第十三条 代理机构受采购人委托办理采购事宜，应当与采购人签订委托代理协议，明确采购代理范围、权限、期限、档案保存、代理费用收取方式及标准、协议解除及终止、违约责任等具体事项，约定双方权利义务。

第十四条 代理机构应当严格按照委托代理协议的约定依法依规开展政府采购代理业务，相关开标及评审活动应当全程录音录像，录音录像应当清晰可辨，音像资料作为采购文件一并存档。

第十五条 代理费用可以由中标、成交供应商支付，也可由采购人支付。由中标、成交供应商支付的，供应商报价应当包含代理费用。代理费用超过分散采购限额标准的，原则上由中标、成交供应商支付。

代理机构应当在采购文件中明示代理费用收取方式及标准，随中标、成交结果一并公开本项目收费情况，包括具体收费标准及收费金额等。

第十六条 采购人和代理机构在委托代理协议中约定由代理机构负责保存采购文件的，代理机构应当妥善保存采购文件，不得伪造、变造、隐匿或者销毁采购文件。采购文件的保存期限为从采购结束之日起至少十五年。

采购文件可以采用电子档案方式保存。采用电子档案方式保存采购文件的，相关电子档案应当符合《中华人民共和国档案法》《中华人民共和国电子签名法》等法律法规的要求。

第四章 信用评价及监督检查

第十七条 财政部门负责组织开展代理机构综合信用评价工作。采购人、供应商和评审专家根据代理机构的从业情况对代理机构的代理活动进行综合信用评价。综合信用评价结果应当全国共享。

第十八条 采购人、评审专家应当在采购活动或评审活动结束后5个工作日内，在政府采购信用评价系统中记录代理机构的职责履行情况。

供应商可以在采购活动结束后5个工作日内，在政府采购信用评价系统中记录代理机构的职责履行情况。

代理机构可以在政府采购信用评价系统中查询本机构的职责履行情况，并就有关情况做出说明。

第十九条 财政部门应当建立健全定向抽查和不定向抽查相结合的随机抽查机制。对存在违法违规线索的政府采购项目开展定向检查；对日常监管事项，通过随机抽取检查对象、随机选派执法检查人员等方式开展不定向检查。

财政部门可以根据综合信用评价结果合理优化对代理机构的监督检查频次。

第二十条 财政部门应当依法加强对代理机构的监督检查，监督检查包括以下内容：

（一）代理机构名录信息的真实性；

（二）委托代理协议的签订和执行情况；

（三）采购文件编制与发售、评审组织、信息公告发布、评审专家抽取及评价情况；

（四）保证金收取及退还情况，中标或者成交供应商的通知情况；

（五）受托签订政府采购合同、协助采购人组织验收情况；

（六）答复供应商质疑、配合财政部门处理投诉情况；

（七）档案管理情况；

（八）其他政府采购从业情况。

第二十一条 对代理机构的监督检查结果应当在省级以上财政部门指定的政府采购信息发布媒体向社会公开。

第二十二条 受到财政部门禁止代理政府采购业务处罚的代理机构，应当及时停止代理业务，已经签订委托代理协议的项目，按下列情况分别处理：

（一）尚未开始执行的项目，应当及时终止委托代理协议；

（二）已经开始执行的项目，可以终止的应当及时终止，确因客观原因无法终止的应当妥善做好善后工作。

第二十三条 代理机构及其工作人员违反政府采购法律法规的行为，依照政府采购法律法规进行处理；涉嫌犯罪的，依法移送司法机关处理。

代理机构的违法行为给他人造成损失的，依法承担民事责任。

第二十四条 财政部门工作人员在代理机构管理中存在滥用职权、玩忽职守、徇私舞弊等违法违纪行为的，依照《中华人民共和国政府采购法》《中华人民共和国公务员法》《中华人民共和国行政监察法》《中华人民共和国政府采购法实施条例》等国家有关规定追究相关责任；涉嫌犯罪的，依法移送司法机关处理。

第五章　附　则

第二十五条　政府采购行业协会按照依法制定的章程开展活动，加强代理机构行业自律。

第二十六条　省级财政部门可根据本办法规定制定具体实施办法。

第二十七条　本办法自 2018 年 3 月 1 日施行。

中华人民共和国国家发展和改革委员会公告

（2018 年 1 月 31 日国家发展和改革委员会 2018 年第 2 号发布）

根据《国务院关于取消一批行政许可事项的决定》（国发〔2017〕46 号）和《全国人民代表大会常务委员会关于修改〈中华人民共和国招标投标法〉〈中华人民共和国计量法〉的决定》（中华人民共和国主席令第八十六号），“中央投资项目招标代理机构资格认定”行政许可事项已经取消。为加强“中央投资项目招标代理机构资格认定”行政许可取消后的事中事后监管，做好相关工作衔接，现就有关事项公告如下：

一、自 2017 年 12 月 28 日起，我委不再开展“中央投资项目招标代理机构资格认定”相关工作，各级发展改革部门和有关单位不再受理“中央投资项目招标代理机构资格认定”申请。

二、为提高中央投资效益，保证资金安全，我委将进一步完善中央投资招标管理制度，加强从业监督，推动信用体系建设，引导行业自律。

三、各级发展改革部门要高度重视“中央投资项目招标代理机构资格认定”取消后的事中事后监管工作，加大对招标代理机构及其人员从业行为的监督检查力度，严格依法查处违法违规行为，及时向社会公布违法违规信息。

特此公告。

项目评审

政府采购评审专家管理办法

（2016 年 11 月 18 日财政部财库〔2016〕198 号发布）

第一章　总　则

第一条　为加强政府采购评审活动管理，规范政府采购评审专家（以下简称评审专家）评审行为，根据《中华人民共和国政府采购法》（以下简称《政府采购法》）、《中华人民共和国政府采购法实施条例》（以下简称《政府采购法实施条例》）等法律法规及有关规定，制定本办法。

第二条　本办法所称评审专家，是指经省级以上人民政府财政部门选聘，以独立身份参加政府采购评审，纳入评审专家库管理的人员。评审专家选聘、解聘、抽取、使用、监督管理适用本办法。

第三条　评审专家实行统一标准、管用分离、随机抽取的管理原则。

第四条　财政部负责制定全国统一的评审专家专业分类标准和评审专家库建设标准，建设管理国家评审专家库。

省级人民政府财政部门负责建设本地区评审专家库并实行动态管理，与国家评审专家库互联互通、资源共享。

各级人民政府财政部门依法履行对评审专家的监督管理职责。

第二章　评审专家选聘与解聘

第五条　省级以上人民政府财政部门通过公开征集、单位推荐和自我推荐相结合的方式选聘评审专家。

第六条　评审专家应当具备以下条件：

（一）具有良好的职业道德，廉洁自律，遵纪守法，无行贿、受贿、欺诈等不良信用记录；

（二）具有中级专业技术职称或同等专业水平且从事相关领域工作满 8 年，或者具有高级专业技术职称或同等专业水平；

（三）熟悉政府采购相关政策法规；

（四）承诺以独立身份参加评审工作，依法履行评审专家工作职责并承担相应法律责任的中国公民；

（五）不满 70 周岁，身体健康，能够承担评审工作；

（六）申请成为评审专家前三年内，无本办法第二十九条规定的不良行为记录。

对评审专家数量较少的专业，前款第（二）项、第（五）项所列条件可以适当放宽。

第七条 符合本办法第六条规定条件，自愿申请成为评审专家的人员（以下简称申请人），应当提供以下申请材料：

（一）个人简历、本人签署的申请书和承诺书；

（二）学历学位证书、专业技术职称证书或者具有同等专业水平的证明材料；

（三）证明本人身份的有效证件；

（四）本人认为需要申请回避的信息；

（五）省级以上人民政府财政部门规定的其他材料。

第八条 申请人应当根据本人专业或专长申报评审专业。

第九条 省级以上人民政府财政部门对申请人提交的申请材料、申报的评审专业和信用信息进行审核，符合条件的选聘为评审专家，纳入评审专家库管理。

第十条 评审专家工作单位、联系方式、专业技术职称、需要回避的信息等发生变化的，应当及时向相关省级以上人民政府财政部门申请变更相关信息。

第十一条 评审专家存在以下情形之一的，省级以上人民政府财政部门应当将其解聘：

（一）不符合本办法第六条规定条件；

（二）本人申请不再担任评审专家；

（三）存在本办法第二十九条规定的不良行为记录；

（四）受到刑事处罚。

第三章 评审专家抽取与使用

第十二条 采购人或者采购代理机构应当从省级以上人民政府财政部门设立的评审专家库中随机抽取评审专家。

评审专家库中相关专家数量不能保证随机抽取需要的，采购人或者采购代理机构可以推荐符合条件的人员，经审核选聘入库后再随机抽取使用。

第十三条 技术复杂、专业性强的采购项目，通过随机方式难以确定合适评审专家的，经主管预算单位同意，采购人可以自行选定相应专业领域的评审专家。

自行选定评审专家的，应当优先选择本单位以外的评审专家。

第十四条 除采用竞争性谈判、竞争性磋商方式采购，以及异地评审的项目外，采购人或者采购代理机构抽取评审专家的开始时间原则上不得早于评审活动开始前 2 个工作日。

第十五条 采购人或者采购代理机构应当在评审活动开始前宣布评审工作纪律，并将记载评审工作纪律的书面文件作为采购文件一并存档。

第十六条 评审专家与参加采购活动的供应商存在下列利害关系之一的，应当回避：

（一）参加采购活动前三年内，与供应商存在劳动关系，或者担任过供应商的董事、监事，或者是供应商的控股股东或实际控制人；

（二）与供应商的法定代表人或者负责人有夫妻、直系血亲、三代以内旁系血亲或者近姻亲关系；

（三）与供应商有其他可能影响政府采购活动公平、公正进行的关系。

评审专家发现本人与参加采购活动的供应商有利害关系的，应当主动提出回避。采购人或者采购代理机构发现评审专家与参加采购活动的供应商有利害关系的，应当要求其回避。

除本办法第十三条规定的情形外，评审专家对本单位的政府采购项目只能作为采购人代表参与评审活动。

各级财政部门政府采购监督管理工作人员，不得作为评审专家参与政府采购项目的评审活动。

第十七条 出现评审专家缺席、回避等情形导致评审现场专家数量不符合规定的，采购人或者采购代理机构应当及时补抽评审专家，或者经采购人主管预算单位同意自行选定补足评审专家。无法及时补足评审专家的，采购人或者采购代理机构应当立即停止评审工作，妥善保存采购文件，依法重新组建评标委员会、谈判小组、询价小组、磋商小组进行评审。

第十八条 评审专家应当严格遵守评审工作纪律，按照客观、公正、审慎的原则，根据采购文件规定的评审程序、评审方法和评审标准进行独立评审。

评审专家发现采购文件内容违反国家有关强制性规定或者采购文件存在歧义、重大缺陷导致评审工作无法进行时，应当停止评审并向采购人或者采购代理机构书面说明情况。

评审专家应当配合答复供应商的询问、质疑和投诉等事项，不得泄露评审文件、评审情况和在评审过程中获悉的商业秘密。

评审专家发现供应商具有行贿、提供虚假材料或者串通等违法行为的，应当及时向财政部门报告。

评审专家在评审过程中受到非法干预的，应当及时向财政、监察等部门举报。

第十九条 评审专家应当在评审报告上签字，对自己的评审意见承担法律责任。对需要共同认定的事项存在争议的，按照少数服从多数的原则做出结论。对评审报告有异议的，应当在评审报告上签署不同意见并说明理由，否则视为同意评审报告。

第二十条 评审专家名单在评审结果公告前应当保密。评审活动完成后，采购人或者采购代理机构应当随中标、成交结果一并公告评审专家名单，并对自行选定的评审专家做出标注。

各级财政部门、采购人和采购代理机构有关工作人员不得泄露评审专家的个人情况。

第二十一条 采购人或者采购代理机构应当于评审活动结束后5个工作日内，在政府采购信用评价系统中记录评审专家的职责履行情况。

评审专家可以在政府采购信用评价系统中查询本人职责履行情况记录，并就有关情况做出说明。

省级以上人民政府财政部门可根据评审专家履职情况等因素设置阶梯抽取概率。

第二十二条 评审专家应当于评审活动结束后5个工作日内，在政府采购信用评价系统中记录采购人或者采购代理机构的职责履行情况。

第二十三条 集中采购目录内的项目，由集中采购机构支付评审专家劳务报酬；集中采购目录外的项目，由采购人支付评审专家劳务报酬。

第二十四条 省级人民政府财政部门应当根据实际情况，制定本地区评审专家劳务报酬标准。中央预算单位参照本单位所在地或评审活动所在地标准支付评审专家劳务报酬。

第二十五条 评审专家参加异地评审的，其往返的城市间交通费、住宿费等实际发生的费用，可参照采购人执行的差旅费管理办法相应标准向采购人或集中采购机构凭据报销。

第二十六条 评审专家未完成评审工作擅自离开评审现场，或者在评审活动中有违法违规行为的，不得获取劳务报酬和报销异地评审差旅费。评审专家以外的其他人员不得获取评审劳务报酬。

第四章 评审专家监督管理

第二十七条 评审专家未按照采购文件规定的评审程序、评审方法和评审标准进行独立评审或者泄露评审文件、评审情况的，由财政部门给予警告，并处2000元以上2万元以下的罚款；影响中标、成交结果的，处2万元以上5万元以下的罚款，禁止其参加政府采购评审活动。

评审专家与供应商存在利害关系未回避的，处2万元以上5万元以下的罚款，禁止其参加政府采购评审活动。

评审专家收受采购人、采购代理机构、供应商贿赂或者获取其他不正当利益，构成犯罪的，依法追究刑事责任；尚不构成犯罪的，处2万元以上5万元以下的罚款，禁止其参加政府采购评审活动。

评审专家有上述违法行为的，其评审意见无效；有违法所得的，没收违法所得；给他人造成损失的，依法承担民事责任。

第二十八条 采购人、采购代理机构发现评审专家有违法违规行为的，应当及时向采购人本级财政部门报告。

第二十九条 申请人或评审专家有下列情形的，列入不良行为记录：

（一）未按照采购文件规定的评审程序、评审方法和评审标准进行独立评审；

（二）泄露评审文件、评审情况；

（三）与供应商存在利害关系未回避；

（四）收受采购人、采购代理机构、供应商贿赂或者获取其他不正当利益；

（五）提供虚假申请材料；

（六）拒不履行配合答复供应商询问、质疑、投诉等法定义务；

（七）以评审专家身份从事有损政府采购公信力的活动。

第三十条 采购人或者采购代理机构未按照本办法规定抽取和使用评审专家的，依照《政府采购法》及有关法律法规追究法律责任。

第三十一条 财政部门工作人员在评审专家管理工作中存在滥用职权、玩忽职守、徇私舞弊等违法违纪行为的，依照《政府采购法》《公务员法》《行政监察法》《政府采购法实施条例》等国家有关规定追究相应责任；涉嫌犯罪的，移送司法机关处理。

第五章 附 则

第三十二条 参加评审活动的采购人代表、采购人依法自行选定的评审专家管理参照本办法执行。

第三十三条 国家对评审专家抽取、选定另有规定的，从其规定。

第三十四条 各省级人民政府财政部门，可以根据本办法规定，制定具体实施办法。

第三十五条 本办法由财政部负责解释。

第三十六条 本办法自 2017 年 1 月 1 日起施行。财政部、监察部 2003 年 11 月 17 日发布的《政府采购评审专家管理办法》（财库〔2003〕119 号）同时废止。

信用与信息公开

关于在招标投标活动中对失信被执行人实施联合惩戒的通知

（2016年8月30日最高人民法院、国家发展和改革委员会、工业和信息化部、住房和城乡建设部、交通运输部、水利部、商务部、国家铁路局、中国民用航空局法〔2016〕285号发布）

为贯彻党的十八届三中、四中、五中全会精神，落实《中央政法委关于切实解决人民法院执行难问题的通知》（政法〔2005〕52号）、《国务院关于促进市场公平竞争维护市场正常秩序的若干意见》（国发〔2014〕20号）、《国务院关于印发社会信用体系建设规划纲要（2014—2020年）的通知》（国发〔2014〕21号）、《关于对失信被执行人实施联合惩戒的合作备忘录》（发改财金〔2016〕141号）要求，加快推进社会信用体系建设，健全跨部门失信联合惩戒机制，促进招标投标市场健康有序发展，现就在招标投标活动中对失信被执行人实施联合惩戒的有关事项通知如下。

一、充分认识在招标投标活动中实施联合惩戒的重要性

诚实信用是招标投标活动的基本原则之一。在招标投标活动中对失信被执行人开展联合惩戒，有利于规范招标投标活动中当事人的行为，促进招标投标市场健康有序发展；有利于建立健全“一处失信，处处受限”的信用联合惩戒机制，推进社会信用体系建设；有利于维护司法权威，提升司法公信力，在全社会形成尊重司法，诚实守信的良好氛围。各有关单位要进一步提高认识，在招标投标活动中对失信被执行人实施联合惩戒，有效应用失信被执行人信息，推动招标投标活动规范、高效、透明。

二、联合惩戒对象

联合惩戒对象为被人民法院列为失信被执行人的下列人员：投标人、招标代理机构、评标专家以及其他招标从业人员。

三、失信被执行人信息查询内容及方式

（一）查询内容

失信被执行人（法人或者其他组织）的名称、统一社会信用代码（或组织机构代码）、法定代表人或者负责人姓名；失信被执行人（自然人）的姓名、性别、年龄、身份证号码；生效法律文书确定的义务和被执行人的履行情况；失信被执行人失信行为的具体情形；执行依据的制作单位和文号、执行案号、立案时间、执行法院；人民法院认为应当记载和公布的不涉及国家秘密、商业秘密、个人隐私的其他事项。

（二）推送及查询方式

最高人民法院将失信被执行人信息推送到全国信用信息共享平台和“信用中国”网站，并负责及时更新。

招标人、招标代理机构、有关单位应当通过“信用中国”网站或各级信用信息共享平台查询相关主体是否为失信被执行人，并采取必要方式做好失信被执行人信息查询记录和证据留存。投标人可通过“信用中国”网站查询相关主体是否为失信被执行人。

国家公共资源交易平台、中国招标投标公共服务平台、各省级信用信息共享平台通过全国信用信息共享平台共享失信被执行人信息，各省级公共资源交易平台通过国家公共资源交易平台共享失信被执行人信息，逐步实现失信被执行人信息推送、接收、查询、应用的自动化。

四、联合惩戒措施

各相关部门应依据《中华人民共和国民事诉讼法》《中华人民共和国招标投标法》《中华人民共和国招标投标法实施条例》《最高人民法院关于公布失信被执行人名单信息的若干规定》等相关法律法规，依法对失信被执行人在招标投标活动中采取限制措施。

（一）限制失信被执行人的投标活动

依法必须进行招标的工程建设项目，招标人应当在资格预审公告、招标公告、投标邀请书及资格预审文件、招标文件中明确规定对失信被执行人的处理方法和评标标准，在评标阶段，招标人或者招标代理机构、评标专家委员会应当查询投标人是否为失信被执行人，对属于失信被执行人的投标活动依法予以限制。

两个以上的自然人、法人或者其他组织组成一个联合体，以一个投标人的身份共同参加投标活动的，应当对所有联合体成员进行失信被执行人信息查询。联合体中有一个或一个以上成员属于失信被执行人的，联合体视为失信被执行人。

（二）限制失信被执行人的招标代理活动

招标人委托招标代理机构开展招标事宜的，应当查询其失信被执行人信息，鼓励

优先选择无失信记录的招标代理机构。

（三）限制失信被执行人的评标活动

依法建立的评标专家库管理单位在对评标专家聘用审核及日常管理时，应当查询有关失信被执行人信息，不得聘用失信被执行人为评标专家。对评标专家在聘用期间成为失信被执行人的，应及时清退。

（四）限制失信被执行人招标从业活动

招标人、招标代理机构在聘用招标从业人员前，应当明确规定对失信被执行人的处理办法，查询相关人员的失信被执行人信息，对属于失信被执行人的招标从业人员应按照规定进行处理。

以上限制自失信被执行人从最高人民法院失信被执行人信息库中删除之时起终止。

五、工作要求

（一）有关单位要根据本《通知》，共同推动在招标投标活动中对失信被执行人开展联合惩戒工作，指导、督促各地、各部门落实联合惩戒工作要求，确保联合惩戒工作规范有序进行。

（二）有关单位应在规范招标投标活动中，建立相关单位和个人违法失信行为信用记录，通过全国信用信息共享平台、国家公共资源交易平台和中国招标投标公共服务平台实现信用信息交换共享和动态更新，并按照有关规定及时在“信用中国”网站予以公开。

（三）有关单位应当妥善保管失信被执行人信息，不得用于招标投标以外的事项，不得泄露企业经营秘密和相关个人隐私。

关于在政府采购活动中查询及使用信用记录有关问题的通知

（2016年8月1日财政部财库〔2016〕125号发布）

党中央有关部门，国务院各部委、各直属机构，全国人大常委会办公厅，全国政协办公厅，高法院，高检院，各民主党派中央，有关人民团体，中央国家机关政府采购中心，中共中央直属机关采购中心，全国人大机关采购中心，各省、自治区、直辖市、计划单列市财政厅（局）、政府采购中心，新疆生产建设兵团财务局、政府采购中心：

为落实《国务院关于印发社会信用体系建设规划纲要（2014—2020年）的通知》（国发〔2014〕21号）、《国务院关于建立完善守信联合激励和失信联合惩戒制度加快推进社会诚信体系建设的指导意见》（国发〔2016〕33号）以及《国务院办公厅关于运用大数据加强对市场主体服务和监管的若干意见》（国办发〔2015〕51号）有关要求，推进社会信用体系建设、健全守信激励失信约束机制，现就政府采购活动中查询及使用信用记录有关事项通知如下。

一、高度重视信用记录查询及使用工作

诚实信用是政府采购活动的基本原则之一。在政府采购活动中查询及使用信用记录，对参与政府采购活动的供应商、采购代理机构及评审专家进行守信激励、失信约束，是政府相关部门开展协同监管和联合惩戒的重要举措，对降低市场运行成本、改善营商环境、高效开展市场经济活动具有重要作用，有利于形成“一处违规、处处受限”的信用机制。

近年来，财政部与有关部门联合签署了《关于对重大税收违法案件当事人实施联合惩戒措施的合作备忘录》（发改财金〔2014〕3062号）、《失信企业协同监管和联合惩戒合作备忘录》（发改财金〔2015〕2045号）、《关于对违法失信上市公司相关责任主体实施联合惩戒的合作备忘录》（发改财金〔2015〕3062号）、《关于对失信被执行人实施联合惩戒的合作备忘录》（发改财金〔2016〕141号）、《关于对安全生产领域失信生产经营单位及其有关人员开展联合惩戒的合作备忘录》（发改财金〔2016〕1001号），依法限制相关失信主体参与政府采购活动。各地区各部门要进一步提高认识，推动建立政府采购活动信用记录查询及使用工作机制，加快建立政府采购信用评价制度，有效应用信用信息和信用报告，积极推进政府采购领域联合惩戒工作。

二、认真做好信用记录查询及使用工作

（一）总体要求。

各地区各部门应当按照社会信用体系建设有关要求，根据社会信用体系建设情况，创造条件将相关主体的信用记录作为供应商资格审查、采购代理机构委托、评审专家管理的重要依据。

（二）信用记录查询渠道。

各级财政部门、采购人、采购代理机构应当通过“信用中国”网站、中国政府采购网等渠道查询相关主体信用记录，并采取必要方式做好信用信息查询记录和证据留存，信用信息查询记录及相关证据应当与其他采购文件一并保存。

（三）信用记录的使用。

1. 采购人或者采购代理机构应当在采购文件中明确信用信息查询的查询渠道及截止时点、信用信息查询记录和证据留存的具体方式、信用信息的使用规则等内容。采购人或者采购代理机构应当对供应商信用记录进行甄别，对列入失信被执行人、重大税收违法案件当事人名单、政府采购严重违法失信行为记录名单及其他不符合《中华人民共和国政府采购法》第二十二条规定条件的供应商，应当拒绝其参与政府采购活动。

两个以上的自然人、法人或者其他组织组成一个联合体，以一个供应商的身份共同参加政府采购活动的，应当对所有联合体成员进行信用记录查询，联合体成员存在不良信用记录的，视同联合体存在不良信用记录。

2. 各级财政部门应当在评审专家选聘及日常管理中查询有关信用记录，对具有行贿、受贿、欺诈等不良信用记录的人员不得聘用为评审专家，已聘用的应当及时解聘。

依法自行选定评审专家的，采购人或者采购代理机构应当查询有关信用记录，不得选定具有行贿、受贿、欺诈等不良信用记录的人员。

3. 采购人委托采购代理机构办理政府采购事宜的，应当查询其信用记录，优先选择无不良信用记录的采购代理机构。

4. 采购人及采购代理机构应当妥善保管相关主体信用信息，不得用于政府采购以外事项。

三、工作要求

（一）各级财政部门和有关部门应当根据政府采购法及其实施条例相关规定，对参加政府采购活动的供应商、采购代理机构、评审专家的不良行为予以记录，并纳入统一的信用信息平台。

（二）各级财政部门应当切实加强政府采购信息化建设，做好相关技术保障，建立与相关信用信息平台的数据共享机制，逐步实现信用信息推送、接收、查询、应用的自动化。

（三）各地区各部门应当根据上述原则和要求，在政府采购活动中积极推进信用信息的共享和使用，研究制定符合本地本部门实际情况的具体操作程序和办法，落实相关工作要求，及时将信用信息使用情况反馈至财政部。

关于报送政府采购严重违法失信行为信息记录的通知

（2014 年 12 月 19 日财政部办公厅财办库〔2014〕526 号发布）

各省、自治区、直辖市、计划单列市财政厅（局）：

为推进社会信用体系建设，加强对政府采购违法失信行为记录的曝光和惩戒，进一步规范政府采购市场主体行为，维护政府采购市场秩序，根据《中华人民共和国政府采购法》《国务院关于促进市场公平竞争维护市场正常秩序的若干意见》（国发〔2014〕20 号）及《社会信用体系建设规划纲要（2014—2020 年）》（国发〔2014〕21 号）等相关规定，结合政府采购工作实际，财政部决定参与中央多部委开展的不良信用记录联合发布活动，启动建设“政府采购严重违法失信行为记录名单”专栏，在中国政府采购网上集中发布全国政府采购严重违法失信行为信息记录，现就有关事项通知如下。

一、政府采购严重违法失信行为的适用情形

供应商、采购代理机构在三年内受到财政部门做出下列情形之一的行政处罚，列入政府采购严重违法失信行为记录名单。

（一）三万元以上罚款；

（二）在一至三年内禁止参加政府采购活动（处罚期限届满的除外）；

（三）在一至三年内禁止代理政府采购业务（处罚期限届满的除外）；

（四）撤销政府采购代理机构资格（仅针对《政府采购法》第 78 条修改前做出的处罚决定）。

二、政府采购严重违法失信行为信息记录的主要内容

政府采购严重违法失信行为信息记录应包括以下主要内容：企业名称、企业地址、严重违法失信行为的具体情形、处罚结果、处罚依据、处罚日期和执法单位等。

三、政府采购严重违法失信行为信息记录的报送要求

地方各级财政部门应认真梳理近三年内本级做出上述行政处罚类的案件信息，按照附件格式整理形成本级的政府采购严重违法失信行为信息记录，随处罚文件一并以电子版形式报送上级财政部门。省级财政部门负责汇总本省三年内有效的政府采购严重违法失信行为信息记录，收集相应的处罚文件，于 2014 年 12 月 30 日前以电子版形式一并报送财政部。

自2015年1月1日起，省级财政部门负责本省政府采购严重违法失信行为信息记录的发布管理工作，及时汇总相关信息，确保自行政处罚决定形成或变更之日起20个工作日内，在中国政府采购网“政府采购严重违法失信行为记录名单”的专栏中完成信息发布工作。信息公布期限一般为3年，处罚期限届满的，相关信息记录从专栏中予以删除。

联系单位：财政部国库司政府采购管理一处。

政府采购信息公告管理办法

（2004 年 8 月 11 日财政部令第 19 号发布）

第一章 总 则

第一条 为了规范政府采购信息公告行为，提高政府采购活动透明度，促进公平竞争，根据《中华人民共和国政府采购法》（以下简称政府采购法），制定本办法。

第二条 政府采购信息，是指规范政府采购活动的法律、法规、规章和其他规范性文件，以及反映政府采购活动状况的数据和资料的总称。

政府采购信息公告，是指将本办法规定应当公开的政府采购信息在财政部门指定的政府采购信息发布媒体上向社会公开发布。

第三条 采购人、采购代理机构应当按照有关政府采购的法律、行政法规和本办法规定，公告政府采购信息。

前款所称采购代理机构，是指集中采购机构和依法经认定资格的其他采购代理机构。

第四条 政府采购信息公告应当遵循信息发布及时、内容规范统一、渠道相对集中，便于获得查找的原则。

第五条 县级以上各级财政部门负责对政府采购信息公告活动进行监督、检查和管理。但是，下列职责由省级以上财政部门履行：

（一）确定应当公告的政府采购信息的范围和内容；

（二）指定并监督检查公告政府采购信息的媒体。

第六条 财政部负责确定政府采购信息公告的基本范围和内容，指定全国政府采购信息发布媒体。

省级（含计划单列市，下同）财政部门负责确定本地区政府采购信息公告的范围和内容，可以指定本地区政府采购信息发布媒体。

除财政部和省级财政部门以外，其他任何单位和个人不得指定政府采购信息的发布媒体。

第七条 政府采购信息应当首先在财政部指定的政府采购信息发布媒体上公告。

地方的政府采购信息可以同时在其省级财政部门指定的政府采购信息发布媒体上公告。

第二章 政府采购信息公告范围与内容

第八条 除涉及国家秘密、供应商的商业秘密，以及法律、行政法规规定应予保密的政府采购信息以外，下列政府采购信息必须公告：

（一）有关政府采购的法律、法规、规章和其他规范性文件；

（二）省级以上人民政府公布的集中采购目录、政府采购限额标准和公开招标数额标准；

（三）政府采购招标业务代理机构名录；

（四）招标投标信息，包括公开招标公告、邀请招标资格预审公告、中标公告、成交结果及其更正事项等；

（五）财政部门受理政府采购投诉的联系方式及投诉处理决定；

（六）财政部门对集中采购机构的考核结果；

（七）采购代理机构、供应商不良行为记录名单；

（八）法律、法规和规章规定应当公告的其他政府采购信息。

第九条 除本办法第八条规定内容外，省级以上财政部门可以根据管理需要，增加需要公告的政府采购信息内容。

第十条 公开招标公告应当包括下列内容：

（一）采购人、采购代理机构的名称、地址和联系方式；

（二）招标项目的名称、用途、数量、简要技术要求或者招标项目的性质；

（三）供应商资格要求；

（四）获取招标文件的时间、地点、方式及招标文件售价；

（五）投标截止时间、开标时间及地点；

（六）采购项目联系人姓名和电话。

第十一条 邀请招标资格预审公告应当包括下列内容：

（一）采购人、采购代理机构的名称、地址和联系方式；

（二）招标项目的名称、用途、数量、简要技术要求或招标项目的性质；

（三）供应商资格要求；

（四）提交资格申请及证明材料的截止时间及资格审查日期；

（五）采购项目联系人姓名和电话。

第十二条 中标公告应当包括下列内容：

（一）采购人、采购代理机构的名称、地址和联系方式；

（二）采购项目名称、用途、数量、简要技术要求及合同履行日期；

（三）定标日期（注明招标文件编号）；

（四）本项目招标公告日期；

（五）中标供应商名称、地址和中标金额；

（六）评标委员会成员名单；

（七）采购项目联系人姓名和电话。

第十三条 采购信息更正公告应当包括下列内容：

（一）采购人、采购代理机构名称、地址和联系方式；

（二）原公告的采购项目名称及首次公告日期；

（三）更正事项、内容及日期；

（四）采购项目联系人和电话。

第十四条 采购代理机构、供应商不良行为记录名单公告，应当包括当事人名称、事由、处理机关和处理结果等内容。

第十五条　投诉处理决定公告应当包括下列内容：

（一）采购人、采购代理机构名称；

（二）采购项目名称及采购日期；

（三）投诉人名称及投诉事项；

（四）投诉处理机关名称；

（五）处理决定的主要内容。

第三章　政府采购信息公告管理

第十六条　公告政府采购信息必须做到内容真实、准确可靠，不得有虚假和误导性陈述，不得遗漏依法必须公告的事项。

第十七条　在各政府采购信息指定发布媒体上分别公告同一政府采购信息的，内容必须保持一致。内容不一致的，以在财政部指定的政府采购信息发布媒体上公告的信息为准，但法律、行政法规另有规定的除外。

第十八条　在各政府采购信息指定发布媒体上公告同一政府采购信息的时间不一致的，以在财政部指定的政府采购信息发布媒体上最早公告信息的时间为公告时间和政府采购当事人对有关事项应当知道的时间。

第十九条　政府采购法律、法规、规章和其他规范性文件，集中采购目录、政府采购限额标准，公开招标限额标准等信息，由省级以上人民政府财政部门负责在政府采购信息指定发布媒体上公告。

第二十条　招标投标信息由采购人或者其委托的采购代理机构负责在政府采购信息指定发布媒体上公告。

第二十一条　对集中采购机构的考核结果以及采购代理机构、供应商不良行为记录名单等信息，由同级人民政府财政部门按照有关规定在政府采购信息指定媒体上公告。

第二十二条　本办法第十九条、第二十条和第二十一条规定以外的其他信息，属于政府采购监督管理方面的，由同级人民政府财政部门进行公告；属于采购业务方面的，由采购人或者其委托的采购代理机构进行公告。

第二十三条　采购人、采购代理机构需要公告政府采购信息的，应当以传真、电子邮件等快捷方式将信息提供给政府采购信息指定发布媒体，也可经同级人民政府财政部门提供给政府采购信息指定发布媒体。

第四章　政府采购信息指定媒体管理

第二十四条　政府采购信息指定发布媒体负责承办本办法规定的政府采购信息发布的具体事宜。

政府采购信息指定发布媒体发布政府采购信息，应当体现公益性原则。

第二十五条　政府采购信息指定发布媒体应当按照信息提供者提供的信息内容发布信息。但是，对信息篇幅过大的，政府采购信息指定发布媒体可以按照统一的技术要求进行适当的压缩和调整；进行压缩和调整的，不得改变提供信息的实质性内容。

第二十六条 政府采购信息指定发布媒体发现信息提供者提供的信息违反法律、法规、规章和本办法规定的，应当及时建议信息提供者修改；信息提供者拒不修改的，应当向信息提供者同级的人民政府财政部门报告。

第二十七条 财政部门指定的政府采购信息发布媒体中的网络媒体，应当在收到公告信息之日起1个工作日内上网发布；指定的报纸，应当在收到公告信息之日起3个工作日内发布；指定的杂志，应当及时刊登有关公告信息。

第二十八条 政府采购信息指定发布媒体应当对其发布的政府采购信息进行分类统计，并将统计结果按期报送同级人民政府财政部门。

第二十九条 政府采购信息指定发布媒体应当向社会公告本媒体的名称和联系方式。名称和联系方式发生变更的，应当及时向社会公告，并向负责指定其发布政府采购信息的财政部门备案。

第五章 法律责任

第三十条 采购人或者采购代理机构有下列情形之一的，由县级人民政府财政部门责令限期改正，给予警告；对直接负责的主管人员和其他直接责任人员，由其行政主管部门或者有关机关给予处分，并予通报：

（一）应当公告政府采购信息而未公告的；

（二）不首先在财政部指定的政府采购信息发布媒体上公告信息，或者不在财政部门指定的政府采购信息发布媒体上公告信息的；

（三）政府采购信息内容明显违反本办法规定的；

（四）在两个以上政府采购信息指定发布媒体上公告同一信息的实质内容明显不一致的；

（五）未按规定期限公告信息的。

第三十一条 采购人或者采购代理机构有下列情形之一的，采购无效，并由县级人民政府财政部门给予警告或者通报批评；属于政府采购代理机构责任且情节严重的，依法取消其进行相关业务资格：

（一）招标投标信息中以不合理条件限制或者排斥潜在投标人的；

（二）公告的信息不真实，有虚假或者欺诈内容的。

第三十二条 政府采购信息指定发布媒体有下列情形之一的，由省级以上人民政府财政部门给予警告；情节严重的，依法取消其政府采购信息指定发布媒体资格；造成经济损失的，依法承担相应的赔偿责任：

（一）违反事先约定收取或者变相收取信息发布费用的；

（二）无正当理由拒绝发布信息提供者提供信息的；

（三）无正当理由延误政府采购信息发布时间的；

（四）发布政府采购信息改变信息提供者提供信息实质性内容的；

（五）其他违反政府采购信息管理的行为。

第三十三条 任何单位和个人非法干预政府采购信息公告活动的，由省级以上人民政府财政部门责令限期改正，给予警告；拒不改正的，转送有关机关依法处理。

第三十四条 任何单位或者个人发现政府采购信息发布活动不符合本办法规定的，

有权向同级人民政府财政部门控告和检举，有关财政部门应当依法予以处理。

第六章　附　则

第三十五条　省级财政部门可以根据本办法，制定具体实施办法。

第三十六条　本办法自 2004 年 9 月 11 日起施行。财政部 2000 年 9 月 11 日颁布实施的《政府采购信息公告管理办法》（财库〔2000〕7 号）同时废止。

关于进一步做好政府采购信息公开工作有关事项的通知

（2017 年 4 月 25 日财政部财库〔2017〕86 号发布）

党中央有关部门，国务院各部委、各直属机构，全国人大常委会办公厅，全国政协办公厅，高法院，高检院，各民主党派中央，有关人民团体，各省、自治区、直辖市、计划单列市财政厅（局），新疆生产建设兵团财务局：

近年来，各地区、各部门落实建立政府采购全过程信息公开机制的要求，信息公开工作取得了积极进展，但也存在部分地区政府采购信息公开平台建设不到位、一些单位信息发布不及时不全面等问题。为了切实提高政府采购透明度，现就进一步做好政府采购信息公开工作有关事项通知如下。

一、推进各地区政府采购信息发布网络平台建设

（一）加强中国政府采购网地方分网建设。中国政府采购网是财政部依法指定的、向世界贸易组织秘书处备案的唯一全国性政府采购信息发布网络媒体，中国政府采购网地方分网（以下简称地方分网）是其有机组成部分。省级（含计划单列市，下同）财政部门是地方分网建设管理的第一责任主体，应当切实做好地方分网的建设维护工作，把地方分网建成本地区政府采购信息的统一发布平台。

（二）规范地方分网域名管理。省级财政部门应当严格执行中国政府采购网统一域名制度，使用财政部指定域名建设地方分网。地方分网采用双域名的，应当确保财政部指定域名可以正常访问，不得以其他网络媒体替代地方分网。

（三）提升地方分网服务功能。各地区要做好地方分网的升级改造和安全防护，改进栏目设置，完善地方分网信息发布和查询使用功能，确保数据安全和运行稳定。要建立健全地方分网与公共资源交易平台的信息互联互通机制，实现与公共资源交易电子服务系统之间的信息共享。

二、完整全面发布政府采购信息

（四）严格执行政府采购信息发布制度。各地区、各部门应当按照《政府采购法》《政府采购法实施条例》和《财政部关于做好政府采购信息公开工作的通知》（财库〔2015〕135 号）规定，认真做好政府采购信息公开工作。采购人或者其委托的采购代理机构应当切实做好采购项目公告、采购文件、采购项目预算金额、采购结果、采购合同等采购项目信息公开工作，实现政府采购项目的全过程信息公开。对于采购项目预算金额、更正事项、采购合同、公共服务项目采购需求和验收结果等信息公开薄弱

环节，应当进一步完善相关工作机制，切实履行公开责任。各级财政部门应当严格按照财库〔2015〕135号文件规定的时间、内容等要求，及时完整公开投诉和监督检查处理决定、集中采购机构考核结果以及违法失信行为记录等监管处罚信息。

（五）推进协议供货和定点采购等信息公开。集中采购机构应当切实推进协议供货和定点采购信息公开，自2017年9月1日开始，除按照规定在中国政府采购网及地方分网公开入围采购阶段的相关信息外，还应当公开具体成交记录，包括采购人和成交供应商的名称、成交金额以及成交标的的名称、规格型号、数量、单价等。电子卖场、电子商城、网上超市等的具体成交记录，也应当予以公开。

三、健全政府采购信息发布工作机制

（六）加强政府采购信息公开内控管理。采购人和集中采购机构应当将政府采购信息公开作为本部门、本单位政务信息公开工作的重要内容，列入主动公开基本目录，嵌入内控管理环节，确保政府采购信息发布的及时、完整、准确。

（七）严格政府采购信息发布和推送机制。中央预算单位的政府采购信息应当在中国政府采购网中央主网（以下简称中央主网）发布，地方预算单位的政府采购信息应当在地方分网发布。地方分网应当按照财库〔2015〕135号文件的规定向中央主网推送信息。

四、加强对政府采购信息公开工作的考核与监督

（八）加强监督检查。各级财政部门应当加大对政府采购信息公开情况的监督检查力度，将信息公开情况作为对集中采购机构考核和对采购人、社会代理机构监督检查的重点内容，进一步完善考核与检查指标体系，对监督检查中发现的信息公开违法违规行为依法追究责任。

（九）实施动态监管和大数据分析。各级财政部门应当将政府采购项目全流程信息公开纳入动态监管范围，重点加强对单一来源公示、采购文件、采购结果和采购合同等信息的比对，运用大数据分析技术开展对采购项目执行情况和信息公开情况的核查和动态监管，不断推进信息公开工作。

（十）开展第三方评估。从2017年开始，财政部将委托社会力量开展对政府采购透明度的第三方评估，重点围绕政府采购信息发布平台建设管理、信息发布和信息推送的及时性完整性等情况进行综合评估，并对评估结果予以通报。

关于做好政府采购信息公开工作的通知

（2015 年 7 月 17 日财政部财库〔2015〕135 号发布）

党中央有关部门，国务院各部委、各直属机构，全国人大常委会办公厅，全国政协办公厅，高法院，高检院，各民主党派中央，有关人民团体，各省、自治区、直辖市、计划单列市财政厅（局），新疆生产建设兵团财务局：

为深入贯彻落实党的十八届三中、四中全会精神，按照深化财税体制改革、实施公开透明预算制度的总体部署，根据《中华人民共和国政府采购法》《中华人民共和国政府采购法实施条例》《中华人民共和国政府信息公开条例》《党政机关厉行节约反对浪费条例》等法律法规的规定，现就依法做好政府采购信息公开工作有关事项通知如下。

一、高度重视政府采购信息公开工作

公开透明是政府采购管理制度的重要原则。做好政府采购信息公开工作，既是全面深化改革、建立现代财政制度的必然要求，也是加强改进社会监督，提升政府公信力的重要举措，对于规范政府采购行为，维护政府采购活动的公开、公平和公正具有重要意义。《中华人民共和国预算法》《中华人民共和国政府采购法实施条例》和《党政机关厉行节约反对浪费条例》从不同层面和角度提出了提高政府采购透明度、推进信息公开、加强社会监督的新要求，并确定了政府采购全过程信息公开的目标导向。各地区、各部门要依法公开政府采购项目信息，并按照财政预决算公开的要求，公布本单位政府采购预算安排及执行的总体情况，实现从采购预算到采购过程及采购结果的全过程信息公开。各地区、各部门要高度重视，充分认识政府采购信息公开工作的重要性和紧迫性，认真做好政府采购信息公开工作，将政府采购活动置于阳光之下，管好“乱伸的权力之手”。

二、认真做好政府采购信息公开工作

（一）总体要求。

建立健全责任明确的工作机制、简便顺畅的操作流程和集中统一的发布渠道，确保政府采购信息发布的及时、完整、准确，实现政府采购信息的全流程公开透明。

（二）公开范围及主体。

1. 采购项目信息，包括采购项目公告、采购文件、采购项目预算金额、采购结果等信息，由采购人或者其委托的采购代理机构负责公开；

2. 监管处罚信息，包括财政部门做出的投诉、监督检查等处理决定，对集中采购机构的考核结果，以及违法失信行为记录等信息，由财政部门负责公开；

3. 法律、法规和规章规定应当公开的其他政府采购信息，由相关主体依法公开。

（三）公开渠道。

中央预算单位的政府采购信息应当在财政部指定的媒体上公开，地方预算单位的政府采购信息应当在省级（含计划单列市，下同）财政部门指定的媒体上公开。财政部指定的政府采购信息发布媒体包括中国政府采购网、《中国财经报》（《中国政府采购报》）、《中国政府采购杂志》《中国财政杂志》等。省级财政部门应当将中国政府采购网地方分网作为本地区指定的政府采购信息发布媒体之一。

为了便于政府采购当事人获取信息，在其他政府采购信息发布媒体公开的政府采购信息应当同时在中国政府采购网发布。对于预算金额在500万元以上的地方采购项目信息，中国政府采购网各地方分网应当通过数据接口同时推送至中央主网发布（相关标准规范和说明详见中国政府采购网）。政府采购违法失信行为信息记录应当在中国政府采购网中央主网发布。

（四）政府采购项目信息的公开要求。

1. 公开招标公告、资格预审公告。

招标公告的内容应当包括采购人和采购代理机构的名称、地址和联系方法，采购项目的名称、数量、简要规格描述或项目基本概况介绍，采购项目预算金额，采购项目需要落实的政府采购政策，投标人的资格要求，获取招标文件的时间、地点、方式及招标文件售价，投标截止时间、开标时间及地点，采购项目联系人姓名和电话。

资格预审公告的内容应当包括采购人和采购代理机构的名称、地址和联系方法；采购项目名称、数量、简要规格描述或项目基本概况介绍；采购项目预算金额；采购项目需要落实的政府采购政策；投标人的资格要求，以及审查标准、方法；获取资格预审文件的时间、地点、方式；投标人应当提供的资格预审申请文件的组成和格式；提交资格预审申请文件的截止时间及资格审查日期、地点；采购项目联系人姓名和电话。

招标公告、资格预审公告的公告期限为5个工作日。

2. 竞争性谈判公告、竞争性磋商公告和询价公告。

竞争性谈判公告、竞争性磋商公告和询价公告的内容应当包括采购人和采购代理机构的名称、地址和联系方法，采购项目的名称、数量、简要规格描述或项目基本概况介绍，采购项目预算金额，采购项目需要落实的政府采购政策，对供应商的资格要求，获取谈判、磋商、询价文件的时间、地点、方式及文件售价，响应文件提交的截止时间、开启时间及地点，采购项目联系人姓名和电话。

竞争性谈判公告、竞争性磋商公告和询价公告的公告期限为3个工作日。

3. 采购项目预算金额。

采购项目预算金额应当在招标公告、资格预审公告、竞争性谈判公告、竞争性磋商公告和询价公告等采购公告，以及招标文件、谈判文件、磋商文件、询价通知书等采购文件中公开。采购项目的预算金额以财政部门批复的部门预算中的政府采购预算为依据；对于部门预算批复前进行采购的项目，以预算"二上数"中的政府采购预算为依据。对于部门预算已列明具体采购项目的，按照部门预算中具体采购项目的预算金额公开；部门预算未列明采购项目的，应当根据工作实际对部门预算进行分解，按照分解后的具体采购项目预算金额公开。对于部门预算分年度安排但不宜按年度拆分的采购项目，应当公开采购项目的采购年限、概算总金额和当年安排数。

4. 中标、成交结果。

中标、成交结果公告的内容应当包括采购人和采购代理机构名称、地址、联系方式；项目名称和项目编号；中标或者成交供应商名称、地址和中标或者成交金额；主要中标或者成交标的的名称、规格型号、数量、单价、服务要求或者标的的基本概况；评审专家名单。协议供货、定点采购项目还应当公告入围价格、价格调整规则和优惠条件。采用书面推荐供应商参加采购活动的，还应当公告采购人和评审专家的推荐意见。

中标、成交结果应当自中标、成交供应商确定之日起 2 个工作日内公告，公告期限为 1 个工作日。

5. 采购文件。

招标文件、竞争性谈判文件、竞争性磋商文件和询价通知书应当随中标、成交结果同时公告。中标、成交结果公告前采购文件已公告的，不再重复公告。

6. 更正事项。

采购人或者采购代理机构对已发出的招标文件、资格预审文件，以及采用公告方式邀请供应商参与的竞争性谈判文件、竞争性磋商文件进行必要的澄清或者修改的，应当在原公告发布媒体上发布更正公告，并以书面形式通知所有获取采购文件的潜在供应商。采购信息更正公告的内容应当包括采购人和采购代理机构名称、地址、联系方式，原公告的采购项目名称及首次公告日期，更正事项、内容及日期，采购项目联系人和电话。

澄清或者修改的内容可能影响投标文件、资格预审申请文件、响应文件编制的，采购人或者采购代理机构发布澄清公告并以书面形式通知潜在供应商的时间，应当在投标截止时间至少 15 日前、提交资格预审申请文件截止时间至少 3 日前，或者提交首次响应文件截止之日 3 个工作日前；不足上述时间的，应当顺延提交投标文件、资格预审申请文件或响应文件的截止时间。

7. 采购合同。

政府采购合同应当自合同签订之日起 2 个工作日内公告。批量集中采购项目应当公告框架协议。政府采购合同中涉及国家秘密、商业秘密的部分可以不公告，但其他内容应当公告。政府采购合同涉及国家秘密的内容，由采购人依据《保守国家秘密法》等法律制度规定确定。采购合同中涉及商业秘密的内容，由采购人依据《反不正当竞争法》《最高人民法院关于适用〈中华人民共和国民事诉讼法〉若干问题的意见》（法发〔1992〕22 号）等法律制度的规定，与供应商在合同中约定。其中，合同标的名称、规格型号、单价及合同金额等内容不得作为商业秘密。合同中涉及个人隐私的姓名、联系方式等内容，除征得权利人同意外，不得对外公告。

2015年3月1日以后签订的政府采购合同，未按要求公告的，应当于2015年10月31日以前补充公告。

8. 单一来源公示。

达到公开招标数额标准，符合《中华人民共和国政府采购法》第三十一条第一项规定情形，只能从唯一供应商处采购的，采购人、采购代理机构应当在省级以上财政部门指定媒体上进行公示。公示内容应当包括采购人、采购项目名称；拟采购的货物或者服务的说明、拟采购的货物或者服务的预算金额；采用单一来源方式的原因及相关说明；拟定的唯一供应商名称、地址；专业人员对相关供应商因专利、专有技术等原因具有唯一性的具体论证意见，以及专业人员的姓名、工作单位和职称；公示的期限；采购人、采购代理机构、财政部门的联系地址、联系人和联系电话。公示期限不得少于5个工作日。

9. 终止公告。

依法需要终止招标、竞争性谈判、竞争性磋商、询价、单一来源采购活动的，采购人或者采购代理机构应当发布项目终止公告并说明原因。

10. 政府购买公共服务项目。

对于政府向社会公众提供的公共服务项目，除按有关规定公开相关采购信息外，采购人还应当就确定采购需求在指定媒体上征求社会公众的意见，并将验收结果于验收结束之日起2个工作日内向社会公告。

（五）监管处罚信息的公开要求。

财政部门做出的投诉、监督检查等处理决定公告的内容应当包括相关当事人名称及地址、投诉涉及采购项目名称及采购日期、投诉事项或监督检查主要事项、处理依据、处理结果、执法机关名称、公告日期等。投诉或监督检查处理决定应当自完成并履行有关报审程序后5个工作日内公告。

财政部门对集中采购机构的考核结果公告的内容应当包括集中采购机构名称、考核内容、考核方法、考核结果、存在问题、考核单位等。考核结果应当自完成并履行有关报审程序后5个工作日内公告。

供应商、采购代理机构和评审专家的违法失信行为记录公告的内容应当包括当事人名称、违法失信行为的具体情形、处理依据、处理结果、处理日期、执法机关名称等。供应商、采购代理机构和评审专家的违法失信行为信息月度记录应当不晚于次月10日前公告。

三、工作要求

（一）加强组织领导。各级财政部门、各部门、各单位要建立政府采购信息公开工作机制，落实责任分工，切实履行政府采购信息公开的责任和义务。省级财政部门要加强对本地区政府采购信息公开工作的指导和督促，指定并管理政府采购信息公开媒体，确保政府采购信息公开工作落到实处。

（二）落实技术保障。各级财政部门要及时做好相关信息系统和网络媒体的升级改造，创新信息公开方式，完善信息公开功能，提高政府采购信息公开的自动化水平，为政府采购信息公开和社会监督创造便利条件。中国政府采购网地方分网应当在 2015 年 8 月 31 日以前完成主要技术改造工作，确保合同公开等新的信息公开要求落到实处。

（三）强化监督检查。各级财政部门要将政府采购信息公开作为监督检查的重要内容，对采购人、采购代理机构未依法发布政府采购项目信息的，要依照《中华人民共和国政府采购法》第七十一条、第七十八条和《中华人民共和国政府采购法实施条例》第六十八条等规定追究法律责任。

（四）做好跟踪回应。各地区、各部门要主动回应信息公开工作中出现的情况和问题，做好预判、预案和跟踪，主动发声，及时解惑。各政府采购信息发布媒体要以高度负责的精神做好政府采购信息公开工作，及时、完整、准确地免费刊登信息。

招标公告和公示信息发布管理办法

（2017 年 11 月 23 日国家发展和改革委员会令第 10 号发布）

第一条 为规范招标公告和公示信息发布活动，保证各类市场主体和社会公众平等、便捷、准确地获取招标信息，根据《中华人民共和国招标投标法》《中华人民共和国招标投标法实施条例》等有关法律法规规定，制定本办法。

第二条 本办法所称招标公告和公示信息，是指招标项目的资格预审公告、招标公告、中标候选人公示、中标结果公示等信息。

第三条 依法必须招标项目的招标公告和公示信息，除依法需要保密或者涉及商业秘密的内容外，应当按照公益服务、公开透明、高效便捷、集中共享的原则，依法向社会公开。

第四条 国家发展改革委根据招标投标法律法规规定，对依法必须招标项目招标公告和公示信息发布媒介的信息发布活动进行监督管理。

省级发展改革部门对本行政区域内招标公告和公示信息发布活动依法进行监督管理。省级人民政府另有规定的，从其规定。

第五条 依法必须招标项目的资格预审公告和招标公告，应当载明以下内容：

（一）招标项目名称、内容、范围、规模、资金来源；

（二）投标资格能力要求，以及是否接受联合体投标；

（三）获取资格预审文件或招标文件的时间、方式；

（四）递交资格预审文件或投标文件的截止时间、方式；

（五）招标人及其招标代理机构的名称、地址、联系人及联系方式；

（六）采用电子招标投标方式的，潜在投标人访问电子招标投标交易平台的网址和方法；

（七）其他依法应当载明的内容。

第六条 依法必须招标项目的中标候选人公示应当载明以下内容：

（一）中标候选人排序、名称、投标报价、质量、工期（交货期），以及评标情况；

（二）中标候选人按照招标文件要求承诺的项目负责人姓名及其相关证书名称和编号；

（三）中标候选人响应招标文件要求的资格能力条件；

（四）提出异议的渠道和方式；

（五）招标文件规定公示的其他内容。

依法必须招标项目的中标结果公示应当载明中标人名称。

第七条 依法必须招标项目的招标公告和公示信息应当根据

招标投标法律法规，以及国家发展改革委会同有关部门制定的标准文件编制，实现标准化、格式化。

第八条 依法必须招标项目的招标公告和公示信息应当在“中国招标投标公共服务平台”或者项目所在地省级电子招标投标公共服务平台（以下统一简称“发布媒介”）发布。

第九条 省级电子招标投标公共服务平台应当与“中国招标投标公共服务平台”对接，按规定同步交互招标公告和公示信息。对依法必须招标项目的招标公告和公示信息，发布媒介应当与相应的公共资源交易平台实现信息共享。

“中国招标投标公共服务平台”应当汇总公开全国招标公告和公示信息，以及本办法第八条规定的发布媒介名称、网址、办公场所、联系方式等基本信息，及时维护更新，与全国公共资源交易平台共享，并归集至全国信用信息共享平台，按规定通过“信用中国”网站向社会公开。

第十条 拟发布的招标公告和公示信息文本应当由招标人或其招标代理机构盖章，并由主要负责人或其授权的项目负责人签名。采用数据电文形式的，应当按规定进行电子签名。

招标人或其招标代理机构发布招标公告和公示信息，应当遵守招标投标法律法规关于时限的规定。

第十一条 依法必须招标项目的招标公告和公示信息鼓励通过电子招标投标交易平台录入后交互至发布媒介核验发布，也可以直接通过发布媒介录入并核验发布。

按照电子招标投标有关数据规范要求交互招标公告和公示信息文本的，发布媒介应当自收到起 12 小时内发布。采用电子邮件、电子介质、传真、纸质文本等其他形式提交或者直接录入招标公告和公示信息文本的，发布媒介应当自核验确认起 1 个工作日内发布。核验确认最长不得超过 3 个工作日。

招标人或其招标代理机构应当对其提供的招标公告和公示信息的真实性、准确性、合法性负责。发布媒介和电子招标投标交易平台应当对所发布的招标公告和公示信息的及时性、完整性负责。

发布媒介应当按照规定采取有效措施，确保发布招标公告和公示信息的数据电文不被篡改、不遗漏和至少 10 年内可追溯。

第十二条 发布媒介应当免费提供依法必须招标项目的招标公告和公示信息发布服务，并允许社会公众和市场主体免费、及时查阅前述招标公告和公示的完整信息。

第十三条 发布媒介应当通过专门栏目发布招标公告和公示信息，并免费提供信息归类和检索服务，对新发布的招标公告和公示信息作醒目标识，方便市场主体和社会公众查阅。

发布媒介应当设置专门栏目，方便市场主体和社会公众就其招标公告和公示信息发布工作反映情况、提出意见，并及时反馈。

第十四条 发布媒介应当实时统计本媒介招标公告和公示信息发布情况，及时向社会公布，并定期报送相应的省级以上发展改革部门或省级以上人民政府规定的其他部门。

第十五条 依法必须招标项目的招标公告和公示信息除在发布媒介发布外，招标人或其招标代理机构也可以同步在其他媒介公开，并确保内容一致。

其他媒介可以依法全文转载依法必须招标项目的招标公告和公示信息，但不得改变其内容，同时必须注明信息来源。

第十六条 依法必须招标项目的招标公告和公示信息有下列情形之一的，潜在投标人或者投标人可以要求招标人或其招标代理机构予以澄清、改正、补充或调整：

（一）资格预审公告、招标公告载明的事项不符合本办法第五条规定，中标候选人公示载明的事项不符合本办法第六条规定；

（二）在两家以上媒介发布的同一招标项目的招标公告和公示信息内容不一致；

（三）招标公告和公示信息内容不符合法律法规规定。

招标人或其招标代理机构应当认真核查，及时处理，并将处理结果告知提出意见的潜在投标人或者投标人。

第十七条 任何单位和个人认为招标人或其招标代理机构在招标公告和公示信息发布活动中存在违法违规行为的，可以依法向有关行政监督部门投诉、举报；认为发布媒介在招标公告和公示信息发布活动中存在违法违规行为的，根据有关规定可以向相应的省级以上发展改革部门或其他有关部门投诉、举报。

第十八条 招标人或其招标代理机构有下列行为之一的，由有关行政监督部门责令改正，并视情形依照《中华人民共和国招标投标法》第四十九条、第五十一条及有关规定处罚：

（一）依法必须公开招标的项目不按照规定在发布媒介发布招标公告和公示信息；

（二）在不同媒介发布的同一招标项目的资格预审公告或者招标公告的内容不一致，影响潜在投标人申请资格预审或者投标；

（三）资格预审公告或者招标公告中有关获取资格预审文件或者招标文件的时限不符合招标投标法律法规规定；

（四）资格预审公告或者招标公告中以不合理的条件限制或者排斥潜在投标人。

第十九条 发布媒介在发布依法必须招标项目的招标公告和公示信息活动中有下列情形之一的，由相应的省级以上发展改革部门或其他有关部门根据有关法律法规规定，责令改正；情节严重的，可以处1 万元以下罚款：

（一）违法收取费用；

（二）无正当理由拒绝发布或者拒不按规定交互信息；

（三）无正当理由延误发布时间；

（四）因故意或重大过失导致发布的招标公告和公示信息发生遗漏、错误；

（五）违反本办法的其他行为。

其他媒介违规发布或转载依法必须招标项目的招标公告和公示信息的，由相应的省级以上发展改革部门或其他有关部门根据有关法律法规规定，责令改正；情节严重的，可以处1 万元以下罚款。

第二十条 对依法必须招标项目的招标公告和公示信息进行澄清、修改，或者暂停、终止招标活动，采取公告形式向社会公布的，参照本办法执行。

第二十一条 使用国际组织或者外国政府贷款、援助资金的招标项目，贷款方、资金提供方对招标公告和公示信息的发布另有规定的，适用其规定。

第二十二条 本办法所称以上、以下包含本级或本数。

第二十三条 本办法由国家发展改革委负责解释。

第二十四条 本办法自2018年1月1日起施行。《招标公告发布暂行办法》（国家发展计划委第4号令）和《国家计委关于指定发布依法必须招标项目招标公告的媒介的通知》（计政策〔2000〕868号）同时废止。

内 控 管 理

关于全面推进行政事业单位内部控制建设的指导意见

（2015 年 12 月 21 日财政部财会〔2015〕24 号发布）

党中央有关部门，国务院各部委、各直属机构，全国人大常委会办公厅，全国政协办公厅，高法院，高检院，各民主党派中央，有关人民团体，各省、自治区、直辖市、计划单列市财政厅（局），新疆生产建设兵团财务局：

内部控制是保障组织权力规范有序、科学高效运行的有效手段，也是组织目标实现的长效保障机制。自《行政事业单位内部控制规范（试行）》（财会〔2012〕21 号，以下简称《单位内控规范》）发布实施以来，各行政事业单位积极推进内部控制建设，取得了初步成效。但也存在部分单位重视不够、制度建设不健全、发展水平不平衡等问题。党的十八届四中全会通过的《中共中央关于全面推进依法治国若干重大问题的决定》明确提出："对财政资金分配使用、国有资产监管、政府投资、政府采购、公共资源转让、公共工程建设等权力集中的部门和岗位实行分事行权、分岗设权、分级授权，定期轮岗，强化内部流程控制，防止权力滥用"，为行政事业单位加强内部控制建设指明了方向。为认真贯彻落实党的十八届四中全会精神，现对全面推进行政事业单位内部控制建设提出以下指导意见。

一、总体要求

（一）指导思想。高举中国特色社会主义伟大旗帜，认真贯彻落实党的十八大和十八届三中、四中、五中全会精神，深入贯彻习近平总书记系列重要讲话精神，全面推进行政事业单位内部控制建设，规范行政事业单位内部经济和业务活动，强化对内部权力运行的制约，防止内部权力滥用，建立健全科学高效的制约和监督体系，促进单位公共服务效能和内部治理水平不断提高，为实现国家治理体系和治理能力现代化奠定坚实基础、提供有力支撑。

（二）基本原则。

1. 坚持全面推进。行政事业单位（以下简称单位）应当按照党的十八届四中全会决定关于强化内部控制的精神和《单位内控规范》的具体要求，全面建立、有效实施内部控制，确保内部控制覆盖单位经济和业务活动的全范围，贯穿内部权力运行的决策、执行和监督全过程，规范单位内部各层级的全体人员。

2. 坚持科学规划。单位应当科学运用内部控制机制原理，结合自身的业务性质、业务范围、管理架构，合理界定岗位职责、业务流程和内部权力运行结构，依托制度规范和信息系统，将制约内部权力运行嵌入内部控制的各个层级、各个方面、各个环节。

3. 坚持问题导向。单位应当针对内部管理薄弱环节和风险隐患，特别是涉及内部权力集中的财政资金分配使用、国有资产监管、政府投资、政府采购、公共资源转让、公共工程建设等重点领域和关键岗位，合理配置权责，细化权力运行流程，明确关键控制节点和风险评估要求，提高内部控制的针对性和有效性。

4. 坚持共同治理。充分发挥内部控制与其他内部监督机制的相互促进作用，形成监管合力，优化监督效果；充分发挥政府、单位、社会和市场的各自作用，各级财政部门要加强统筹规划、督促指导，主动争取审计、监察等部门的支持，共同推动内部控制建设和有效实施；单位要切实履行内部控制建设的主体责任；要建立公平、公开、公正的市场竞争和激励机制，鼓励社会第三方参与单位内部控制建设和发挥外部监督作用，形成单位内部控制建设的合力。

（三）总体目标。以单位全面执行《单位内控规范》为抓手，以规范单位经济和业务活动有序运行为主线，以内部控制量化评价为导向，以信息系统为支撑，突出规范重点领域、关键岗位的经济和业务活动运行流程、制约措施，逐步将控制对象从经济活动层面拓展到全部业务活动和内部权力运行，到 2020 年，基本建成与国家治理体系和治理能力现代化相适应的，权责一致、制衡有效、运行顺畅、执行有力、管理科学的内部控制体系，更好发挥内部控制在提升内部治理水平、规范内部权力运行、促进依法行政、推进廉政建设中的重要作用。

二、主要任务

（一）健全内部控制体系，强化内部流程控制。单位应当按照内部控制要求，在单位主要负责人直接领导下，建立适合本单位实际情况的内部控制体系，全面梳理业务流程，明确业务环节，分析风险隐患，完善风险评估机制，制定风险应对策略；有效运用不相容岗位相互分离、内部授权审批控制、归口管理、预算控制、财产保护控制、会计控制、单据控制、信息内部公开等内部控制基本方法，加强对单位层面和业务层面的内部控制，实现内部控制体系全面、有效实施。

已经建立并实施内部控制的单位，应当按照本指导意见和《单位内控规范》要求，对本单位内部控制制度的全面性、重要性、制衡性、适应性和有效性进行自我评价、对照检查，并针对存在的问题，抓好整改落实，进一步健全制度，提高执行力，完善监督措施，确保内部控制有效实施。内部控制尚未建立或内部控制制度不健全的单位，必须于 2016 年年底前完成内部控制的建立和实施工作。

（二）加强内部权力制衡，规范内部权力运行。分事行权、分岗设权、分级授权和定期轮岗，是制约权力运行、加强内部控制的基本要求和有效措施。单位应当根据自身的业务性质、业务范围、管理架构，按照决策、执行、监督相互分离、相互制衡的要求，科学设置内设机构、管理层级、岗位职责权限、权力运行规程，切实做到分事行权、分岗设权、分级授权，并定期轮岗。分事行权，就是对经济和业务活动的决策、执行、监督，必须明确分工、相互分离、分别行权，防止职责混淆、权限交叉；分岗设权，就是对涉及经济和业务活动的相关岗位，必须依职定岗、分岗定权、权责明确，防止岗位职责不清、设权界限混乱；分级授权，就是对各管理层级和各工作岗位，必须依法依规分别授权，明确授权范围、授权对象、授权期限、授权与行权责任、一般授权与特殊授权界限，防止授权不当、越权办事。同时，对重点领域的关键岗位，在健全岗位设置、规范岗位管理、加强岗位胜任能力评估的基础上，通过明确轮岗范围、轮岗条件、轮岗周期、交接流程、责任追溯等要求，建立干部交流和定期轮岗制度，不具备轮岗条件的单位应当采用专项审计等控制措施。对轮岗后发现原工作岗位存在失职或违法违纪行为的，应当按国家有关规定追责。

（三）建立内控报告制度，促进内控信息公开。针对内部控制建立和实施的实际情况，单位应当按照《单位内控规范》的要求积极开展内部控制自我评价工作。单位内部控制自我评价情况应当作为部门决算报告和财务报告的重要组成内容进行报告。积极推进内部控制信息公开，通过面向单位内部和外部定期公开内部控制相关信息，逐步建立规范有序、及时可靠的内部控制信息公开机制，更好发挥信息公开对内部控制建设的促进和监督作用。

（四）加强监督检查工作，加大考评问责力度。监督检查和自我评价，是内部控制得以有效实施的重要保障。单位应当建立健全内部控制的监督检查和自我评价制度，通过日常监督和专项监督，检查内部控制实施过程中存在的突出问题、管理漏洞和薄弱环节，进一步改进和加强内部控制；通过自我评价，评估内部控制的全面性、重要性、制衡性、适应性和有效性，进一步改进和完善内部控制。同时，单位要将内部监督、自我评价与干部考核、追责问责结合起来，并将内部监督、自我评价结果采取适当的方式予以内部公开，强化自我监督、自我约束的自觉性，促进自我监督、自我约束机制的不断完善。

三、保障措施

（一）加强组织领导。各地区、各部门要充分认识全面推进行政事业单位内部控制建设的重要意义，把制约内部权力运行、强化内部控制，作为当前和今后一个时期的重要工作来抓，切实加强对单位内部控制建设的组织领导，建立健全由财政、审计、监察等部门参与的协调机制，协同推进内部控制建设和监督检查工作。同时，积极探索建立单位财务报告内部控制实施情况注册会计师审计制度，将单位内部控制建设纳入制度化、规范化轨道。

（二）抓好贯彻落实。单位要按照本指导意见确定的总体要求、主要任务和时间表，认真抓好内部控制建设，确保制度健全、执行有力、监督到位。单位主要负责人应当主持制定工作方案，明确工作分工，配备工作人员，健全工作机制，充分利用信息化手段，组织、推动本单位内部控制建设，并对建立与实施内部控制的有效性承担领导责任。

（三）强化督导检查。各级财政部门要加强对单位内部控制建立与实施情况的监督检查，公开监督检查结果，并将监督检查结果、内部控制自我评价情况和注册会计师审计情况作为安排财政预算、实施预算绩效评价与中期财政规划的参考依据。同时，加强与审计、监察等部门的沟通协调和信息共享，形成监督合力，避免重复检查。

（四）深入宣传教育。各地区、各部门、各单位要加大宣传教育力度，广泛宣传制约内部权力运行、强化内部控制的必要性和紧迫性，广泛宣传相关先进经验和典型做法，引导单位广大干部职工自觉提高风险防范和抵制权力滥用意识，确保权力规范有序运行。同时，要加强对单位领导干部和工作人员有关制约内部权力运行、强化内部控制方面的教育培训，为全面推进行政事业单位内部控制建设营造良好的环境和氛围。

行政事业单位内部控制报告管理制度（试行）

（2017 年 1 月 25 日财政部财会〔2017〕1 号发布）

第一章　总　则

第一条　为贯彻落实党的十八届四中全会通过的《中共中央关于全面推进依法治国若干重大问题的决定》的有关精神，进一步加强行政事业单位内部控制建设，规范行政事业单位内部控制报告的编制、报送、使用及报告信息质量的监督检查等工作，促进行政事业单位内部控制信息公开，提高行政事业单位内部控制报告质量，根据《财政部关于全面推进行政事业单位内部控制建设的指导意见》（财会〔2015〕24 号，以下简称《指导意见》）和《行政事业单位内部控制规范（试行）》（财会〔2012〕21 号，以下简称《单位内部控制规范》）等，制定本制度。

第二条　本制度适用于所有行政事业单位。

本制度所称行政事业单位包括各级党的机关、人大机关、行政机关、政协机关、审判机关、检察机关、各民主党派机关、人民团体和事业单位。

第三条　本制度所称内部控制报告，是指行政事业单位在年度终了，结合本单位实际情况，依据《指导意见》和《单位内部控制规范》，按照本制度规定编制的能够综合反映本单位内部控制建立与实施情况的总结性文件。

第四条　行政事业单位编制内部控制报告应当遵循下列原则：

（一）全面性原则。内部控制报告应当包括行政事业单位内部控制的建立与实施、覆盖单位层面和业务层面各类经济业务活动，能够综合反映行政事业单位的内部控制建设情况。

（二）重要性原则。内部控制报告应当重点关注行政事业单位重点领域和关键岗位，突出重点、兼顾一般，推动行政事业单位围绕重点开展内部控制建设，着力防范可能产生的重大风险。

（三）客观性原则。内部控制报告应当立足于行政事业单位的实际情况，坚持实事求是，真实、完整地反映行政事业单位内部控制建立与实施情况。

（四）规范性原则。行政事业单位应当按照财政部规定的统一报告格式及信息要求编制内部控制报告，不得自行修改或删减报告及附表格式。

第五条　行政事业单位是内部控制报告的责任主体。

单位主要负责人对本单位内部控制报告的真实性和完整性负责。

第六条　行政事业单位应当根据本制度，结合本单位内部控制建立与实施的实际情况，明确相关内设机构、管理层级及岗位的职责权限，按照规定的方法、程序和要求，有序开展内部控制报告的编制、审核、报送、分析使用等工作。

第七条 内部控制报告编报工作按照“统一部署、分级负责、逐级汇总、单向报送”的方式，由财政部统一部署，各地区、各垂直管理部门分级组织实施并以自下而上的方式逐级汇总，非垂直管理部门向同级财政部门报送，各行政事业单位按照行政管理关系向上级行政主管部门单向报送。

第二章 内部控制报告编报工作的组织

第八条 财政部负责组织实施全国行政事业单位内部控制报告编报工作。其职责主要是制定行政事业单位内部控制报告的有关规章制度及全国统一的行政事业单位内部控制报告格式，布置全国行政事业单位内部控制年度报告编报工作并开展相关培训，组织和指导全国行政事业单位内部控制报告的收集、审核、汇总、报送、分析使用，组织开展全国行政事业单位内部控制报告信息质量的监督检查工作，组织和指导全国行政事业单位内部控制考核评价工作，建立和管理全国行政事业单位内部控制报告数据库等工作。

第九条 地方各级财政部门负责组织实施本地区行政事业单位内部控制报告编报工作，并对本地区内部控制汇总报告的真实性和完整性负责。其职责主要是布置本地区行政事业单位内部控制年度报告编报工作并开展相关培训，组织和指导本地区行政事业单位内部控制报告的收集、审核、汇总、报送、分析使用，组织和开展本地区行政事业单位内部控制报告信息质量的监督检查工作，组织和指导本地区行政事业单位内部控制考核评价工作，建立和管理本地区行政事业单位内部控制报告数据库等工作。

第十条 各行政主管部门（以下简称各部门）应当按照财政部门的要求，负责组织实施本部门行政事业单位内部控制报告编报工作，并对本部门内部控制汇总报告的真实性和完整性负责。其职责主要是布置本部门行政事业单位内部控制年度报告编报工作并开展相关培训，组织和指导本部门行政事业单位内部控制报告的收集、审核、汇总、报送、分析使用，组织和开展本部门行政事业单位内部控制报告信息质量的监督检查工作，组织和指导本部门行政事业单位内部控制考核评价工作，建立和管理本部门行政事业单位内部控制报告数据库。

第三章 行政事业单位内部控制报告的编制与报送

第十一条 年度终了，行政事业单位应当按照本制度的有关要求，根据本单位当年内部控制建设工作的实际情况及取得的成效，以能够反映内部控制工作基本事实的相关材料为支撑，按照财政部发布的统一报告格式编制内部控制报告，经本单位主要负责人审批后对外报送。

第十二条 行政事业单位能够反映内部控制工作基本事实的相关材料一般包括内部控制领导机构会议纪要、内部控制制度、流程图、内部控制检查报告、内部控制培训会相关材料等。

第十三条 行政事业单位应当在规定的时间内，向上级行政主管部门报送本单位内部控制报告及能够反映本单位内部控制工作基本事实的相关材料。

第四章 部门行政事业单位内部控制报告的编制与报送

第十四条 各部门应当在所属行政事业单位上报的内部控制报告和部门本级内部控制报告的基础上，汇总形成本部门行政事业单位内部控制报告。

第十五条 各部门汇总的行政事业单位内部控制报告应当以所属行政事业单位上报的信息为准，不得虚报、瞒报和随意调整。

第十六条 各部门应当在规定的时间内，向同级财政部门报送本部门行政事业单位内部控制报告。

第五章 地区行政事业单位内部控制报告的编制与报送

第十七条 地方各级财政部门应当在下级财政部门上报的内部控制报告和本地区部门内部控制报告的基础上，汇总形成本地区行政事业单位内部控制报告。

第十八条 地方各级财政部门汇总的本地区行政事业单位内部控制报告应当以本地区部门和下级财政部门上报的信息为准，不得虚报、瞒报和随意调整。

第十九条 地方各级财政部门应当在规定的时间内，向上级财政部门逐级报送本地区行政事业单位内部控制报告。

第六章 行政事业单位内部控制报告的使用

第二十条 行政事业单位应当加强对本单位内部控制报告的使用，通过对内部控制报告中反映的信息进行分析，及时发现内部控制建设工作中存在的问题，进一步健全制度，提高执行力，完善监督措施，确保内部控制有效实施。

第二十一条 各地区、各部门应当加强对行政事业单位内部控制报告的分析，强化分析结果的反馈和使用，切实规范和改进财政财务管理，更好发挥对行政事业单位内部控制建设的促进和监督作用。

第七章 行政事业单位内部控制报告的监督检查

第二十二条 各地区、各部门汇总的内部控制报告报送后，各级财政部门、各部门应当组织开展对所报送的内部控制报告内容的真实性、完整性和规范性进行监督检查。

第二十三条 行政事业单位内部控制报告信息质量的监督检查工作采取“统一管理、分级实施”原则。中央部门内部控制报告信息质量监督检查工作由财政部组织实施，各地区行政事业单位内部控制报告信息质量监督检查工作由同级财政部门按照统一的工作要求分级组织实施，各部门所属行政事业单位内部控制报告信息质量监督检查由本部门组织实施。

第二十四条 行政事业单位内部控制报告信息质量的监督检查应按规定采取适当的方式来确定对象，并对内部控制报告存在明显质量问题或以往年份监督检查不合格单位进行重点核查。

第二十五条 各地区、各部门应当认真组织落实本地区（部门）的行政事业单位内部控制报告编报工作，加强对内部控制报告编报工作的考核。

第二十六条 行政事业单位应当认真、如实编制内部控制报告，不得漏报、瞒报有关内部控制信息，更不得编造虚假内部控制信息；单位负责人不得授意、指使、强令相关人员提供虚假内部控制信息，不得对拒绝、抵制编造虚假内部控制信息的人员进行打击报复。

第二十七条 对于违反规定、提供虚假内部控制信息的单位及相关负责人，按照《中华人民共和国会计法》《中华人民共和国预算法》《财政违法行为处罚处分条例》等有关法律法规规定追究责任。

各级财政部门及其工作人员在行政事业单位内部控制报告管理工作中，存在滥用职权、玩忽职守、徇私舞弊等违法违纪行为的，按照《公务员法》《行政监察法》《财政违法行为处罚处分条例》等国家有关规定追究相应责任；涉嫌犯罪的，移送司法机关处理。

第八章 附 则

第二十八条 各地区、各部门可依据本制度，结合工作实际，制定相应的实施细则。

第二十九条 本制度自 2017 年 3 月 1 日起施行。

关于加强政府采购活动内部控制管理的指导意见

（2016年6月29日财政部财库〔2016〕99号发布）

党中央有关部门，国务院各部委、各直属机构，全国人大常委会办公厅，全国政协办公厅，高法院，高检院，各民主党派中央，有关人民团体，中央国家机关政府采购中心，中共中央直属机关采购中心，全国人大机关采购中心，各省、自治区、直辖市、计划单列市财政厅（局）、政府采购中心，新疆生产建设兵团财务局、政府采购中心：

加强对政府采购活动的内部控制管理，是贯彻《中共中央关于全面推进依法治国若干重大问题的决定》的重要举措，也是深化政府采购制度改革的内在要求，对落实党风廉政建设主体责任、推进依法采购具有重要意义。近年来，一些采购人、集中采购机构和政府采购监管部门积极探索建立政府采购活动内部控制制度，取得了初步成效，但总体上还存在体系不完整、制度不健全、发展不平衡等问题。为了进一步规范政府采购活动中的权力运行，强化内部流程控制，促进政府采购提质增效，现提出如下意见。

一、总体要求

（一）指导思想。

贯彻党的十八大和十八届三中、四中、五中全会精神，按照“四个全面”战略布局，适应政府职能转变和构建现代财政制度需要，落实政府采购法律法规要求，执行《行政事业单位内部控制规范（试行）》（财会〔2012〕21号）和《财政部关于全面推进行政事业单位内部控制建设的指导意见》（财会〔2015〕24号）相关规定，坚持底线思维和问题导向，创新政府采购管理手段，切实加强政府采购活动中的权力运行监督，有效防范舞弊和预防腐败，提升政府采购活动的组织管理水平和财政资金使用效益，提高政府采购公信力。

（二）基本原则。

1. 全面管控与突出重点并举。将政府采购内部控制管理贯穿于政府采购执行与监管的全流程、各环节，全面控制，重在预防。抓住关键环节、岗位和重大风险事项，从严管理，重点防控。

2. 分工制衡与提升效能并重。发挥内部机构之间，相关业务、环节和岗位之间的相互监督和制约作用，合理安排分工，优化流程衔接，提高采购绩效和行政效能。

3. 权责对等与依法惩处并行。在政府采购执行与监管过程中贯彻权责一致原则，因权定责、权责对应。严格执行法律法规的问责条款，有错必究、失责必惩。

（三）主要目标。

以“分事行权、分岗设权、分级授权”为主线，通过制定制度、健全机制、完善措施、规范流程，逐步形成依法合规、运转高效、风险可控、问责严格的政府采购内部运转和管控制度，做到约束机制健全、权力运行规范、风险控制有力、监督问责到位，实现对政府采购活动内部权力运行的有效制约。

二、主要任务

（一）落实主体责任。

采购人应当做好政府采购业务的内部归口管理和所属单位管理，明确内部工作机制，重点加强对采购需求、政策落实、信息公开、履约验收、结果评价等的管理。

集中采购机构应当做好流程控制，围绕委托代理、编制采购文件和拟订合同文本、执行采购程序、代理采购绩效等政府采购活动的重点内容和环节加强管理。

监管部门应当强化依法行政意识，围绕放管服改革要求，重点完善采购方式审批、采购进口产品审核、投诉处理、监督检查等内部管理制度和工作规程。

（二）明确重点任务。

1. 严防廉政风险。牢固树立廉洁是政府采购生命线的根本理念，把纪律和规矩挺在前面。针对政府采购岗位设置、流程设计、主体责任、与市场主体交往等重点问题，细化廉政规范、明确纪律规矩，形成严密、有效的约束机制。

2. 控制法律风险。切实提升采购人、集中采购机构和监管部门的法治观念，依法依规组织开展政府采购活动，提高监管水平，切实防控政府采购执行与监管中的法律风险。

3. 落实政策功能。准确把握政府采购领域政策功能落实要求，严格执行政策规定，切实发挥政府采购在实现国家经济和社会发展政策目标中的作用。

4. 提升履职效能。落实精简、统一、效能的要求，科学确定事权归属、岗位责任、流程控制和授权关系，推进政府采购流程优化、执行顺畅，提升政府采购整体效率、效果和效益。

三、主要措施

（一）明晰事权，依法履职尽责。采购人、采购代理机构和监管部门应当根据法定职责开展工作，既不能失职不作为，也不得越权乱作为。

1. 实施归口管理。采购人应当明确内部归口管理部门，具体负责本单位、本系统的政府采购执行管理。归口管理部门应当牵头建立本单位政府采购内部控制制度，明确本单位相关部门在政府采购工作中的职责与分工，建立政府采购与预算、财务（资金）、资产、使用等业务机构或岗位之间沟通协调的工作机制，共同做好编制政府采购预算和实施计划、确定采购需求、组织采购活动、履约验收、答复询问质疑、配合投诉处理及监督检查等工作。

2. 明确委托代理权利义务。委托采购代理机构采购的，采购人应当和采购代理机构依法签订政府采购委托代理协议，明确代理采购的范围、权限和期限等具体事项。采购代理机构应当严格按照委托代理协议开展采购活动，不得超越代理权限。

3. 强化内部监督。采购人、集中采购机构和监管部门应当发挥内部审计、纪检监察等机构的监督作用，加强对采购执行和监管工作的常规审计和专项审计。畅通问题反馈和受理渠道，通过检查、考核、设置监督电话或信箱等多种途径查找和发现问题，有效分析、预判、管理、处置风险事项。

（二）合理设岗，强化权责对应。合理设置岗位，明确岗位职责、权限和责任主体，细化各流程、各环节的工作要求和执行标准。

1. 界定岗位职责。采购人、集中采购机构和监管部门应当结合自身特点，对照政府采购法律、法规、规章及制度规定，认真梳理不同业务、环节、岗位需要重点控制的风险事项，划分风险等级，建立制度规则、风险事项等台账，合理确定岗位职责。

2. 不相容岗位分离。采购人、集中采购机构应当建立岗位间的制衡机制，采购需求制定与内部审核、采购文件编制与复核、合同签订与验收等岗位原则上应当分开设置。

3. 相关业务多人参与。采购人、集中采购机构对于评审现场组织、单一来源采购项目议价、合同签订、履约验收等相关业务，原则上应当由 2 人以上共同办理，并明确主要负责人员。

4. 实施定期轮岗。采购人、集中采购机构和监管部门应当按规定建立轮岗交流制度，按照政府采购岗位风险等级设定轮岗周期，风险等级高的岗位原则上应当缩短轮岗年限。不具备轮岗条件的应当定期采取专项审计等控制措施。建立健全政府采购在岗监督、离岗审查和项目责任追溯制度。

（三）分级授权，推动科学决策。明确不同级别的决策权限和责任归属，按照分级授权的决策模式，建立与组织机构、采购业务相适应的内部授权管理体系。

1. 加强所属单位管理。主管预算单位应当明确与所属预算单位在政府采购管理、执行等方面的职责范围和权限划分，细化业务流程和工作要求，加强对所属预算单位的采购执行管理，强化对政府采购政策落实的指导。

2. 完善决策机制。采购人、集中采购机构和监管部门应当建立健全内部政府采购事项集体研究、合法性审查和内部会签相结合的议事决策机制。对于涉及民生、社会影响较大的项目，采购人在制定采购需求时，还应当进行法律、技术咨询或者公开征求意见。监管部门处理政府采购投诉应当建立健全法律咨询机制。决策过程要形成完整记录，任何个人不得单独决策或者擅自改变集体决策。

3. 完善内部审核制度。采购人、集中采购机构确定采购方式、组织采购活动，监管部门办理审批审核事项、开展监督检查、做出处理处罚决定等，应当依据法律制度和有关政策要求细化内部审核的各项要素、审核标准、审核权限和工作要求，实行办理、复核、审定的内部审核机制，对照要求逐层把关。

（四）优化流程，实现重点管控。加强对采购活动的流程控制，突出重点环节，确保政府采购项目规范运行。

1. 增强采购计划性。采购人应当提高编报与执行政府采购预算、实施计划的系统性、准确性、及时性和严肃性，制定政府采购实施计划执行时间表和项目进度表，有序安排采购活动。

2. 加强关键环节控制。采购人、集中采购机构应当按照有关法律法规及业务流程规定，明确政府采购重点环节的控制措施。未编制采购预算和实施计划的不得组织采购，无委托代理协议不得开展采购代理活动，对属于政府采购范围未执行政府采购规定、采购方式或程序不符合规定的及时予以纠正。

3. 明确时限要求。采购人、集中采购机构和监管部门应当提高政府采购效率，对信息公告、合同签订、变更采购方式、采购进口产品、答复询问质疑、投诉处理以及其他有时间要求的事项，要细化各个节点的工作时限，确保在规定时间内完成。

4. 强化利益冲突管理。采购人、集中采购机构和监管部门应当厘清利益冲突的主要对象、具体内容和表现形式，明确与供应商等政府采购市场主体、评审专家交往的基本原则和界限，细化处理原则、处理方式和解决方案。采购人员及相关人员与供应商有利害关系的，应当严格执行回避制度。

5. 健全档案管理。采购人、集中采购机构和监管部门应当加强政府采购记录控制，按照规定妥善保管与政府采购管理、执行相关的各类文件。

四、保障措施

采购人、集中采购机构和监管部门要深刻领会政府采购活动中加强内部控制管理的重要性和必要性，结合廉政风险防控机制建设、防止权力滥用的工作要求，准确把握政府采购工作的内在规律，加快体制机制创新，强化硬的制度约束，切实提高政府采购内部控制管理水平。

（一）加强组织领导。建立政府采购内部控制管理工作的领导、协调机制，做好政府采购内部控制管理各项工作。要严格执行岗位分离、轮岗交流等制度，暂不具备条件的要创造条件逐步落实，确不具备条件的基层单位可适当放宽要求。集中采购机构以外的采购代理机构可以参照本意见建立和完善内部控制管理制度，防控代理执行风险。

（二）加快建章立制。抓紧梳理和评估本部门、本单位政府采购执行和监管中存在的风险，明确标准化工作要求和防控措施，完善内部管理制度，形成较为完备的内部控制体系。

（三）完善技术保障。运用信息技术落实政府采购内部控制管理措施，政府采购管理交易系统及采购人内部业务系统应当重点强化人员身份验证、岗位业务授权、系统操作记录、电子档案管理等系统功能建设。探索大数据分析在政府采购内部控制管理中的应用，将信息数据科学运用于项目管理、风险控制、监督预警等方面。

（四）强化运行监督。建立内部控制管理的激励约束机制，将内部控制制度的建设和执行情况纳入绩效考评体系，将日常评价与重点监督、内部分析和外部评价相结合，定期对内部控制的有效性进行总结，加强评估结果应用，不断改进内部控制管理体系。财政部门要将政府采购内部控制制度的建设和执行情况作为政府采购监督检查和对集中采购机构考核的重要内容，加强监督指导。

关于开展行政事业单位内部控制基础性评价工作的通知

（2016 年 6 月 24 日财政部财会〔2016〕11 号发布）

党中央有关部门，国务院各部委、各直属机构，全国人大常委会办公厅，全国政协办公厅，高法院，高检院，各民主党派中央，有关人民团体，各省、自治区、直辖市、计划单列市财政厅（局），新疆生产建设兵团财务局：

按照《财政部关于全面推进行政事业单位内部控制建设的指导意见》（财会〔2015〕24 号，以下简称《指导意见》）要求，行政事业单位（以下简称单位）应于 2016 年年底前完成内部控制的建立与实施工作。在行政事业单位范围内全面开展内部控制建设工作，是贯彻落实党的十八届四中全会通过的《中共中央关于全面推进依法治国若干重大问题的决定》的一项重要改革举措。按照中央提出的以钉钉子精神抓好改革落实的要求，为进一步指导和促进各单位有效开展内部控制建立与实施工作，切实落实好《指导意见》，财政部决定以量化评价为导向，开展单位内部控制基础性评价工作。现将有关事项通知如下。

一、工作目标

内部控制基础性评价，是指单位在开展内部控制建设之前，或在内部控制建设的初期阶段，对单位内部控制基础情况进行的“摸底”评价。通过开展内部控制基础性评价工作，一方面，明确单位内部控制的基本要求和重点内容，使各单位在内部控制建设过程中能够做到有的放矢、心中有数，围绕重点工作开展内部控制体系建设；另一方面，旨在发现单位现有内部控制基础的不足之处和薄弱环节，有针对性地建立健全内部控制体系，通过“以评促建”的方式，推动各单位于 2016 年年底前如期完成内部控制建立与实施工作。

二、基本原则

（一）坚持全面性原则。内部控制基础性评价应当贯穿于单位的各个层级，确保对单位层面和业务层面各类经济业务活动的全面覆盖，综合反映单位的内部控制基础水平。

（二）坚持重要性原则。内部控制基础性评价应当在全面评价的基础上，重点关注重要业务事项和高风险领域，特别是涉及内部权力集中的重点领域和关键岗位，着力防范可能产生的重大风险。各单位在选取评价样本时，应根据本单位实际情况，优先选取涉及金额较大、发生频次较高的业务。

（三）坚持问题导向原则。内部控制基础性评价应当针对单位内部管理薄弱环节和风险隐患，特别是已经发生的风险事件及其处理整改情况，明确单位内部控制建立与实施工作的方向和重点。

（四）坚持适应性原则。内部控制基础性评价应立足于单位的实际情况，与单位的业务性质、业务范围、管理架构、经济活动、风险水平及其所处的内外部环境相适应，并采用以单位的基本事实作为主要依据的客观性指标进行评价。

三、工作安排

（一）组织动员。各地区、各部门应当于 2016 年 7 月中旬，全面启动本地区（部门）单位内部控制基础性评价工作，研究制订实施方案，广泛动员、精心组织所辖各单位积极开展内部控制基础性评价工作。

（二）开展评价。各单位应当于 2016 年 9 月底前，按照《指导意见》的要求，以《行政事业单位内部控制规范（试行）》（财会〔2012〕21 号）为依据，在单位主要负责人的直接领导下，按照《行政事业单位内部控制基础性评价指标评分表》及其填表说明（见附件 1 和附件 2），组织开展内部控制基础性评价工作。

除行政事业单位内部控制基础性评价指标体系外，各地区、各部门、各单位也可根据自身性质及业务特点，在评价过程中增加其他与单位内部控制目标相关的评价指标，作为补充评价指标纳入评价范围。补充指标的所属类别、名称、评价要点及评价结果等内容作为特别说明项在《行政事业单位内部控制基础性评价报告》（参考格式见附件 3）中单独说明。

（三）评价报告及其使用。各单位应将包括评价得分、扣分情况、特别说明项及下一步工作安排等内容在内的内部控制基础性评价报告向单位主要负责人汇报，以明确下一步单位内部控制建设的重点和改进方向，确保在 2016 年年底前顺利完成内部控制建立与实施工作。各单位可以将本单位内部控制基础性评价得分与同类型其他单位进行横向对比，通过对比发现本单位内部控制建设的不足和差距，并有针对性地加以改进，进一步提高内部控制水平和效果。

各级财政部门要加强对单位内部控制基础性评价工作的统筹规划和督促指导。各地区、各部门可以对所辖单位内部控制基础性评价得分进行比较，全面推进所辖单位开展内部控制建立与实施工作。

各中央部门应当在部门本级及各所属单位内部控制基础性评价工作的基础上，对本部门的内部控制基础情况进行综合性评价，形成本部门的内部控制基础性评价报告（参考格式见附件 3），作为 2016 年决算报告的重要组成部分向财政部报告。

（四）总结经验。各地区、各部门应当于 2016 年 12 月 31 日前，向财政部（会计司）报送单位内部控制基础性评价工作总结报告。总结报告内容包括本地区（部门）开展单位内部控制基础性评价工作的经验做法、取得的成效、存在的问题、工作建议及可复制、可推广的典型案例等。

对于具有较高推广价值和借鉴意义的典型案例，财政部将组织有关媒体进行宣传报道，并将其纳入行政事业单位内部控制建设案例库，供各地区、各部门、各单位学习交流。

四、有关要求

（一）强化组织领导。各地区、各部门要切实加强对本地区（部门）单位内部控制基础性评价工作的组织领导，成立领导小组，制定实施方案，做好前期部署、部门协调、进度跟踪、指导督促、宣传报道、信息报送等工作，确保所辖单位全面完成内部控制基础性评价工作，通过“以评促建”的方式推动本地区（部门）单位内部控制水平的整体提升。

（二）加强监督检查。各单位应当按照本通知规定的格式和要求，开展内部控制基础性评价工作，确保评价结果真实有效。各地区、各部门应加强对本地区（部门）单位内部控制基础性评价工作进展情况和评价结果的监督检查，对工作进度迟缓、改进措施不到位的单位，应督促其调整改进；对在评价过程中弄虚作假、评价结果不真实的单位，一经查实，应严肃追究相关单位和人员的责任；对评价工作中遇到的问题和困难，应及时协调解决。

（三）加强宣传推广和经验交流。各地区、各部门要加大对单位内部控制基础性评价工作及其成果的宣传推广力度，充分利用报刊、电视、广播、网络、微信等媒体资源，进行多层次、全方位的持续宣传报道。同时，组织选取具有代表性的先进单位，通过召开经验交流会、现场工作会等形式，推广先进经验与做法，发挥先进单位的示范带头作用。

附件 1：行政事业单位内部控制基础性评价指标评分表
附件 2：《行政事业单位内部控制基础性评价指标评分表》填表说明
附件 3：行政事业单位内部控制基础性评价报告（参考格式）

附件 1

行政事业单位内部控制基础性评价指标评分表

类别	评价指标	评价要点（分值）	评价得分
单位层面（60 分）	1. 内部控制建设启动情况（本指标 14 分）	1.1 成立内部控制领导小组，制定、启动相关的工作机制（4 分）	
		1.2 开展内部控制专题培训（3 分）	
		1.3 开展内部控制风险评估（3 分）	
		1.4 开展组织及业务流程再造（4 分）	
	2. 单位主要负责人承担内部控制建立与实施责任情况（本指标 6 分）	2.1 单位主要负责人主持召开会议讨论内部控制建立与实施相关的议题（2 分）	
		2.2 单位主要负责人主持制定内部控制工作方案，健全工作机制（2 分）	
		2.3 单位主要负责人主持开展内部控制工作分工及人员配备等工作（2 分）	
	3. 对权力运行的制约情况（本指标 8 分）	3.1 权力运行机制的构建（4 分）	
		3.2 对权力运行的监督（4 分）	
	4. 内部控制制度完备情况（本指标 16 分）	4.1 建立预算管理制度（2 分）	
		4.2 建立收入管理制度（2 分）	
		4.3 建立支出管理制度（2 分）	
		4.4 建立政府采购管理制度（2 分）	
		4.5 建立资产管理制度（2 分）	
		4.6 建立建设项目管理制度（2 分）	
		4.7 建立合同管理制度（2 分）	
		4.8 建立决策机制制度（2 分）	
	5. 不相容岗位与职责分离控制情况（本指标 6 分）	5.1 对不相容岗位与职责进行了有效设计（3 分）	
		5.2 不相容岗位与职责得到有效的分离和实施（3 分）	
	6. 内部控制管理信息系统功能覆盖情况（本指标 10 分）	6.1 建立内部控制管理信息系统，功能覆盖主要业务控制及流程（6 分）	
		6.2 系统设置不相容岗位账户并体现其职权（4 分）	
业务层面（40 分）	7. 预算业务管理控制情况（本指标 7 分）	7.1 对预算进行内部分解并审批下达（3 分）	
		7.2 预算执行差异率（4 分）	
	8. 收支业务管理控制情况（本指标 6 分）	8.1 收入实行归口管理和票据控制，做到应收尽收（2 分）	

续表

类别	评价指标	评价要点（分值）	评价得分
业务层面（40分）	8. 收支业务管理控制情况（本指标6分）	8.2 支出事项实行归口管理和分类控制（2分）	
		8.3 举债事项实行集体决策，定期对账（2分）	
	9. 政府采购业务管理控制情况（本指标7分）	9.1 政府采购合规（4分）	
		9.2 落实政府采购政策（2分）	
		9.3 政府采购方式变更和采购进口产品报批（1分）	
	10. 资产管理控制情况（本指标6分）	10.1 对资产定期核查盘点、跟踪管理（4分）	
		10.2 严格按照法定程序和权限配置、使用和处置资产（2分）	
	11. 建设项目管理控制情况（本指标8分）	11.1 履行建设项目内容变更审批程序（2分）	
		11.2 及时编制竣工决算和交付使用资产（2分）	
		11.3 建设项目超概算率（4分）	
	12. 合同管理控制情况（本指标6分）	12.1 加强合同订立及归口管理（3分）	
		12.2 加强对合同履行的控制（3分）	
合计（100分）	评价总分		

附件2

《行政事业单位内部控制基础性评价指标评分表》填表说明

为指导行政事业单位顺利开展内部控制基础性评价工作，现将《行政事业单位内部控制基础性评价指标评分表》中的各指标和评价要点的操作细则，以及评价计分方法说明如下，供各单位在开展内部控制基础性评价工作中参考使用。

一、评价指标设置及分值分配

行政事业单位内部控制基础性评价采用量化评价的方式，分别设置了单位层面评价指标和业务层面评价指标，分别为60分和40分，合计100分。单位层面评价指标分为6类21项指标，业务层面评价指标分为6类15项指标。

二、评价操作细则

（一）单位层面指标（本指标共60分）

1. 内部控制建设启动情况指标（本指标共14分）。

1.1 成立内部控制领导小组，制定、启动相关的工作机制。（分值4分）

评价操作细则：本单位应启动内部控制建设，成立内部控制领导小组（1分），由单位主要负责人担任组长（1分），建立内部控制联席工作机制并开展工作（1分），明确内部控制牵头部门（或岗位）（1分）。

通过查看会议纪要或部署文件确认。

1.2 开展内部控制专题培训。（分值3分）

评价操作细则：本单位应针对国家相关政策，单位内部控制制度，以及本单位内部控制拟实现的目标和采取的措施、各部门及其人员在内部控制实施过程中的责任等内容进行专题培训。仅针对国家政策进行培训的，本项只得1分；仅针对国家政策和单位制定制度进行培训的，本项只得2分。

通过查看培训通知、培训材料等确认。

1.3 开展内部控制风险评估。（分值3分）

评价操作细则：应基于本单位的内部控制目标并结合本单位的业务特点开展内部控制风险评估，并建立定期进行风险评估的机制。

通过查看风险评估报告确认。

1.4 开展组织及业务流程再造。（分值4分）

评价操作细则：应根据本单位“三定”方案，进行组织及业务流程梳理、再造，编制流程图。

通过对职能部门或岗位的增减或调整、相关制度修订的前后比较确认。

2. 单位主要负责人承担内部控制建立与实施责任情况指标（本指标共6分）。

2.1 单位主要负责人主持召开会议讨论内部控制建立与实施相关的议题。（分值2分）

评价操作细则：单位主要负责人应主持召开会议讨论内部控制建立与实施的议题。

单位主要负责人主持会议，但仅将内部控制列入会议议题之一进行讨论的，本项只得1分。单位主要负责人主持内部控制工作专题会议对内部控制建立与实施进行讨论的，本项得2分。

通过查看会议纪要或部署文件确认。

2.2 单位主要负责人主持制定内部控制工作方案，健全工作机制。(分值2分)

评价操作细则：单位主要负责人应主持本单位内部控制工作方案的制定、修改、审批工作（1分），负责建立健全内部控制工作机制（1分）。

通过查看会议纪要或内部控制工作方案的相关文件确认。

2.3 单位主要负责人主持开展内部控制工作分工及人员配备等工作。(分值2分)

评价操作细则：单位主要负责人应对内部控制建立与实施过程中涉及的相关部门和人员进行统一领导和统一协调，主持开展工作分工及人员配备工作，发挥领导作用、承担领导责任。

通过查看会议纪要或内部控制工作方案的相关文件确认。

3. 对权力运行的制约情况指标（本指标共8分）。

3.1 权力运行机制的构建。(分值4分)

评价操作细则：应完成对本单位权力结构的梳理，并构建决策科学、执行坚决、监督有力的权力运行机制，确保决策权、执行权、监督权既相互制约又相互协调。

通过查看会议纪要或相关文件确认。

3.2 对权力运行的监督。(分值4分)

评价操作细则：本单位应建立与审计、纪检监察等职能部门或岗位联动的权力运行监督及考评机制，以定期督查决策权、执行权等权力行使的情况，及时发现权力运行过程中的问题，予以校正和改进。

通过查看会议纪要、权力清单及相关制度确认。

4. 内部控制制度完备情况指标（本指标共16分）。

4.1 建立预算管理制度。(分值2分)

评价操作细则：本单位预算管理制度应涵盖预算编制与内部审批、分解下达、预算执行、年度决算与绩效评价四个方面。每涵盖一个方面得0.5分。对于一个方面中包含两点的，如只涵盖其中一点，仍视为这个方面未涵盖，下同。

通过查看本单位已印发并执行的预算管理制度、有关报告及财政部门批复文件确认。

4.2 建立收入管理制度。(分值2分)

评价操作细则：本单位收入（包括非税收入）管理制度应涵盖价格确定、票据管理、收入收缴、收入核算四个方面。每涵盖1个方面得0.5分。

通过查看本单位已印发并执行的收入管理制度确认。

4.3 建立支出管理制度。(分值2分)

评价操作细则：本单位支出管理制度应涵盖预算与计划、支出范围与标准确定、审批权限与审批流程、支出核算四个方面。每涵盖1个方面得0.5分。

通过查看本单位已印发并执行的支出管理制度确认。

4.4 建立政府采购管理制度。（分值2分）

评价操作细则：本单位政府采购管理制度应涵盖预算与计划、需求申请与审批、过程管理、验收入库四个方面。每涵盖1个方面得0.5分。

通过查看本单位已印发并执行的政府采购管理制度确认。

4.5 建立资产管理制度。（分值2分）

评价操作细则：本单位资产管理制度应涵盖资产购置、资产保管、资产使用、资产核算与处置四个方面。每涵盖1个方面得0.5分。

通过查看本单位已印发并执行的资产管理制度确认。

4.6 建立建设项目管理制度。（分值2分）

评价操作细则：本单位建设项目管理制度应涵盖项目立项与审核、概算预算、招标投标、工程变更、资金控制、验收与决算等方面。满分2分，每有1个方面未涵盖扣0.5分，直至扣完。

通过查看本单位已印发并执行的建设项目管理制度确认。

4.7 建立合同管理制度。（分值2分）

评价操作细则：本单位合同管理制度应涵盖合同订立、合同履行、合同归档、合同纠纷处理四个方面。每涵盖1个方面得0.5分。

通过查看本单位已印发并执行的合同管理制度确认。

4.8 建立决策机制制度。（分值2分）

评价操作细则：本单位决策机制制度至少应涵盖"三重一大"集体决策、分级授权两个方面。每涵盖1个方面得1分。

通过查看本单位已印发并执行的决策机制制度确认。

5. 不相容岗位与职责分离控制情况指标（本指标共6分）。

5.1 对不相容岗位与职责进行了有效设计。（分值3分）

评价操作细则：本单位不相容岗位与职责包括但不限于申请与审核审批、审核审批与执行、执行与信息记录、审核审批与监督、执行与监督等。满分3分，每有1对不相容岗位未进行有效设计扣1分，直至扣完。

通过查看本单位已印发的岗位规章制度及岗位职责手册确认。

5.2 不相容岗位与职责得到有效的分离和实施。（分值3分）

评价操作细则：针对本单位的各项经济活动，应落实所设计的各类不相容岗位与职责，形成相互制约、相互监督的工作机制。

通过按类别随机抽查相关单据确认。所有抽查的相关单据签字均符合要求的，该项得分，否则不得分。查看单位接受内外部检查反映的问题情况，如果有相关问题，该项不得分。

6. 内部控制管理信息系统功能覆盖情况指标（本指标共10分）。

6.1 建立内部控制管理信息系统，功能覆盖主要业务控制及流程。（分值6分）

评价操作细则：内部控制管理信息系统功能（简称系统功能）应完整反映本单位制度规定的各项经济业务控制流程，至少应包括预算管理、收支管理、政府采购管理、资产管理、建设项目管理、合同管理六个方面的业务事项。六个方面的业务中每存在一个方面未覆盖到的，扣1分。因本单位本身不存在该项业务而未覆盖到的，该业务不扣分。本单位未建立内部控制管理信息系统的，6.1、6.2 两个要点均直接得0分。

通过查看系统功能说明书，实际操作系统，将系统功能与内部控制制度要求对比确认。

6.2 系统设置不相容岗位账户并体现其职权。（分值4分）

评价操作细则：应针对所覆盖的业务流程内部控制的不相容岗位与职责在系统中分别设立独立的账户名称和密码、明确的操作权限等级。每存在一对不相容岗位未分别设置独立账户或权限的，扣1分，直至扣完。

通过查看系统功能说明书，实际操作系统，将系统用户账户设置情况与内部控制制度要求对比确认。

（二）业务层面指标（本指标共40分）

7. 预算业务管理控制情况指标（本指标共7分）。

7.1 对预算进行内部分解并审批下达。（分值3分）

评价操作细则：本单位财会部门应根据同级财政部门批复的预算和单位内部各业务部门提出的支出需求，将预算指标按照部门进行分解，并经预算管理委员会审批后下达至各业务部门。

通过查看预算批复文件、部门职责、工作计划和预算批复内部下达文件确认。

7.2 预算执行差异率。（分值4分）

评价操作细则：计算本单位近3年年度预算执行差异率的平均值，如差异率绝对值高于5%，应对产生差异率的原因进行追查。如经查证产生差异率的原因与内部控制有关，则根据差异率结果进行评分：差异率绝对值在5%～10%（含）的，得2分；10%～15%（含）的，得1分；超过15%的，得0分。如差异率绝对值在5%以内（含）或产生差异率的原因与内部控制无关，则得4分。

计算公式：$\text{年度预算执行差异率}=\frac{\text{年度决算支出额}-\text{年初预算支出额}}{\text{年初预算支出额}}\times 100\%$。

通过查看经同级财政部门批复的单位预算额度及单位决算报表等确认。

8. 收支业务管理控制情况指标（本指标共6分）。

8.1 收入实行归口管理和票据控制，做到应收尽收。（分值2分）

评价操作细则：本单位各项收入（包括非税收入）应由财会部门归口管理并进行会计核算；涉及收入的合同，财会部门应定期检查收入金额与合同约定是否相符；按照规定设置票据专管员，建立票据台账；对各类票据的申领、启用、核销、销毁进行序时登记。上述四个方面每存在一个方面没有做到的，扣0.5分。

通过查看本单位相关制度，查看财会部门核对合同的记录、票据台账确认。

8.2 支出事项实行归口管理和分类控制。（分值2分）

评价操作细则：本单位应明确各类支出业务事项的归口管理部门及职责，并对支出业务事项进行归口管理；支出事项应实行分类管理，应制定相应的制度，不同类别事项实行不同的审批程序和审批权限；明确各类支出业务事项需要提交的外部原始票据要求，明确内部审批表单要求及单据审核重点；通过对各类支出业务事项的分析控制，发现支出异常情况及其原因，并采取有效措施予以解决。上述四个方面每存在一个方面没有做到的，扣0.5分。

通过查看支出管理制度、内部审批单、相关支出凭证确认。

8.3 举债事项实行集体决策，定期对账。（分值2分）

评价操作细则：按规定可以举借债务的单位，应建立债务管理制度；实行事前论证和集体决策；定期与债权人核对债务余额；债务规模应控制在规定范围以内。上述四个方面每存在一个方面没有做到的，扣0.5分。按规定禁止举借债务的单位，如存在举债行为，此项得0分。

通过查看制度文件、会议纪要、对账单、债务合同等确定。

9. 政府采购业务管理控制情况指标（本指标共7分）。

9.1 政府采购合规。（分值4分）

评价操作细则：本单位采购货物、服务和工程应当严格按照年度政府集中采购目录及标准的规定执行。每存在一项应采未采或违反年度政府集中采购目录及标准规定的事项，扣1分，直至扣完。

通过查看一定期间的单位政府采购事项确认。

9.2 落实政府采购政策。（分值2分）

评价操作细则：政府采购货物、服务和工程应当严格落实节能环保、促进中小企业发展等政策。每存在一项未按规定执行政府采购政策的事项，扣1分，直至扣完。

通过查看一定期间的单位政府采购事项确认。

9.3 政府采购方式变更和采购进口产品报批。（分值1分）

评价操作细则：采用非公开招标方式采购公开招标数额标准以上的货物或服务，以及政府采购进口产品，应当按照规定报批。每存在一项未按规定报批的事项，扣1分，直至扣完。

通过查看一定期间的单位政府采购事项确认。

10. 资产管理控制情况指标（本指标共6分）。

10.1 对资产定期核查盘点、跟踪管理。（分值4分）

评价操作细则：应定期对本单位的货币资金、存货、固定资产、无形资产、债权和对外投资等资产进行定期核查盘点，做到账实相符；对债权和对外投资项目实行跟踪管理。每存在一类资产未定期核查盘点或跟踪管理的扣1分，直至扣完。

通过查看近1年内本单位的各类资产台账、会计账簿、盘点记录、各类投资决策审批文件、会议纪要等确认。

10.2 严格按照法定程序和权限配置、使用和处置资产。（分值2分）

评价操作细则：本单位配置、使用和处置国有资产，应严格按照审批权限履行审批程序，未经批准不得自行配置资产、利用资产对外投资、出租出借，也不得自行处置资产。

通过查看资产的配置批复情况、对外投资、出租出借、无偿调拨（划转）、对外捐赠、出售、出让、转让、置换、报废报损、货币性资产损失核销等文件确认。

11. 建设项目管理控制情况指标（本指标共8分）。

11.1 履行建设项目内容变更审批程序。（分值2分）

评价操作细则：本单位应按照批复的初步设计方案组织实施建设项目，确需进行工程洽商和设计变更的，建设项目归口管理部门、项目监理机构应当进行严格审核，并且按照有关规定及制度要求履行相应的审批程序。重大项目变更还应参照项目决策和概预算控制的有关程序和要求重新履行审批手续。每存在1个建设项目不合规定变更的，扣1分，直至扣完。

通过查看近5年内本单位已完工的建设项目在建设期间发生的各项变更确认。

11.2 及时编制竣工决算和交付使用资产。(分值2分)

评价操作细则：本单位应在建设项目竣工后及时编制项目竣工财务决算，并在项目竣工验收合格后及时办理资产交付使用手续。每存在1个建设项目未及时编制竣工验收决算的，扣1分；每存在1个建设项目未及时办理资产交付使用手续的，扣1分，直至扣完。

通过查看近5年内本单位已完工建设项目的竣工验收资料和决算编制审计资料确认。

11.3 建设项目超概算率。(分值4分)

评价操作细则：计算近5年内本单位已完工的建设项目超概算率，如超概算率高于5%，应对产生超概算率的原因进行追查。如经查证产生超概算率的原因与内部控制有关，则根据产生超概算率的情况进行评分：每存在1个建设项目超概算率高于5%的，扣2分，直至扣完。如与内部控制无关，则得4分。

计算公式：$$\text{建设项目超概算率}=\frac{\text{建设项目决算投资额}-\text{批准的概算投资额}}{\text{批准的概算投资额}}\times 100\%$$

(建设项目决算投资额以经批复的项目竣工财务决算为准；在建设期间，调整初步设计概算的，以最后一次的批准调整概算计算)。

通过查看建设项目投资概算、经批复的竣工决算报告等确认。

12. 合同管理控制情况指标（本指标共6分）。

12.1 加强合同订立及归口管理。(分值3分)

评价操作细则：本单位应对合同文本进行严格审核，并由合同归口管理部门进行统一分类和连续编号。对影响重大或法律关系复杂的合同文本，应组织业务部门、法律部门、财会部门等相关部门进行联合审核。每存在1个合同不合规定的，扣1分，直至扣完。

通过查看相关制度、随机抽查合同审批记录、会议纪要等确认。

12.2 加强对合同履行的控制。(分值3分)

评价操作细则：本单位应当对合同履行情况进行有效监控，明确合同执行相关责任人，及时对合同履行情况进行检查、分析和验收，如发现无法按时履约的情况，应及时采取应对措施；对于需要补充、变更或解除合同的情况，应按照国家有关规定进行严格的监督审查。每存在1个合同未对合同履行情况进行有效监控、或未对合同补充、变更、解除进行监督审查的，扣1分，直至扣完。

通过查看合同履行情况检查记录、合同验收文件、合同补充、变更或解除的监督审查记录等确认。

三、评价计分方法

1. 所有评价指标均适用的参评单位，汇总各参评指标得分，即为参评单位的评价得分，满分为 100 分。

2. 因参评单位不涉及某类业务，导致某项指标不适用的，其评价得分需要换算，换算公式如下：

$$评价得分 = \frac{参评指标得分}{(100 - 不适用指标分值)} \times 100 分$$

附件 3

行政事业单位内部控制基础性评价报告

（参考格式）

＿＿＿＿＿内部控制基础性评价报告

为贯彻落实《财政部关于全面推进行政事业单位内部控制建设的指导意见》的有关精神，按照《财政部关于开展行政事业单位内部控制基础性评价工作的通知》要求，依据《行政事业单位内部控制规范（试行）》的有关规定，我们对本单位（部门）的内部控制基础情况进行了评价。

一、内部控制基础性评价结果

根据《行政事业单位内部控制基础性评价指标评分表》中列明的评价指标和评价要点，本单位（部门）单位层面内部控制基础性评价得分为＿＿分，业务层面内部控制基础性评价得分为＿＿分，共计＿＿分。因存在不适用指标，换算后的得分为＿＿分。

本部门在部门本级及所属单位各评价指标得分的基础上，计算各评价指标的平均分，加总得出以上综合性评价得分。本部门纳入本次内部控制基础性评价工作范围的单位共计＿＿家。（本段仅适用于各中央部门）

本单位（部门）各指标具体得分情况如下表：

类别	评价指标	评价得分
单位层面（60 分）	1. 内部控制建设启动情况（14 分）	
	2. 单位主要负责人承担内部控制建立与实施责任情况（6 分）	
	3. 对权力运行的制约情况（8 分）	
	4. 内部控制制度完备情况（16 分）	
	5. 不相容岗位与职责分离控制情况（6 分）	
	6. 内部控制管理信息系统功能覆盖情况（10 分）	
业务层面（40 分）	7. 预算业务管理控制情况（7 分）	
	8. 收支业务管理控制情况（6 分）	
	9. 政府采购业务管理控制情况（7 分）	
	10. 资产管理控制情况（6 分）	
	11. 建设项目管理控制情况（8 分）	
（100 分）	12. 合同管理控制情况（6 分评价总分	

在本单位（部门）内部控制基础性评价过程中，存在扣分情况的指标汇总如下：

〔逐项列示存在扣分情况的评价指标、评价要点、扣分分值及扣分原因〕

二、特别说明项

（一）特别说明情况

本单位（部门/部门所属单位）内部控制出现问题，导致单位在经济活动中〔发生重大经济损失/引起社会重大反响/出现经济犯罪〕，特将相关情况说明如下：

〔具体描述发生的相关事件、影响及处理结果〕

〔如本单位（部门）未发生相关事件，填写“未发生相关情况”〕

（二）补充评价指标及其评价结果

本单位（部门/部门所属单位）根据自身评价需求，自愿将〔填写补充评价指标名称〕等补充评价指标纳入本次内部控制基础性评价范围。现将补充评价指标及评价结果说明如下：

〔具体描述各个补充评价指标的所属类别、名称、评价要点及评价结果等内容〕

三、内部控制基础性评价下一步工作

基于以上评价结果，本单位（部门）将〔描述与存在扣分情况的评价指标及评价要点相关的管理领域〕等管理领域作为2016年内部控制建立与实施的重点工作和改进方向，并采取以下措施进一步提高内部控制水平和效果：

〔逐项描述拟采取的进一步建立健全内部控制体系的工作内容、具体措施、工作责任人、牵头部门、预计完成时间等〕

单位主要负责人：〔签名〕

〔单位签章〕

××单位

2016年××月××日

关于加强政府采购活动内部控制管理的通知

（2016 年 7 月 25 日国家卫生和计划生育委员会财务司国卫财务价便函〔2016〕282 号发布）

委预算单位：

为加强政府采购活动内部控制，规范政府采购行为，近期，财政部印发了《财政部关于加强政府采购活动内部控制管理的指导意见》（财库〔2016〕99 号），现转发给你们，请遵照执行。同时结合我委实际情况，提出以下工作要求。

一、高度重视，落实主体责任

内部控制是保障权力规范有序、科学高效运行的有效手段，也是实现组织目标的长效保障机制。各单位依法承担政府采购工作的主体责任，各单位应当强化政府采购业务内部控制，高度重视，明确政府采购归口管理部门，在政府采购活动中建立政府采购、资产管理、财务、审计、纪检监察等部门或岗位相互协调、相互制约的机制。加强采购需求、采购预算编制、采购方式变更、验收履约、信息公开、结果评价等内部控制全过程管理，确保内部控制覆盖政府采购业务活动的全范围，贯穿内部权力运行的决策、执行和监督全过程，规范单位内部参与政府采购的各层级的全体人员，做到约束机制健全、权力运行规范、风险控制有力、监督问责到位，依法依规组织开展政府采购活动。

二、全面梳理流程，完善内部控制制度建设

各单位应当严格按照《政府采购法实施条例》及《行政事业单位内部控制规范（试行）》（财会〔2012〕21 号）、《财政部关于全面推进行政事业单位内部控制建设的指导意见》（财会〔2015〕24 号）、《财政部关于加强政府采购活动内部控制管理的指导意见》（财库〔2016〕99 号）的有关规定，全面梳理本单位政府采购业务活动，明确业务环节，建立政府采购相关业务、环节和岗位相互监督和制约的机制，合理安排分工，优化流程衔接，完善内部管理制度，形成较为完备的内部控制体系，提升政府采购活动的组织管理水平和财政资金使用效益。

各单位要根据相关规定对本单位政府采购内部控制制度的全面性、重要性、制衡性、适应性和有效性进行自我评价、对照检查，并针对存在的问题，抓好整改落实，进一步健全制度，提高执行力，完善监督措施，确保政府采购内部控制有效实施。政府采购内部控制尚未建立或内部控制制度不健全的单位，必须加快内部控制的建立和

实施工作。各单位在2016年10月1日前将本单位内部控制制度建设情况及存在问题和薄弱环节的自查报告上报我司。

三、强化监督检查，加大考评问责力度

监督检查和自我评价，是政府采购内部控制得以有效实施的重要保障。各单位要结合廉政风险防控机制建设、防止权力滥用等工作要求，充分发挥审计、纪检监察等机构的监督作用，建立政府采购内部定期监督检查和评价机制。通过日常监督和专项监督，检查政府采购内部控制实施过程中存在的突出问题、管理漏洞和薄弱环节，进一步改进和加强政府采购内部控制。同时，各单位要将内部监督、自我评价与干部考核、追责问责结合起来，加大考评问责力度。我司也将在各单位自我评价的基础上，组织人员对各单位内部控制制度建设和执行情况进行监督检查，并将监督检查结果和各单位自我评价结果作为考核各单位政府采购政策落实的重要指标，确保政府采购内部控制落到实处。

其他

关于进一步加强政府采购需求和履约验收管理的指导意见

（2016年11月25日财政部财库〔2016〕205号发布）

党中央有关部门，国务院各部委、各直属机构，全国人大常委会办公厅，全国政协办公厅，高法院、高检院，各民主党派中央，有关人民团体，各省、自治区、直辖市、计划单列市财政厅（局），新疆生产建设兵团财务局：

近年来，各地区、各部门认真贯彻政府采购结果导向改革要求，落实《中华人民共和国政府采购法》及其实施条例有关规定，不断加强政府采购需求和履约验收管理，取得了初步成效。但从总体上看，政府采购需求和履约验收管理还存在认识不到位、责任不清晰、措施不细化等问题。为了进一步提高政府采购需求和履约验收管理的科学化、规范化水平，现就有关工作提出以下意见。

一、高度重视政府采购需求和履约验收管理

依法加强政府采购需求和履约验收管理，是深化政府采购制度改革、提高政府采购效率和质量的重要保证。科学合理确定采购需求是加强政府采购源头管理的重要内容，是执行政府采购预算、发挥采购政策功能、落实公平竞争交易规则的重要抓手，在采购活动整体流程中具有承上启下的重要作用。严格规范开展履约验收是加强政府采购结果管理的重要举措，是保证采购质量、开展绩效评价、形成闭环管理的重要环节，对实现采购与预算、资产及财务等管理工作协调联动具有重要意义。各地区、各部门要充分认识政府采购需求和履约验收管理的重要性和必要性，切实加强政府采购活动的源头和结果管理。

二、科学合理确定采购需求

（一）采购人负责确定采购需求。采购人负责组织确定本单位采购项目的采购需求。采购人委托采购代理机构编制采购需求的，应当在采购活动开始前对采购需求进行书面确认。

（二）采购需求应当合规、完整、明确。采购需求应当符合国家法律法规规定，执行国家相关标准、行业标准、地方标准等标准规范，落实政府采购支持节能环保、促

进中小企业发展等政策要求。除因技术复杂或者性质特殊，不能确定详细规格或者具体要求外，采购需求应当完整、明确。必要时，应当就确定采购需求征求相关供应商、专家的意见。采购需求应当包括采购对象需实现的功能或者目标，满足项目需要的所有技术、服务、安全等要求，采购对象的数量、交付或实施的时间和地点，采购对象的验收标准等内容。采购需求描述应当清楚明了、规范表述、含义准确，能够通过客观指标量化的应当量化。

（三）加强需求论证和社会参与。采购人可以根据项目特点，结合预算编制、相关可行性论证和需求调研情况对采购需求进行论证。政府向社会公众提供的公共服务项目，采购人应当就确定采购需求征求社会公众的意见。需求复杂的采购项目可引入第三方专业机构和专家，吸纳社会力量参与采购需求编制及论证。

（四）严格依据采购需求编制采购文件及合同。采购文件及合同应当完整反映采购需求的有关内容。采购文件设定的评审因素应当与采购需求对应，采购需求相关指标有区间规定的，评审因素应当量化到相应区间。采购合同的具体条款应当包括项目的验收要求、与履约验收挂钩的资金支付条件及时间、争议处理规定、采购人及供应商各自权利义务等内容。采购需求、项目验收标准和程序应当作为采购合同的附件。

三、严格规范开展履约验收

（五）采购人应当依法组织履约验收工作。采购人应当根据采购项目的具体情况，自行组织项目验收或者委托采购代理机构验收。采购人委托采购代理机构进行履约验收的，应当对验收结果进行书面确认。

（六）完整细化编制验收方案。采购人或其委托的采购代理机构应当根据项目特点制定验收方案，明确履约验收的时间、方式、程序等内容。技术复杂、社会影响较大的货物类项目，可以根据需要设置出厂检验、到货检验、安装调试检验、配套服务检验等多重验收环节；服务类项目，可根据项目特点对服务期内的服务实施情况进行分期考核，结合考核情况和服务效果进行验收；工程类项目应当按照行业管理部门规定的标准、方法和内容进行验收。

（七）完善验收方式。对于采购人和使用人分离的采购项目，应当邀请实际使用人参与验收。采购人、采购代理机构可以邀请参加本项目的其他供应商或第三方专业机构及专家参与验收，相关验收意见作为验收书的参考资料。政府向社会公众提供的公共服务项目，验收时应当邀请服务对象参与并出具意见，验收结果应当向社会公告。

（八）严格按照采购合同开展履约验收。采购人或者采购代理机构应当成立验收小组，按照采购合同的约定对供应商履约情况进行验收。验收时，应当按照采购合同的约定对每一项技术、服务、安全标准的履约情况进行确认。验收结束后，应当出具验收书，列明各项标准的验收情况及项目总体评价，由验收双方共同签署。验收结果应当与采购合同约定的资金支付及履约保证金返还条件挂钩。履约验收的各项资料应当存档备查。

（九）严格落实履约验收责任。验收合格的项目，采购人应当根据采购合同的约定及时向供应商支付采购资金、退还履约保证金。验收不合格的项目，采购人应当依法及时处理。采购合同的履行、违约责任和解决争议的方式等适用《中华人民共和国合同法》。供应商在履约过程中有政府采购法律法规规定的违法违规情形的，采购人应当及时报告本级财政部门。

四、工作要求

（十）强化采购人对采购需求和履约验收的主体责任。采购人应当切实做好需求编制和履约验收工作，完善内部机制、强化内部监督、细化内部流程，把采购需求和履约验收嵌入本单位内控管理流程，加强相关工作的组织、人员和经费保障。

（十一）加强采购需求和履约验收的业务指导。各级财政部门应当按照结果导向的改革要求，积极研究制定通用产品需求标准和采购文件标准文本，探索建立供应商履约评价制度，推动在政府采购评审中应用履约验收和绩效评价结果。

（十二）细化相关制度规定。各地区、各部门可根据本意见精神，研究制定符合本地区、本部门实际情况的具体办法和工作细则，切实加强政府采购活动中的需求和履约验收管理。

采购项目需求论证办法

（2017 年 7 月 21 日中央国家机关政府采购中心国机采〔2017〕6 号发布）

第一条 为落实政府采购公开、公平、公正原则，保障采购需求的合规、完整和明确，根据《中华人民共和国政府采购法实施条例》和《财政部关于进一步加强政府采购需求和履约验收管理的指导意见》（财库〔2016〕205 号）等法规制度，制定本办法。

第二条 本办法所称需求论证，是指采购人根据项目特点，委托采购中心就确定采购需求征求相关方意见。

第三条 采购人承担采购需求确定的主体责任，委托采购中心组织需求论证不免除采购人应当承担的责任。

第四条 需求论证的主要方式包括：公开征求意见、专家论证、第三方专业机构论证等。具体方式可根据项目特点，灵活选用。

采购人未采纳通过公开征求意见方式获得的修改意见，且未提供充足证明材料佐证其采购需求合理性的，应当组织专家或第三方专业机构论证。

第五条 涉及政府向社会公众提供公共服务的项目，应当公开征求意见。

政府向社会公众提供的公共服务包括：以物为对象的公共服务，如公共设施管理服务、环境服务、专业技术服务等；以人为对象的公共服务，如教育、医疗卫生和社会服务等。

第六条 采购项目有下列情形之一的，可以进行采购需求论证。

（一）采购需求较为复杂、性质特殊；

（二）该采购项目社会影响较大、关注度较高；

（三）采购中心认为确有必要的。

第七条 公开征求意见的，应当发布公告，具体内容包括：

（一）项目类别和拟采用的采购方式；

（二）对投标供应商的资质要求；

（三）技术指标、服务要求，包括但不限于数量、功能及对应的性能要求、规格；材质及相应物理性功能要求；包装及附带工具；质量要求；付款条件、售后服务和履约期限、地点、方式等能够实现采购目的的全部内容；

（四）评分细则；

（五）对采购需求所提意见的反馈方式及相应要求；

（六）公告期，不得少于 3 个工作日（不含公告发布当日）。

第八条 采购中心项目经办人应当在公告期届满后 1 个工作日内，将符合征求意见公告要求的有效修改意见以书面形式转交至采购人。采购人应当及时以书面形式将需求修改情况反馈至采购中心及相关供应商，书面材料应加盖公章。

第九条 组织专家论证的，采购中心项目经办人可以结合项目的实际情况，邀请业务精通的行业专家或从财政部专家库里随机抽取专家，专家人数应为3人（含）以上单数。

第十条 采购人可以委派代表到专家论证会现场介绍情况并参与讨论。采购人代表须持有采购人所在单位开具的介绍信。

第十一条 未经发布公告征求意见，直接组织专家论证的，可以发布公告征集参与供应商；发布公告征求意见后又组织专家论证的，应当告知对采购需求提出过修改意见且意见未被采纳的供应商，供应商自愿参会。

参会的供应商可以参与讨论并发表意见。

第十二条 专家论证会应当全程录音录像，参会的采购人代表及供应商须遵守论证现场纪律。专家出具论证报告时，采购人代表及供应商须服从工作人员安排，有序离场，不得干预专家独立做出论证结论。

第十三条 专家应当就论证情况形成书面报告，载明参会人员和论证结果。对于采购人和供应商存在分歧的采购需求条款，应当逐条说明论证意见。

论证报告按照少数服从多数的原则做出结论，并由全体专家签字确认。持不同意见的专家应当在报告上签署不同意见并说明理由。

第十四条 经需求论证发现采购人提出的采购需求确实存在以不合理条件对供应商实行差别待遇、歧视待遇等不符合法律、法规和政府采购政策规定内容的，采购中心项目经办人应当建议其修改；拒不修改的，应当由采购人所在部门的政府采购监管机构来函确认，或者由采购人报请财政部门同意。

对于不涉及差别待遇、歧视待遇等违规内容的采购需求，采购人拒不采纳论证意见的，采购中心项目经办人应当告知采购人自行承担所产生的不良影响，并由采购人来函确认。

第十五条 采购中心内部呈报采购文件时，如该项目有专家或第三方专业机构论证环节，应当将相关论证材料一并附上。

第十六条 需求论证过程中所产生的书面材料及音视频资料应当妥善保存，作为业务档案存档。

第十七条 本办法由中央国家机关政府采购中心负责解释。

第十八条 本办法自发布之日起施行。2015年12月15日印发的《中央国家机关政府采购中心采购项目需求公示论证办法》（国机采办〔2015〕23号）同时废止。

关于工程总承包项目和政府采购工程建设项目办理施工许可手续有关事项的通知

（2017年7月13日住房和城乡建设部办公厅建办市〔2017〕46号发布）

各省、自治区住房城乡建设厅，直辖市建委，新疆生产建设兵团建设局：

为贯彻落实《国务院办公厅关于促进建筑业持续健康发展的意见》（国办发〔2017〕19号），进一步深化建筑业“放管服”改革，完善建筑工程施工许可制度，依法为工程总承包项目和政府采购工程建设项目办理施工许可手续，现将有关事项通知如下。

一、关于工程总承包项目施工许可

对采用工程总承包模式的工程建设项目，在施工许可证及其申请表中增加“工程总承包单位”和“工程总承包项目经理”栏目。各级住房城乡建设主管部门可以根据工程总承包合同及分包合同确定设计、施工单位，依法办理施工许可证。

对在工程总承包项目中承担分包工作，且已与工程总承包单位签订分包合同的设计单位或施工单位，各级住房城乡建设主管部门不得要求其与建设单位签订设计合同或施工合同，也不得将上述要求作为申请领取施工许可证的前置条件。

二、关于政府采购工程建设项目施工许可

对依法通过竞争性谈判或单一来源方式确定供应商的政府采购工程建设项目，应严格执行建筑法、《建筑工程施工许可管理办法》等规定，对符合申请条件的，应当颁发施工许可证。

中央预算内直接投资项目概算管理暂行办法

（2015 年 3 月 15 日国家发展和改革委员会发改投资〔2015〕482 号发布）

第一章 总 则

第一条 为进一步加强中央预算内直接投资项目概算管理，提高中央预算内投资效益和项目管理水平，依据《国务院关于投资体制改革的决定》《中央预算内直接投资项目管理办法》和有关法律法规，制定本办法。

第二条 中央预算内直接投资项目，是指国家发展改革委安排中央预算内投资建设的中央本级（包括中央部门及其派出机构、垂直管理单位、所属事业单位）非经营性固定资产投资项目。

国家发展改革委核定概算且安排全部投资的中央预算内直接投资项目（以下简称项目）概算管理适用本办法。国家发展改革委核定概算且安排部分投资的，原则上超支不补，如超概算，由项目主管部门自行核定调整并处理。

第二章 概算核定

第三条 概算由国家发展改革委在项目初步设计阶段委托评审后核定。概算包括国家规定的项目建设所需的全部费用，包括工程费用、工程建设其他费用、基本预备费、价差预备费等。编制和核定概算时，价差预备费按年度投资价格指数分行业合理确定。

对于项目单位缺乏相关专业技术人员或者建设管理经验的，实行代建制，所需费用从建设单位管理费中列支。

除项目建设期价格大幅上涨、政策调整、地质条件发生重大变化和自然灾害等不可抗力因素外，经核定的概算不得突破。

第四条 凡不涉及国家安全和国家秘密、法律法规未禁止公开的项目概算，国家发展改革委按照政府信息公开的有关规定向社会公开。

第三章 概算控制

第五条 经核定的概算应作为项目建设实施和控制投资的依据。项目主管部门、项目单位和设计单位、监理单位等参建单位应当加强项目投资全过程管理，确保项目总投资控制在概算以内。

国家建立项目信息化系统，项目单位将投资概算全过程控制情况纳入信息化系统，国家发展改革委和项目主管部门通过信息化系统加强投资概算全过程监管。

第六条 国家发展改革委履行概算核定和监督责任，开展以概算控制为重点的稽察，制止和纠正违规超概算行为，按照本办法规定受理调整概算。

第七条 项目主管部门履行概算管理和监督责任，按照核定概算严格控制，在施工图设计（含装修设计）、招标、结构封顶、装修、设备安装等重要节点应当开展概算控制检查，制止和纠正违规超概算行为。

第八条 项目单位在其主管部门领导和监督下对概算管理负主要责任，按照核定概算严格执行。概算核定后，项目单位应当按季度向项目主管部门报告项目进度和概算执行情况，包括施工图设计（含装修设计）及预算是否符合初步设计及概算，招标结果及合同是否控制在概算以内，项目建设是否按批准的内容、规模和标准进行以及是否超概算等。项目单位宜明确由一个设计单位对项目设计负总责，统筹各专业各专项设计。

第九条 实行代建制的项目，代建方按照与项目单位签订的合同，承担项目建设实施的相关权利义务，严格执行项目概算，加强概算管理和控制。

第十条 设计单位应当依照法律法规、设计规范和概算文件，履行概算控制责任。初步设计及概算应当符合可行性研究报告批复文件要求，并达到相应的深度和质量要求。初步设计及概算批复核定后，项目实行限额设计，施工图设计（含装修设计）及预算应当符合初步设计及概算。

第十一条 监理单位应当依照法律法规、有关技术标准、经批准的设计文件和建设内容、建设规模、建设标准，履行概算监督责任。

第十二条 工程咨询单位对编制的项目建议书、可行性研究报告内容的全面性和准确性负责；评估单位、招标代理单位、勘察单位、施工单位、设备材料供应商等参建单位依据法律法规和合同约定，履行相应的概算控制责任。

第四章 概算调整

第十三条 项目初步设计及概算批复核定后，应当严格执行，不得擅自增加建设内容、扩大建设规模、提高建设标准或改变设计方案。确需调整且将会突破投资概算的，必须事前向国家发展改革委正式申报；未经批准的，不得擅自调整实施。

第十四条 因项目建设期价格大幅上涨、政策调整、地质条件发生重大变化和自然灾害等不可抗力因素等原因导致原核定概算不能满足工程实际需要的，可以向国家发展改革委申请调整概算。

第十五条 申请调整概算的，提交以下申报材料：

（一）原初步设计及概算文件和批复核定文件；

（二）由具备相应资质单位编制的调整概算书，调整概算与原核定概算对比表，并分类定量说明调整概算的原因、依据和计算方法；

（三）与调整概算有关的招标及合同文件，包括变更洽商部分；

（四）施工图设计（含装修设计）及预算文件等调整概算所需的其他材料。

第十六条 申请调整概算的项目，对于使用预备费可以解决的，不予调整概算；对于确需调整概算的，国家发展改革委委托评审后核定调整，由于价格上涨增加的投资不作为计算其他费用的取费基数。

第十七条 申请调整概算的项目，如有未经国家发展改革委批准擅自增加建设内容、扩大建设规模、提高建设标准、改变设计方案等原因造成超概算的，除按照第十五条提交调整概算的申报材料外，必须同时界定违规超概算的责任主体，并提出自行筹措违规超概算投资的意见，以及对相关责任单位及责任人的处理意见。国家发展改革委委托评审，待相关责任单位和责任人处理意见落实后核定调整概算，违规超概算投资原则上不安排中央预算内投资解决。

第十八条 对于项目单位或主管部门可以自筹解决超概算投资的，由主管部门按有关规定和标准自行核定调整概算。

第十九条 向国家发展改革委申请概算调增幅度超过原核定概算百分之十及以上的，国家发展改革委原则上先商请审计机关进行审计。

第五章 法律责任

第二十条 国家发展改革委未按程序核定或调整概算的，应当及时改正。对直接负责的主管人员和其他责任人员应当进行诫勉谈话、通报批评或者给予党纪政纪处分。

第二十一条 因主管部门未履行概算管理和监督责任，授意或同意增加建设内容、扩大建设规模、提高建设标准、改变设计方案导致超概算的，主管部门应当对本部门直接负责的主管人员和其他责任人员进行诫勉谈话、通报批评或者给予党纪政纪处分。国家发展改革委相应调减安排该部门的投资额度。

第二十二条 因项目单位擅自增加建设内容、扩大建设规模、提高建设标准、改变设计方案，管理不善、故意漏项、报小建大等造成超概算的，主管部门应当依照职责权限对项目单位主要负责人和直接负责的主管人员以及其他责任人员进行诫勉谈话、通报批评或者给予党纪政纪处分；两年内暂停申报该单位其他项目。国家发展改革委将其不良信用记录纳入国家统一的信用信息共享交换平台；情节严重的，给予通报批评，并视情况公开曝光。

第二十三条 因设计单位未按照经批复核定的初步设计及概算编制施工图设计（含装修设计）及预算，设计质量低劣存在错误、失误、漏项等造成超概算的，项目单位可以根据法律法规和合同约定向设计单位追偿；国家发展改革委商请资质管理部门建立不良信用记录，纳入国家统一的信用信息共享交换平台，作为相关部门降低资质等级、撤销资质的重要参考。情节严重的，国家发展改革委作为限制其在一定期限内参与中央预算内直接投资项目设计的重要参考，并视情况公开曝光。

第二十四条 因代建方、工程咨询单位、评估单位、招标代理单位、勘察单位、施工单位、监理单位、设备材料供应商等参建单位过错造成超概算的，项目单位可以根据法律法规和合同约定向有关参建单位追偿；国家发展改革委商请资质管理部门建立不良信用记录，纳入国家统一的信用信息共享交换平台，作为相关部门资质评级、延续的重要参考。

第六章　附　则

第二十五条　由主管部门核定概算的中央预算内直接投资项目，参照本办法加强概算管理，严格控制概算。省级发展改革部门可以参照本办法制订本地区的概算管理办法。

第二十六条　本办法由国家发展改革委负责解释。

第二十七条　本办法自发布之日起施行。此前有关概算管理的规定，凡与本办法有抵触的，均按本办法执行。

四、行业操作篇

加强医疗卫生行风建设“九不准”

（2013年12月26日国家卫生和计划生育委员会、国家中医药管理局国卫办发〔2013〕49号发布）

为进一步加强医疗卫生行风建设，严肃行业纪律，促进依法执业、廉洁行医，针对医疗卫生方面群众反映强烈的突出问题，制定以下“九不准”。

一、不准将医疗卫生人员个人收入与药品和医学检查收入挂钩

医疗卫生机构应当结合深化医改建立科学的医疗绩效评价机制和内部分配激励机制。严禁向科室或个人下达创收指标，严禁将医疗卫生人员奖金、工资等收入与药品、医学检查等业务收入挂钩。

二、不准开单提成

医疗卫生机构应当通过综合目标考核，提高医疗服务质量和效率。严禁医疗卫生机构在药品处方、医学检查等医疗服务中实行开单提成的做法，严禁医疗卫生人员通过介绍患者到其他单位检查、治疗或购买医药产品等收取提成。

三、不准违规收费

医疗卫生机构应当严格执行国家药品价格政策和医疗服务项目价格，公开医疗服务收费标准和常用药品价格。严禁在国家规定的收费项目和标准之外自立项目、分解项目收费或擅自提高标准加收费用，严禁重复收费。

四、不准违规接受社会捐赠资助

医疗卫生机构及行业协会、学会等社会组织应当严格遵守国家关于接受社会捐赠资助管理有关规定，接受社会捐赠资助必须以法人名义进行，捐赠资助财物必须由单位财务部门统一管理，严格按照捐赠协议约定开展公益非营利性业务活动。严禁医疗卫生机构内设部门和个人直接接受捐赠资助，严禁接受附有影响公平竞争条件的捐赠资助，严禁将接受捐赠资助与采购商品（服务）挂钩，严禁将捐赠资助资金用于发放职工福利，严禁接受企业捐赠资助出国（境）旅游或者变相旅游。

五、不准参与推销活动和违规发布医疗广告

医疗卫生机构和医疗卫生人员应当注意维护行业形象。严禁违反规定发布医疗广

告，严禁参与医药产品、食品、保健品等商品推销活动，严禁违反规定泄露患者等服务对象的个人资料和医学信息。

六、不准为商业目的统方

医疗卫生机构应当加强本单位信息系统中药品、医用耗材用量统计功能的管理，严格处方统计权限和审批程序。严禁医疗卫生人员利用任何途径和方式为商业目的统计医师个人及临床科室有关药品、医用耗材的用量信息，或为医药营销人员统计提供便利。

七、不准违规私自采购使用医药产品

医疗卫生机构应当严格遵守药品采购、验收、保管、供应等各项制度。严禁医疗卫生人员违反规定私自采购、销售、使用药品、医疗器械、医用卫生材料等医药产品。

八、不准收受回扣

医疗卫生人员应当遵纪守法、廉洁从业。严禁利用执业之便谋取不正当利益，严禁接受药品、医疗器械、医用卫生材料等医药产品生产、经营企业或经销人员以各种名义、形式给予的回扣，严禁参加其安排、组织或支付费用的营业性娱乐场所的娱乐活动。

九、不准收受患者“红包”

医疗卫生人员应当恪守医德、严格自律。严禁索取或收受患者及其亲友的现金、有价证券、支付凭证和贵重礼品。

各级卫生计生行政部门和医疗卫生机构应当切实加强对上述规定执行情况的监督检查，严肃查处违规行为。对违反规定的，根据国家法律法规和党纪政纪规定，视情节轻重、造成的影响与后果，由所在单位或有关卫生计生行政部门给予相应的组织处理。对工作严重不负责任或失职渎职的，严肃追究领导责任。

卫生计生单位接受公益事业捐赠管理办法（试行）

（2015年8月26日国家卫生和计划生育委员会、国家中医药管理局国卫财务发〔2015〕77号发布）

第一章 总 则

第一条 为鼓励捐赠，规范捐赠和受赠行为，保护捐赠人和受赠人的合法权益，促进卫生计生事业发展，依照《中华人民共和国公益事业捐赠法》等法律法规，制定本办法。

第二条 本办法适用于各级各类卫生计生事业单位、各级卫生计生行政部门和中医药管理部门业务主管的公益性社会团体、基金会和其他公益性社会组织（以下简称卫生计生单位）。

第三条 本办法所称捐赠是指国内外自然人、法人和其他组织（以下简称捐赠人）自愿无偿向卫生计生单位（以下简称受赠单位）提供资金、物资等形式的公益性支持和帮助。

第四条 卫生计生单位接受捐赠应当遵循以下原则：

（一）遵守国家法律法规；

（二）自愿无偿；

（三）符合公益目的；

（四）非营利性；

（五）法人单位统一接受和管理；

（六）勤俭节约，注重实效；

（七）信息公开，强化监管。

第五条 卫生计生单位可以接受以下公益事业捐赠：

（一）用于医疗机构患者医疗救治费用减免；

（二）用于公众健康等公共卫生服务和健康教育；

（三）用于卫生计生人员培训和培养；

（四）用于卫生计生领域学术活动；

（五）用于卫生计生领域科学研究；

（六）用于卫生计生机构公共设施设备建设；

（七）用于其他卫生计生公益性非营利活动。

第六条　卫生计生单位不得接受以下捐赠：

（一）不符合国家法律法规规定；

（二）涉及商业营利性活动；

（三）涉嫌不正当竞争和商业贿赂；

（四）与本单位采购物品（服务）挂钩；

（五）附有与捐赠事项相关的经济利益、知识产权、科研成果、行业数据及信息等权利和主张；

（六）不符合国家有关质量、环保等标准和要求的物资；

（七）附带政治目的及其他意识形态倾向；

（八）损害公共利益和其他公民的合法权益；

（九）任何方式的索要、摊派或者变相摊派；

（十）承担政府监督执法任务机构，不得接受与监督执法工作有利害关系的捐赠。

第七条　卫生计生单位应当将接受捐赠和使用管理作为单位领导班子集体或内部民主议事会议研究决策事项。

第八条　卫生计生单位应当明确承担捐赠组织协调管理的牵头职能部门，负责管理日常事务（以下简称捐赠管理部门）。

第九条　公益性社会团体分支（代表）机构经社会团体书面授权可以代表社会团体接受捐赠收入，不得自行接受捐赠收入。

第十条　捐赠人向卫生计生单位捐赠，应当由单位捐赠管理部门统一受理。卫生计生单位其他内部职能部门或个人一律不得直接接受。

第二章　捐赠预评估

第十一条　捐赠预评估是卫生计生单位收到捐赠人捐赠申请后，在接受捐赠前对捐赠项目开展的综合评估。卫生计生单位应当建立接受捐赠预评估制度。

第十二条　预评估重点内容：

（一）是否符合国家有关法律法规；

（二）是否符合卫生计生单位职责、宗旨、业务范围和活动领域；

（三）捐赠接受必要性；

（四）捐赠人背景、经营状况及其与本单位关系；

（五）捐赠实施可行性；

（六）捐赠用途是否涉及商业营利性活动；

（七）捐赠是否涉嫌不正当竞争和商业贿赂；

（八）捐赠方是否要求与捐赠事项相关的经济利益、知识产权、科研成果、行业数据及信息等权利和主张；

（九）捐赠物资质量、资质是否符合国家标准与要求等；

（十）是否附带政治目的及其他意识形态倾向；

（十一）是否损害公共利益和其他公民的合法权益；

（十二）卫生计生单位认为必要的其他内容。

第十三条　卫生计生单位捐赠管理部门应当会同单位财务、资产、审计等部门，以及相关业务部门，建立评估工作机制，及时对捐赠申请提出评估意见。

必要时，可以引入第三方机构及有关监管部门参与评估。

第十四条 捐赠预评估意见应当经卫生计生单位领导班子集体研究确定，或履行内部民主议事程序。

第十五条 卫生计生单位领导班子集体或内部民主议事会议确定意见应当及时书面通知捐赠人。

不予接受的捐赠，卫生计生单位应当向捐赠人解释和说明。

第三章 捐赠协议

第十六条 卫生计生单位接受捐赠应当与捐赠人协商一致，自愿平等签订书面捐赠协议。捐赠协议由单位法定代表人或经法定代表人书面授权与捐赠人签订，并加盖受赠法人单位公章。

第十七条 书面捐赠协议应当明确以下内容：

（一）捐赠人、受赠人名称（姓名）和住所；

（二）捐赠财产的种类、数量、质量和价值，以及来源合法性承诺；

（三）捐赠意愿，明确用途或不限定用途；限定捐赠用途的，应当附明细预算或方案；

（四）捐赠财产管理要求；

（五）捐赠履行期限、地点和方式；

（六）捐赠双方的权利和义务；

（七）解决争议的方法；

（八）违约责任。

第十八条 用于卫生计生人员培训和培养、卫生计生领域学术活动和科学研究等方面的捐赠，捐赠人不得指定受赠单位具体受益人选。

第十九条 卫生计生单位执行突发公共卫生事件应急处置等特殊任务期间接受捐赠的，可以根据情况适当简化书面捐赠协议。

第四章 捐赠接受

第二十条 捐赠财产应当由受赠法人单位统一接受。

公益性社会团体分支（代表）机构经授权接受的捐赠收入应当缴入社会团体对应账户统一核算，不得截留。

第二十一条 受赠单位应当积极协助捐赠人按照法律法规和捐赠协议按期足额交付捐赠财产。

第二十二条 接受货币方式捐赠，原则上应当要求捐赠人采用银行转账方式汇入受赠法人单位银行账户。

接受非货币方式捐赠，鼓励受赠单位委托第三方评估机构对非货币捐赠财产价值进行评估、确认或公证。

第二十三条 受赠单位接受捐赠，应当按照实际收到的货币金额或非货币性捐赠财产价值，开具财政部门统一印制并加盖受赠法人单位印章的公益事业捐赠票据，及时将捐赠票据送达捐赠人。

第二十四条 受赠单位接受的捐赠工程项目，捐赠人可以留名纪念或提出工程项目名称等。

第二十五条 捐赠财产依法需要办理登记、入境、许可申请等手续的，受赠单位应当按照国家有关规定办理。

第五章 财务管理

第二十六条 受赠单位财务部门应当建立健全捐赠财产财务管理制度，加强会计核算与财务管理。

第二十七条 受赠单位接受的捐赠财产应当全部纳入单位财务部门集中统一管理，单独核算。

必要时，可以申请设置捐赠资金专用银行账户。

第二十八条 受赠单位财务部门应当及时按照书面捐赠协议对捐赠财产进行逐项核对、入账。

第二十九条 受赠单位接受的非货币性捐赠，财务部门应当会同资产管理部门、使用部门，按照捐赠协议验收无误后，入库登账，纳入单位资产统一管理。达到固定资产核算起点的，应当按照固定资产有关规定管理。

第三十条 受赠单位应当严格执行事业单位财务会计制度和民间非营利组织会计制度对接受捐赠财产的规定，确认捐赠财产价值，区分限定用途资产和非限定用途资产，真实、完整、准确核算。

第三十一条 会计年度结束后，受赠单位应当将本年度接受捐赠财产情况在年度财务报告中专门说明。

受赠事业单位应当按照财政部门规定的部门决算报表要求，一并报送上级主管部门和财政部门。

受赠卫生计生业务主管公益性社会组织应当按照民间非营利组织会计制度要求对外提供年度财务报告。

第六章 捐赠财产使用管理

第三十二条 受赠单位应当尊重捐赠人意愿，严格按照本单位宗旨和捐赠协议约定开展公益非营利性业务活动，不得用于营利性活动。

捐赠协议限定用途的捐赠财产，受赠单位不得擅自改变捐赠财产用途。如果确需改变用途的，应当征得捐赠人书面同意。

第三十三条 受赠单位应当根据捐赠协议和使用原则，按照优化配置、提高效率的原则，统筹协调，汇总编制年度捐赠财产使用方案和执行计划，报单位领导集体或内部民主议事会议研究审定。

第三十四条 受赠单位捐赠财产使用部门应当严格执行审定批准的捐赠财产使用方案和执行计划。

受赠单位捐赠管理部门、财务部门、资产管理部门、内部审计部门和相关业务部门应当按照各自职责加强捐赠财产使用管理。

第三十五条 货币捐赠使用遵循以下原则：

（一）捐赠协议限定用途的，受赠单位应当按照本单位职责、宗旨和捐赠协议约定内容，制订专项资金使用管理办法，参照国家有关财务规章制度，明确开支范围、开支标准和支出审核审批程序和权限等。

（二）捐赠协议未限定用途的，受赠单位应当按照本办法第五条规定的使用范围，结合本单位职责或宗旨开展公益活动，并严格执行单位统一的开支范围、开支标准和财务管理制度。

（三）受赠单位以政府名义接受未限定用途的货币资金，应当按照《财政部关于加强非税收入管理的通知》（财综〔2004〕53 号）要求，纳入政府非税收入管理，及时足额上缴同级国库。

（四）受赠单位不得支付与公益活动无关的费用。

（五）受赠单位重大项目安排和大额资金使用应当由单位领导班子集体或内部民主议事会议决定。

（六）受赠事业单位不得用捐赠财产提取管理费，不得列支工作人员工资福利等；受赠卫生计生行政部门和中医药管理部门业务主管的公益性社会团体和民办非企业单位，除捐赠协议约定外，不得用捐赠财产提取管理费和列支工作人员工资福利支出；受赠基金会相关支出应当符合《基金会管理条例》规定。

（七）受赠单位不得擅自扩大开支范围，提高开支标准。

（八）受赠单位应当厉行节约反对浪费，降低活动成本。

第三十六条 非货币捐赠财产使用遵循以下原则：

（一）捐赠协议限定用途的，受赠单位应当按照捐赠协议约定内容，制订财产使用管理办法，明确管理责任、使用范围和使用流程。

（二）捐赠协议未限定用途的，受赠单位应当按照本办法第五条规定的使用范围，结合本单位职责或宗旨开展公益活动，并严格执行本单位统一的资产管理规定，合理安排财产使用，提高使用效率。

（三）受赠单位不得用于开展非公益活动。

第三十七条 受赠单位接受的捐赠财产一般不得用于转赠其他单位，不得随意变卖处理。对确属不易储存、运输或者超过实际需要的物资，在征得捐赠人同意后可以处置，所取得的全部收入，应当用于捐赠目的。

第三十八条 捐赠项目完成后形成的资金结余，捐赠协议明确结余资金用途的，按捐赠协议执行；捐赠协议未明确结余资金用途的，受赠单位应当主动与捐赠人协商一致，提出使用意见。

第三十九条 受赠单位应当建立接受捐赠档案管理制度。对捐赠协议、方案、执行、审计和考评情况进行档案管理。

第七章 信息公开

第四十条 受赠单位应当建立健全受赠信息公开工作制度，通过便于公众知晓的方式，真实、准确、及时、完整地向社会公开受赠相关信息，提高受赠使用和管理工作的透明度。

第四十一条 受赠单位应当向社会主动公开以下信息：

（一）捐赠接受管理制度；

（二）捐赠接受工作流程；

（三）捐赠管理部门及联系方式；

（四）受赠财产情况；

（五）受赠财产使用情况；

（六）受赠项目审计报告；

（七）受赠项目绩效评估结果；

（八）依照法律法规应当公开的其他信息。

第四十二条 受赠单位应当在规定时间公开受赠信息：

（一）每年3月31日前公布上一年度本单位受赠财产、财产使用和管理情况；

（二）受赠项目审计报告和绩效评估结果完毕后30个工作日内；

（三）捐赠协议约定的受赠信息社会公开时间；

（四）国家有关法规对信息公开的要求。

第四十三条 受赠单位应当在单位门户网站或当地主要新闻媒体等向社会公开受赠信息。

鼓励各级卫生计生行政部门和中医药管理部门建立统一的卫生计生公益事业捐赠信息平台。

第四十四条 对公众和捐赠人查询或质疑，受赠单位应当依法及时、如实答复。

第四十五条 受赠项目完成后，受赠单位应当及时主动向捐赠人反馈受赠财产的使用、管理情况，以及项目的实施结果，听取捐赠人的意见和建议。

第四十六条 受赠单位应当对其公开信息和信息答复的真实性负责。

第八章 监督管理

第四十七条 卫生计生单位应当建立健全捐赠管理使用责任制度，明确管理职责、工作制度和责任追究制度。

第四十八条 受赠单位接受捐赠管理和使用情况应当纳入单位主要负责人经济责任审计的重要内容。

第四十九条 受赠单位应当定期开展捐赠管理检查和审计工作，并及时将检查、审计结果予以公开。

对受赠金额大、涉及面广的项目，应当实施项目专项检查、审计和项目绩效考评。

第五十条 各级卫生计生行政部门、中医药管理部门、主管部门应当加强对所属单位和业务主管社会组织捐赠管理工作的指导和监督，定期组织检查和专项审计。

必要时，可以委托社会中介机构开展对受赠单位和受赠项目的专项检查和审计，并适时向社会公开检查和审计情况。

第五十一条 各级卫生计生行政部门和中医药管理部门应当按照相关法律法规规定，对卫生计生单位公益事业捐赠做出突出贡献的捐赠人予以鼓励和表扬。

第五十二条 卫生计生单位应当主动接受主管部门、财政部门和审计部门的依法监督管理。

第五十三条 卫生计生单位违反本办法规定的，由上级卫生计生行政部门和中医药管理部门责令改正；拒不改正的，经征求捐赠人意见，由县级以上人民政府将捐赠财产交由其他宗旨相同或相似的公益性社会团体或者公益性非营利的事业单位管理，并依照国家有关规定对单位及相关责任人予以处分；涉嫌犯罪的，依法追究法律责任。

第九章 附 则

第五十四条 省级卫生计生行政部门和中医药管理部门可以根据本办法，并结合本地实际情况，制订具体实施细则。

第五十五条 各级卫生计生行政部门和中医药管理部门业务主管的其他社会组织接受公益事业捐赠，按照本办法执行。

第五十六条 本办法自发布之日起施行。《医疗卫生机构接受社会捐赠资助管理暂行办法》（卫规财发〔2007〕117 号）同时废止。

2017 年纠正医药购销和医疗服务中不正之风专项治理工作要点

（2017 年 7 月 11 日国家卫生和计划生育委员会、国家发展和改革委员会、工业和信息化部、财政部、人力资源和社会保障部、商务部、国家税务总局、国家工商管理总局、国家食品药品监督管理总局国卫医函〔2017〕249 号发布）

为认真贯彻落实十八届中央纪委七次全会精神，按照《2017 年政府工作报告》和国务院第五次廉政工作会议的有关要求，围绕深化医药卫生体制改革大局和《关于进一步改革完善药品生产流通使用政策的若干意见》的实施，强化医药购销领域监督管理，严肃医疗服务行业纪律，突出重点、狠抓源头，力求在推行药品购销“两票制”、规范医用耗材合理使用、强化医保和救助资金监管、完善纠风工作长效机制等方面取得进展和成效。

一、推行药品购销“两票制”，加大对突出问题的整治力度

（一）推动“两票制”落实，完善药品采购机制。以综合医改试点省（区、市）和公立医院改革试点城市为主，在全国范围内推行药品购销“两票制”。各地要结合实际，研究完善具体实施办法，采取有效措施督促药品流通企业、医疗机构建立购销药品的完备记录。在药品购销过程中，要按规定开具相关票证，实现票据、账目、货物、货单、货款一致。鼓励有条件的地区在药品购销领域探索推行票据的规范化、电子化。按照公开透明、公平竞争原则，科学设置评审因素，提高医疗机构在药品集中采购中的参与度，进一步落实药品分类采购政策。鼓励有条件的地区探索区域和专科医院联合采购。在全面推行医保支付方式改革或已制定医保药品支付标准的地区，应当允许公立医院在省级药品集中采购平台或省级公共资源交易平台上联合带量、带预算采购。加强省级药品集中采购平台的规范化建设，完善数据共享机制，切实加强对集中采购各参与方的监督管理，消除违规违纪违法隐患。

（二）整治突出问题，强化行业监管。督促各地继续做好药品流通领域的专项整治工作，严厉打击租借证照、虚假交易、伪造记录、非法渠道购销药品、商业贿赂、价格欺诈、价格垄断以及伪造、虚开发票等违法违规行为，严肃追究相关责任人的责任；严格执行诚信记录制度，进一步健全完善相关法律法规，建立以药品采购机构（药品集中采购平台）为主体，各相关部门参与的信用信息记录、互通、公开机制；对查实的违法违规行为，计入药品采购不良记录、企事业单位信用记录和个人信用记录，依法公开参与招标的企事业单位资质信息及信用记录。有关犯罪线索应当移送司法机关处理，对累犯或情节严重的，依法加大处罚力度，提高违法违规成本。强化对医药代

表的管理，规范医药代表执业行为，探索建立医药代表登记备案制度，对医药代表违反规定、从事药品销售行为的，应当按照有关规定严肃处理。

二、规范医用耗材产供销，加大对合理使用的监管力度

（一）规范产供销行为，加强整治力度。各地区要做到管理责任的机构落实、人员落实、工作落实，以一次性使用输注器具、一次性使用导尿管（包）、血管/非血管介入类、起搏器类、骨科植入类、口腔科材料、吻合器等产品为重点，检查规范生产、供应行为，确保常用医用耗材的使用安全。下大力气整治医用耗材在招标采购领域的不正之风，要把严格执行医用耗材招采规定作为专项整治的重点。督导各地普遍开展以政府为主导、以省（区、市）为单位的网上高值医用耗材集中采购工作，核查各省（区、市）医疗耗材集中采购流程建设、制度建设和有关配套建设，督查国家药品（耗材）供应保障综合管理信息平台建设情况，加大对相关机构违反高值医疗耗材集中采购行为的处罚力度。加强对医疗机构耗材及配套使用设备采购行为的监督检查，严肃查处假借租赁、捐赠、投放设备等形式，捆绑耗材和配套设备销售等涉嫌商业贿赂不正当竞争行为。

（二）加强医用耗材管理，提高合理使用水平。推动医用耗材信息公开，将主要医用耗材纳入主动公开范围，要求医疗机构公开耗材价格，向患者提供有关费用查询服务，提高医疗费用透明度。强化对高值医用耗材特别是植介入类医用耗材的价格监管，严格落实医疗质量和医疗安全核心制度，加强医疗技术监管，保证医疗质量安全。加强医疗器械临床合理使用与安全管理，规范医用耗材通用名管理，对医用耗材使用量动态监测，开展医用耗材质量评价。广泛开展行风评议活动，不断提高群众满意度。加大对医务人员违反“九不准”规定等行为的查处力度，对问题严重的医疗机构要追究相关领导的责任。

三、加强行业整体作风建设，联合提升医保监管水平

贯彻落实医疗卫生行风建设“九不准”有关规定，规范诊疗行为，将“三合理”（合理用药、合理检查、合理诊疗）作为重点，严格医保定点准入标准，健全退出机制。完善医保服务协议管理，将医疗费用和医疗治疗纳入监管重点。严厉打击“骗保骗助”等侵害群众利益的违法违规行为。加大对新型农村合作医疗和城镇居民基本医疗保险补助资金、医疗救助补助资金等的监督检查力度，严肃查处截留、挤占、挪用、虚报冒领以及骗取或协助他人骗取资金等问题。加大医保智能监控系统的推广应用，提高实时监控能力。

四、加强部门联动机制建设，加大整治工作的广度和深度

各部门要协调搭建纠风信息共享平台，建立重大案件、重大倾向性问题的联防联控机制，形成纠风工作强大合力。加强对医疗服务领域突出问题的整治力度，各部门应当对照各自职责依法严肃惩处违法违规企业和医疗机构，严肃追究相关责任人的责任，并列入不良信用记录，提高其违法违规成本。加强对民营医疗机构的监管，从民营医疗机构的规划建设入手，整合民营医疗机构设置、执业许可等审批环节，规范民

营医院准入，为民营医院规范运行、良性发展创造条件。引导行业发挥自净约束作用，强化同行业监管，建立医疗机构及其从业人员退出机制。加强民营医疗机构和参保人员的诚信体系建设，弘扬正气，提升诚信意识。

各地区、各部门要按照“谁主管、谁负责”和“管行业必须管行风”的原则，紧扣工作要点，各司其职，密切协作。要通过专项治理，全面提升纠风工作的制度化、规范化和程序化水平。要把纠风工作作为重中之重，全盘谋划、综合部署，坚持抓业务驰而不息，抓纠风久久为功，分解工作任务、细化考核指标、加强监督检查、确保工作落实。部际联席会议将对重点工作进行督导检查，对履职不力、执纪松散的地区和单位进行通报；对有令不行、有禁不止、顶风违纪的典型案件要严肃查处，并对相关责任人进行问责。

医用耗材专项整治活动方案

（2017年7月11日国家卫生和计划生育委员会办公厅、国家发展和改革委员会办公厅、工业和信息化部办公厅、财政部办公厅、人力资源和社会保障部办公厅、商务部办公厅、国家税务总局办公厅、国家工商管理总局办公厅、国家食品药品监督管理总局办公厅国卫办医函〔2017〕698号发布）

为加强医用耗材监管，整治医用耗材生产、流通和使用环节存在的突出问题，进一步加强医用耗材的合理使用，纠正医药购销和医疗服务中不正之风，特制定本活动方案。

一、总体目标

全面推进健康中国建设，按照“五位一体”总体布局和“四个全面”的战略布局，以提高人民健康水平为核心，突出问题导向和需求导向，围绕“摸清家底、理顺关系、公开透明、标本兼治”的工作思路，采取排查、整治、规范相结合的工作方式，以重点领域、重点产品、重点单位、重点问题线索为突破口，在全国形成责任明确、重点突出、协调联动的医用耗材全过程监管体系。将医用耗材专项整治工作作为2017年纠正医药购销和医疗服务中不正之风专项治理工作的重要内容，统一部署、统一安排、统一组织、统一实施。完善医用耗材购销规范管理，促进形成临床合理使用长效工作机制，探索医用耗材合理支付和报销制度，有效遏制和打击医用耗材领域的不正之风。

二、活动范围

全国医用耗材生产、流通企业，各级各类医疗机构。

三、组织管理

国家纠正医药购销和医疗服务中不正之风部际联席会议办公室（以下简称部际联席会议办公室）负责制定全国医用耗材专项整治活动方案并组织实施，组织对全国医用耗材专项整治活动开展情况进行督导检查。

各省级卫生计生行政部门会同纠正医药购销和医疗服务中不正之风部际联席会议成员单位省级行政主管部门制订本辖区医用耗材专项整治活动工作方案，具体负责本辖区内医用耗材专项整治活动的组织实施，督促本辖区医疗机构合理使用医用耗材。

四、重点内容

（一）检查违规生产行为。重点整治一次性使用输注器具、一次性使用导尿管（包）、血管/非血管介入类、起搏器类、骨科植入类、口腔科材料、吻合器等产品。

（二）继续推进医药卫生行业发票使用情况专项整治工作。督促各地继续做好医药卫生行业发票使用情况专项整治工作，查处非法使用发票、过票、走票、倒票等问题，加强对发票违法问题的案件移送和联合查处工作，深入挖掘发票违法行为背后隐藏的商业贿赂和不正之风问题。

（三）全面落实《高值医用耗材集中采购工作规范（试行）》。普遍开展以政府为主导、以省（区、市）为单位的网上高值医用耗材集中采购工作。核查各省（区、市）医疗耗材集中采购流程建设、制度建设和有关配套建设。督查国家药品（耗材）供应保障综合管理信息平台建设情况。加大对相关机构违反高值医疗耗材集中采购行为的处罚力度。

（四）强化对高值医用耗材特别是植介入类医用耗材的价格监管。加强医疗机构医用耗材价格行为的监督检查，严肃查处超过规定范围使用医用耗材多收费、多计或变相多计医用耗材多收费、违反自愿原则强制或变相强制患者使用医用耗材数量多收费、超过规定加价率提高医用耗材价格等违法行为。

（五）推动医用耗材信息公开。将主要医用耗材价格、总体用量、各科耗占比纳入院务公开范围；各医疗机构要向患者提供包括耗材名称、品规和收费价格等详细内容的费用清单，并提供所用耗材信息的查询渠道，提高医疗费用透明度。将医用耗材使用情况纳入医院管理评价体系。各地要建立医用耗材，尤其是高值医用耗材使用信息上报制度，对于有条件的省份，应当将耗材集中采购价格等相关内容公开，接受社会监督。

（六）强化对医疗机构诊疗行为的监管。严格落实医疗质量和医疗安全核心制度，加强医疗技术准入和监管，保证医疗质量安全。加强医疗器械临床合理使用与安全管理，规范医用耗材通用名管理，对医用耗材使用量动态监测，开展医用耗材质量评价。广泛开展行风评议活动，不断提高群众满意度。

（七）加大对医务人员过度检查、过度治疗和违反“九不准”规定等行为的查处力度，对问题严重的医疗机构要追究相关领导的责任。

（八）加强对医疗机构耗材与该耗材配套使用的设备采购行为的监督检查。严肃查处假借租赁、捐赠、投放设备等形式，捆绑耗材和配套设备销售等涉嫌商业贿赂不正当竞争行为。

（九）探索建立医用耗材长效监管工作机制。加快推进医用耗材阳光采购制度的建立完善，组织开展医用耗材综合评价工作，将评价结果用于医用耗材阳光采购、制定临床应用指南。医疗机构要完善医用耗材内部管理制度，保证制度的透明化，加强医用耗材的院内信息化管理水平，重点监控高值医用耗材使用情况，对耗材使用超过同学科平均水平的医生，进行病例的追溯再评价，并根据评价结果进行约谈。严格临时采购医用耗材管理。各地卫生计生部门要探索建立对医疗机构医用耗材使用情况的数据收集、分析、评估、上报机制，将有关结果用于指导医疗机构进行医用耗材管理。

五、实施步骤

本专项行动于2017年7月11日正式开始，12月31日结束，为期6个月。专项行动总体分为自查自纠、督导检查、总结交流3个阶段。

（一）自查自纠。各医用耗材生产、流通企业要及时完善医用耗材产品的相关信息提交、更新。各级各类医疗机构要认真排查梳理医用耗材临床使用中的问题，发现问题，及时整改，并将自查自纠工作贯穿始终。

（二）督导检查。

1. 专项检查。省级卫生计生行政部门会同纠正医药购销和医疗服务中不正之风部际联席会议成员单位省级行政主管部门按照统一部署，根据本地实际，组织开展本辖区医疗机构医用耗材使用情况专项检查，并将检查结果及时报部际联席会议办公室。

2. 重点抽查。部际联席会议办公室组织对部分省（区、市）进行重点抽查。了解目前医疗耗材在购销相关环节的管理现状、阳光采购工作开展情况及相关制度建设程度。

3. 及时整改。对在医用耗材专项整治检查中发现的违法违规行为，由各成员单位按照相关法律法规及时落实整改处理。

4. 总结经验。各地在整治过程中要注意发现医用耗材管理工作中的典型经验和有效做法，并及时上报。

（三）交流总结。2017年11月底前，各省级卫生计生行政部门将本辖区医用耗材临床应用专项整治活动总结报送部际联席会议办公室。部际联席会议办公室将适时组织召开全国会议，总结此次专项活动情况，对活动中优秀单位进行表扬。对一些重大专项问题邀请相关领域管理部门和专家开展讨论，并做出相关政策建议报告。

六、工作要求

（一）加强医用耗材临床应用管理是纠正医药购销和医疗服务中不正之风专项治理工作的重要内容之一，是实现为人民群众提供安全、有效、方便、价廉医疗卫生服务的重要措施。各单位要切实从维护人民群众利益出发，进一步统一思想，增强使命感、紧迫感和责任感，充分认识医用耗材专项整治活动对于推进行风建设工作、保障人民群众健康权益的重要意义，加强领导，细化措施，精心设计，周密安排，相互配合，层层落实责任制。做到机构落实、人员落实、工作落实，保障活动的顺利开展。

（二）各地区、各有关单位要立即行动起来，下重手、出重拳、动真格，通过集中整治，曝光一批、通报一批、查处一批、警示一批，确保本次专项整治取得实实在在的效果。要结合本地区、本机构医用耗材使用实际情况，认真剖析当前医用耗材不合理应用的突出问题和重点环节，通过完善工作制度、健全工作机制、强化教育培训、加大治理力度等综合手段，集中治理，抓点带面，点面结合，逐层突破，确保活动取得实效。

（三）加强医用耗材临床应用管理，提高合理使用水平。保障医疗安全是一项长期的工作任务，需要不断完善管理制度和工作机制，改进工作方法。各地要在此次专项整治活动的基础上，认真总结工作中的经验和不足，逐步建立、完善医用耗材生产、采购、临床使用管理相关制度、指标体系和长效工作机制，采取有效措施，巩固活动成果，坚决避免出现“反弹”现象。将医用耗材管理工作从阶段性活动逐步转入制度化、规范化的管理轨道，促进医用耗材管理水平持续改进。

附件：医用耗材专项整治活动工作汇总表

附件

医用耗材专项整治活动工作汇总表

填报单位：　　　　　　　填报人：　　　　　联系电话：　　　　　填报日期：　　　　　（加盖省级卫生计生行政部门公章）

查处企业情况						宣传教育				
省辖市检查	生产企业		流通企业			开展活动			培训教育	
查获案件数	次数	查获案件数	查处数量	处理情况	整改情况	查处数量	处理情况	整改情况	场次	人数

建立长效机制											
价格违法行为	违反“九不准”行为	发票违法行为	耗材使用涉及医疗安全的违法行为	其他违法行为	生产方面采取的有效措施	高值耗材采购方面的有效措施		院内管理制度		其他措施	
项	项	项	项	项		是否建立集中招采平台	其他	临床使用	院内管理		

注：1. 填报单位为省级卫生计生行政主管部门。

2. 填写数据为 2017 年 1 月 1 日至 11 月 25 日期间的累计数据。

3. 本表应于 2017 年 11 月 30 日前附于医用耗材专项整治活动工作总结后，一并上报。

关于在公立医疗机构药品采购中推行“两票制”的实施意见（试行）

（2016 年 12 月 26 日国务院医改办、国家卫生和计划生育委员会、国家食品药品监督管理总局、国家发展和改革委员会、工业和信息化部、商务部、国家税务总局、国家中医药管理局国医改办发〔2016〕4 号发布）

为贯彻落实《中共中央办公厅国务院办公厅转发〈国务院深化医药卫生体制改革领导小组关于进一步推广深化医药卫生体制改革经验的若干意见〉的通知》（厅字〔2016〕36 号）和《国务院办公厅关于印发深化医药卫生体制改革 2016 年重点工作任务的通知》（国办发〔2016〕26 号）精神，推动在公立医疗机构药品采购中落实“两票制”，制定本实施意见。

一、充分认识推行“两票制”重要意义

在公立医疗机构药品采购中推行“两票制”是深化医药卫生体制改革、促进医药产业健康发展的重大举措，是规范药品流通秩序、压缩流通环节、降低虚高药价的重要抓手，是净化流通环境、打击“过票洗钱”、强化医药市场监督管理的有效手段，是保障城乡居民用药安全、维护人民健康的必然要求。各地区、各部门要站在维护国家和人民群众根本利益的高度，从有利于促进医药产业转型升级发展的大局出发，把思想和行动统一到中央决策上来，按照职责分工，主动作为，敢于担当，密切配合，切实推动“两票制”落地见效。

二、“两票制”的界定

“两票制”是指药品生产企业到流通企业开一次发票，流通企业到医疗机构开一次发票。药品生产企业或科工贸一体化的集团型企业设立的仅销售本企业（集团）药品的全资或控股商业公司（全国仅限 1 家商业公司）、境外药品国内总代理（全国仅限 1 家国内总代理）可视同生产企业。药品流通集团型企业内部向全资（控股）子公司或全资（控股）子公司之间调拨药品可不视为一票，但最多允许开一次发票。药品生产、流通企业要按照公平、合法和诚实信用原则合理确定加价水平。鼓励公立医疗机构与药品生产企业直接结算药品货款、药品生产企业与流通企业结算配送费用。

为应对自然灾害、重大疫情、重大突发事件和病人急（抢）救等特殊情况，紧急采购药品或国家医药储备药品，可特殊处理。

麻醉药品和第一类精神药品的流通经营仍按国家现行规定执行。

三、"两票制"实施范围

公立医疗机构药品采购中逐步推行"两票制"，鼓励其他医疗机构药品采购中推行"两票制"。综合医改试点省（区、市）和公立医院改革试点城市要率先推行"两票制"，鼓励其他地区执行"两票制"，争取到2018年在全国全面推开。

四、严格执行药品购销票据管理规定

药品生产、流通企业销售药品，应当按照发票管理有关规定开具增值税专用发票或者增值税普通发票（以下统称"发票"），项目要填写齐全。所销售药品还应当按照药品经营质量管理规范（药品GSP）要求附符合规定的随货同行单，发票（以及清单，下同）的购、销方名称应当与随货同行单、付款流向一致、金额一致。

药品流通企业购进药品，应主动向药品生产企业索要发票，发票必须由药品生产企业开具。到货验收时，应验明发票、供货方随货同行单与实际购进药品的品种、规格、数量等，核对一致并建立购进药品验收记录，做到票、货、账相符。对发票和随货同行单不符合国家有关规定要求，或者发票、随货同行单和购进药品之间内容不相符的，不得验收入库。药品购销中发生的发票及相关票据，应当按照有关规定保存。

在公立医疗机构药品采购中推行"两票制"的地区，集中采购机构编制采购文件时，要将执行"两票制"作为必备条件。对于招标采购的药品，要验明药品生产企业的资质，由药品生产企业直接投标。参与药品集中采购的药品企业要在标书中做出执行"两票制"的承诺，否则投标无效；实行其他采购方式采购药品，也必须在采购合同中明确"两票制"的有关要求。

公立医疗机构在药品验收入库时，必须验明票、货、账三者一致方可入库、使用，不仅要向配送药品的流通企业索要、验证发票，还应当要求流通企业出具加盖印章的由生产企业提供的进货发票复印件，两张发票的药品流通企业名称、药品批号等相关内容互相印证，且作为公立医疗机构支付药品货款凭证，纳入财务档案管理。每个药品品种的进货发票复印件至少提供一次。鼓励有条件的地区使用电子发票，通过信息化手段验证"两票制"。

五、创造条件支持"两票制"的落实

各地、各有关部门要积极为"两票制"落地创造有利条件。要打破利益藩篱，破除地方保护，加快清理和废止在企业开办登记、药品采购、跨区域经营、配送商选择、连锁经营等方面存在的阻碍药品流通行业健康发展的不合理政策和规定。地方政府要支持网络体系全、质量信誉好、配送能力强的大型药品流通企业到当地开展药品配送工作。支持建设全国性、区域性的药品物流园区和配送中心，推进药品流通企业仓储资源和运输资源有效整合，多仓协同配送，允许药品流通企业异地建仓，在省域内跨地区使用本企业符合条件的药品仓库。按照远近结合、城乡联动的原则，鼓励支持区域药品配送城乡一体化，打通乡村药品配送"最后一公里"。为特别偏远、交通不便的乡（镇）、村医疗卫生机构配送药品，允许药品流通企业在"两票制"基础上再开一次药品购销发票，以保障基层药品的有效供应。

六、切实加强“两票制”落实情况的监督检查

各省（区、市）药品集中采购机构要加强药品集中采购工作监督管理，对不按规定执行“两票制”要求的药品生产企业、流通企业，取消投标、中标和配送资格，并列入药品采购不良记录。

卫生计生、中医药行政部门要加强对公立医疗机构执行“两票制”的监督检查，对索票（证）不严、“两票制”落实不到位、拖欠货款、有令不行的医疗机构要通报批评，直到追究相关人员责任。

食品药品监督管理部门对药品生产、流通企业进行监督检查时，除检查企业落实《药品流通监督管理办法》和《药品经营质量管理规范》等有关规定外，还应当将企业实施“两票制”情况纳入检查范围。对企业违反“两票制”要求的情况，食品药品监管部门应当及时通报所在省份药品集中采购机构。涉嫌犯罪的，依法移送公安机关。税务部门要加强对药品生产、流通企业和医疗机构的发票管理，依法加大对偷逃税行为的稽查力度。

各相关部门要充分利用信息化手段，加强“两票制”执行情况的监督检查，建立健全跨部门、跨区域监管联动响应和协作机制，推动药品集中采购平台（公共资源交易平台）、药品追溯体系和诚信体系建设平台等互联互通、数据共享，实现违法线索互联、监管标准互通、处理结果互认。推进和加强信息公开、公示，广泛接受社会监督。国家相关部门将适时组织开展“两票制”落实情况的专项监督检查。

七、加强政策宣传

各地要加强政策解读、宣传和引导，采取通俗易懂、生动形象的方式，广泛宣传推行“两票制”的目的、做法和意义，积极回应社会关切，为推行“两票制”营造良好舆论氛围。

关于印发《公立医疗机构药品采购环节推行“两票制”工作实施方案》的通知

（2017年4月18日国家卫生和计划生育委员会国卫办药政函〔2017〕384号发布）

办公厅、人事司、规划司、财务司、体改司、应急办、医政医管局、基层司、国际司、监督局、药政司、宣传司，药局管理中心、统计信息中心，国家中医药局办公室：

为贯彻落实国务院医改办等8部门《关于在公立医疗机构药品采购中推行“两票制”的实施意见（试行）》（国医改办发〔2016〕4号，以下简称《意见》），优化公立医疗机构药品采购机制，我委制定了公立医疗机构药品采购环节推行“两票制”工作实施方案。有关事项通知如下。

一、工作内容

对推行“两票制”的地区，落实《意见》中卫生计生、中医药部门对集中采购机构、公立医疗机构及卫生计生委、中医药局在公立医疗机构药品集中采购环节提出的要求。

公立医疗机构在药品验收入库时，应当要求流通企业提供从生产企业获得的、加盖该流通企业印章的进货发票复印件（或电子票据，下同），核对相关信息并留存备查。发票复印件的真实性由流通企业负责，并在公立医疗机构药品集中采购合同（协议）中予以明确。鼓励有条件的地区通过信息化手段推动落实“两票制”要求。

公立医院药品集中采购机构编制采购文件时，应当将执行“两票制”作为必备条件，在招标文件或合同中明确执行“两票制”，主要由供应商配合提供相关凭据并承诺承担相应责任。

卫生计生、中医药行政部门要加强对公立医疗机构执行“两票制”的监督检查，对索票（证）不严、“两票制”落实不到位、拖欠货款、有令不行的医疗机构要通报批评，直到追究相关人员责任。

二、时间安排

按照医改整体部署，综合医改试点省（区、市）和公立医院改革试点城市率先推行“两票制”，鼓励其他地区执行“两票制”，争取到2018年在全国全面推开。鼓励公立医疗机构与生产企业直接结算。

三、工作方式

国家卫生计生委有关司局、国家中医药局将落实“两票制”与相关业务工作同部署、同检查，采取专题调研、实地蹲点、专家座谈、经验交流、工作督导相结合的方式，注重发挥各方合力，进一步明晰管理权界和责任边界，注意总结经验，及时发现、应对工作中出现的热点难点问题，协调推动解决重大问题，强化指导和舆论引导，确保政策顺利落地。

四、实施步骤

（一）2017 年 2 ~4 月。制定委内实施方案，确定时间表、路线图、施工图。开展分类调研，重点是综合医改试点省份、公立医院改革试点城市、已经推行“两票制”的地区和公立医疗机构药品集中采购已经纳入公共资源交易平台的地区，协调试点地区建立工作台账。召开工作座谈会，听取公立医疗机构、药品采购机构、地方卫生计生部门对推行落实“两票制”的计划建议，汇总相关情况。

（二）2017 年 5 ~7 月。以地域或试点省份、试点城市划分类别，分类指导医改试点省份出台实施方案，召开片区会议，交流工作经验，研究讨论难点问题和特殊困难，进一步明确工作思路、厘清重点。

（三）2017 年 8 ~10 月。会同中医药局、委机关有关司局总结经验，加强交流，组织督导，开展评估，就重点问题研究给予政策指导，有序推进公立医疗机构“两票制”落地。

（四）2017 年 11 ~12 月。会同中医药局、委各相关单位撰写工作情况报告，研究提出下一步工作计划。

五、任务分工

研究起草和组织推动实施方案，汇总基本情况和研判分析，总结交流经验，综合协调，会同相关司局进行督导评估，关注和引导相关热点舆情，对重点问题和事件进行综合通报（药政司牵头，体改司、医政医管局、财务司、基层司、宣传司和药具管理中心参与）。

将公立医疗机构落实“两票制”纳入医改总体部署，并作为深化医改督导重要内容（体改司牵头，委内联系改革试点的相关司局参与）。

督促综合医改试点省（区、市）和公立医院改革试点城市率先落实“两票制”（药政司牵头，委内联系改革试点的相关司局参与）。

对公立医疗机构执行“两票制”进行监督检查，对索票（证）不严、拖欠货款、有令不行等行为的医疗机构通报批评，视情况追究相关人员责任（药政司牵头，体改司、医政医管局、财务司、监督局、基层司，中医药局参与）。

协调国家发展改革委，就公共资源交易平台（省级药品采购机构）负责药品集中采购机构落实“两票制”提出实施的指导要求（药政司负责，药具管理中心、统计信息中心等参与）。

关于落实完善公立医院药品集中采购工作指导意见的通知

(2015年6月11日国家卫生和计划生育委员会国卫药政发〔2015〕70号发布)

各省、自治区、直辖市卫生计生委，新疆生产建设兵团卫生局：

为贯彻落实《国务院办公厅关于完善公立医院药品集中采购工作的指导意见》（国办发〔2015〕7号，以下简称《意见》)，现就有关要求通知如下。

一、全面构建药品集中采购新机制

要坚持药品集中采购方向，实行一个平台、上下联动、公开透明、分类采购。充分发挥省级药品集中采购工作领导小组作用，结合地方实际，抓紧制订具体实施办法，落实部门责任分工，明确时间进度表和技术路线图，并及时上报国务院医改办，确保2015年内启动新一轮药品集中采购工作。

省级卫生计生行政部门要主动与发展改革、财政、人力资源社会保障、商务、食品药品监管等部门加强沟通协调，努力做好药品采购中质量安全、价格监测、配送使用、医保支付等政策措施的有效衔接，增强和扩大药品集中采购的惠民实效。

二、合理确定药品采购范围

医院要按照不低于上年度药品实际使用量的80%制订采购计划，具体到通用名、剂型和规格，每种药品采购的剂型原则上不超过3种，每种剂型对应的规格原则上不超过2种。药品采购预算一般不高于医院业务支出的25%～30%。省级药品采购机构应及时汇总分析医院药品采购计划和采购预算，合理确定药品采购范围，落实带量采购，优先选择符合临床路径、纳入重大疾病保障、重大新药创制专项、重大公共卫生项目的药品，兼顾妇女、老年和儿童等特殊人群的用药需要，并与医保、新农合报销政策做好衔接。

充分吸收国家基本药物遴选中规范剂型、规格等有效方法，依据国家基本药物目录、医疗保险药品报销目录、基本药物临床应用指南和处方集等，遵循临床常用必需、剂型规格适宜、包装使用方便的原则，推进药品剂型、规格、包装标准化，努力提高药品采购和使用集中度。

三、细化药品分类采购措施

要以省（区、市）为单位，结合确定的药品采购范围，进一步细化各类采购药品。医院使用的所有药品（不含中药饮片）都应在网上采购。

（一）招标采购药品。可根据上一年度药品采购总金额中各类药品的品规采购金额百分比排序，将占比排序累计不低于80%、且有3家及以上企业生产的基本药物和非专利药品纳入招标采购范围。

（二）谈判采购药品。要坚持政府主导、多方参与、公开透明、试点起步，实行国家和省级谈判联动。2015年，国家将启动部分专利药品、独家生产药品谈判试点，方案另行制订。对于一时不能纳入谈判试点的药品，继续探索以省（区、市）为单位的量价挂钩、价格合理的集中采购实现路径和方式，并实行零差率销售。鼓励省际跨区域联合谈判，结合国家区域经济发展战略，探索形成适应医保支付政策的区域采购价格。

（三）直接挂网采购药品。包括妇儿专科非专利药品、急（抢）救药品、基础输液、常用低价药品以及暂不列入招标采购的药品。各地可参照国家卫生计生委委托行业协会、学术团体公布的妇儿专科非专利药品、急（抢）救药品遴选原则和示范药品，合理确定本地区相关药品的范围和具体剂型、规格，满足防治需求。

（四）国家定点生产药品。要按照全国统一采购价格直接网上采购，不再议价。

（五）麻醉药品和第一类精神药品。仍暂时实行最高出厂价格和最高零售价格管理。

四、坚持双信封招标制度

药品招标采购必须面向生产企业，由药品生产企业直接投标，同时提交经济技术标书和商务标书。要强化药品质量安全、风险评估意识，合理控制通过经济技术标书评审的企业数量。对于通过经济技术标书评审的企业不再排序，按照商务标书报价由低到高选择中标企业和候选中标企业。

要落实招采合一、带量采购、量价挂钩。从有利竞争、满足需求、确保供应出发，区别药品不同情况，结合公立医院用药特点和质量要求，根据仿制药质量一致性评价技术要求，科学设定竞价分组，每组中标企业数量不超过2家。要通过剂型、规格标准化，将适应症和功能疗效类似药品优化组合和归并，减少议价品规数量，促进公平竞争。

对中标价格明显偏低的，要加强综合评估，全程监测药品质量和实际供应保障情况。对于只有1家或2家企业投标的品规，可组织专门议价。要公开议价规则，同品种议价品规的价格要参照竞价品规中标价格，尽量避免和减少人为因素影响，做到公开透明、公平公正。

为维护公平竞争环境，形成全国统一市场，各地招标采购药品的开标时间统一集中在每年11月中下旬。实现招标采购政策联动，方便生产企业理性投标、提前组织安排生产，避免药品价格因开标不同步产生波动。要优化流程，简化申报程序，提升服务质量和效率。

五、改进医院药款结算管理

医院从药品交货验收合格到付款的时间不得超过30天。加强政策引导，鼓励医院公开招标选择开户银行，通过互惠互利、集中开设银行账户，由银行提供相应药品周转金服务，加快医院付款时间，降低企业融资成本和药品生产流通成本。纠正和防止医院以承兑汇票等形式变相拖延付款时间的现象和行为。要将药品支出纳入预算管理和年度考核，定期向社会公布。逐步实现药占比（不含中药饮片）总体降到30%以下。

六、完善药品供应配送管理

公立医院药品配送要兼顾基层供应，特别是向广大农村地区倾斜。鼓励县乡村一体化配送，重点保障偏远、交通不便地区药品供应。要落实药品生产企业是供应配送责任主体的要求，加强考核督导和纠偏整改，建立和完善药品配送约谈、退出、处罚制约机制。对配送率低、拒绝承担基层药品配送、屡犯不改的企业取消中标、挂网资格，取消供货资格。要研究细化医院被迫使用其他企业替代药品，超支费用由原中标企业承担的配套措施。

进一步强化短缺药品监测和预警，按区域选择若干医院和基层医疗卫生机构作为短缺药品监测点，及时掌握分析短缺原因，理顺供需衔接，探索多种方式，保障患者基层用药需求。

七、加快推进采购平台规范化建设

药品集中采购平台要坚持政府主导，维护非营利性的公益性质。要保障平台规范化建设所需的人力、财力、物力，确保 2015 年年底前与国家药品供应保障综合管理信息平台对接联通、数据信息安全传输。

省级药品采购机构要增强服务意识，全面推进信息公开，定期公布医院药品采购价格、数量、付款时间及药品生产经营企业配送到位率、不良记录等情况，并及时做好网上交易数据汇总和监测分析工作，合理运用差比价规则，测算各类药品市场平均价格，采集不同阶段药品采购价格以及周边国家和地区药品价格等信息，为各类药品采购提供支持。

要借助互联网、大数据等现代信息技术，不断扩展升级采购平台服务和监管功能，提高平台智能化水平，适应签订电子合同、在线支付结算、网上电子交易等新特点、新要求，为推进医院与药品生产企业直接结算药款，生产企业与配送企业结算配送费用创造条件。

八、规范医院药品使用管理

各省（区、市）药政管理部门要落实责任，继续推动公立医院优先配备使用基本药物，并达到一定使用比例。建立处方点评和医师约谈制度，重点跟踪监控辅助用药、医院超常使用的药品，明确医师处方权限，处方涉及贵重药品时，应主动与患者沟通，规范用量，努力减轻急性、长期用药患者药品费用负担。全面提升药师的总体数量和业务素质，充分发挥药师的用药指导作用，鼓励零售药店药师定期到二级以上医疗机构培训，积极探索药师网上药事服务。

加快推进以基本药物为重点的临床用药（耗材）综合评价体系建设。以省为单位选择部分医疗、教学、科研等综合实力较强的三级、二级医院和基层医疗卫生机构，对药品（耗材）的安全性、有效性、合理性、依从性、经济性等进行成本效益评估，为规范药品采购和配备使用，推进药品剂型、规格、包装标准化提供临床技术支持。

九、加强公立医院改革试点城市药品采购指导

要坚持三医联动，突出综合改革，结合地方实际研究制订公立医院改革试点城市以市为单位自行采购的具体办法，与综合改革相配套，互相促进，并将具体办法及时上报国务院医改办备案。试点城市医院要在省级药品集中采购平台采购药品、在线交易。对于打包批量采购的药品，要合理消化成本，零差率销售。试点城市成交价格明显低于省级中标价格的，省级中标价格应按试点城市成交价格进行调整。大力发展现代医药物流，探索由社会零售药店、医保定点药店承担医院门诊药事服务的实现形式和路径。要加强药物政策研究，将药品集中采购与其他改革政策协同推进，实现药品采购效益最大化。

十、加强综合监管

要加强药品采购全过程的综合监管。严肃查处药品生产经营企业弄虚作假、围标串标、哄抬价格等行为，严格执行诚信记录和市场清退制度。禁止各种形式的地方保护。严肃查处医院违反采购合同、违规网下采购等行为。对通过招标、谈判、定点生产等方式形成的采购价格，医院不得另行组织议价；对医院直接挂网采购药品的价格，要加强市场监测和跟踪，维护公平竞争的市场环境和秩序。规范和净化药品在医院内部的流通渠道，定期向社会公布在医院设立结算户头的药品经营企业名单，接受社会监督。坚决遏制药品购销领域腐败行为、抵制商业贿赂。加强省级药品采购机构廉政制度建设，增强廉洁自律意识，防范和杜绝各种廉政风险。

十一、加大宣传培训

完善公立医院药品集中采购工作，必须有利于破除以药补医机制，加快公立医院特别是县级公立医院改革；有利于降低药品虚高价格，减轻人民群众用药负担；有利于预防和遏制药品购销领域腐败行为，抵制商业贿赂；有利于推动药品生产流通企业整合重组、公平竞争，促进医药产业健康发展。

要充分运用广播、报刊、电视等传统媒介和微信、微博等新媒体方式，让社会各界了解破除以药补医，扭转公立医院趋利行为的必要性、艰巨性、复杂性，用“四个有利于”来检验公立医院药品集中采购工作的成效。要广泛宣传《意见》的方向、意义、措施和成效，进一步统一思想、凝聚共识，并发挥医务人员医改主力军作用，调动一切积极因素，坚定信心，攻坚破难，构建药品采购新机制。

完善公立医院药品集中采购工作是对现有利益格局的重大调整，专业性和政策性强，社会关注度高。各级卫生计生行政部门要增强责任感和紧迫感，把思想认识统一到《意见》上来，全面领会《意见》精神实质，推进三医联动，开创深化医改新局面。

关于完善公立医院药品集中采购工作的指导意见

（2015年2月9日国务院办公厅国办发〔2015〕7号发布）

各省、自治区、直辖市人民政府，国务院各部委、各直属机构：

完善公立医院药品集中采购工作是深化医药卫生体制改革的重要内容和关键环节，对于加快公立医院改革，规范药品流通秩序，建立健全以基本药物制度为基础的药品供应保障体系具有重要意义。经国务院同意，现就完善公立医院药品集中采购工作提出以下指导意见。

一、总体思路

全面贯彻落实党的十八大和十八届二中、三中、四中全会精神，按照市场在资源配置中起决定性作用和更好发挥政府作用的总要求，借鉴国际药品采购通行做法，充分吸收基本药物采购经验，坚持以省（区、市）为单位的网上药品集中采购方向，实行一个平台、上下联动、公开透明、分类采购，采取招生产企业、招采合一、量价挂钩、双信封制、全程监控等措施，加强药品采购全过程综合监管，切实保障药品质量和供应。鼓励地方结合实际探索创新，进一步提高医院在药品采购中的参与度。

药品集中采购要有利于破除以药补医机制，加快公立医院特别是县级公立医院改革；有利于降低药品虚高价格，减轻人民群众用药负担；有利于预防和遏制药品购销领域腐败行为，抵制商业贿赂；有利于推动药品生产流通企业整合重组、公平竞争，促进医药产业健康发展。

二、实行药品分类采购

（一）对临床用量大、采购金额高、多家企业生产的基本药物和非专利药品，发挥省级集中批量采购优势，由省级药品采购机构采取双信封制公开招标采购，医院作为采购主体，按中标价格采购药品。

落实带量采购。医院按照不低于上年度药品实际使用量的80%制订采购计划和预算，并具体到品种、剂型和规格，每种药品采购的剂型原则上不超过3种，每种剂型对应的规格原则上不超过2种，兼顾成人和儿童用药需要。省级药品采购机构应根据医院用药需求汇总情况，编制公开招标采购的药品清单，合理确定每个竞价分组的药品采购数量，并向社会公布。

进一步完善双信封评价办法。投标的药品生产企业须同时编制经济技术标书和商务标书。经济技术标书主要对企业的药品生产质量管理规范（GMP）资质认证、药品质量抽验抽查情况、生产规模、配送能力、销售额、市场信誉、电子监管能力等指标进行评审，并将通过《药品生产质量管理规范（2010 年修订)》认证情况，在欧盟、美国、日本等发达国家（地区）上市销售情况，标准化的剂型、规格、包装等作为重要指标。通过经济技术标书评审的企业方可进入商务标书评审。在商务标书评审中，同一个竞价分组按报价由低到高选择中标企业和候选中标企业。对竞标价格明显偏低、可能存在质量和供应风险的药品，必须进行综合评估，避免恶性竞争。优先采购达到国际水平的仿制药。

在公立医院改革试点城市，允许以市为单位在省级药品集中采购平台上自行采购。试点城市成交价格不得高于省级中标价格。试点城市成交价格明显低于省级中标价格的，省级中标价格应按试点城市成交价格进行调整，具体办法由各省（区、市）制定。

（二）对部分专利药品、独家生产药品，建立公开透明、多方参与的价格谈判机制。谈判结果在国家药品供应保障综合管理信息平台上公布，医院按谈判结果采购药品。

（三）对妇儿专科非专利药品、急（抢）救药品、基础输液、临床用量小的药品（上述药品的具体范围由各省区市确定）和常用低价药品，实行集中挂网，由医院直接采购。

（四）对临床必需、用量小、市场供应短缺的药品，由国家招标定点生产、议价采购。

（五）对麻醉药品、精神药品、防治传染病和寄生虫病的免费用药、国家免疫规划疫苗、计划生育药品及中药饮片，按国家现行规定采购，确保公开透明。

医院使用的所有药品（不含中药饮片）均应通过省级药品集中采购平台采购。省级药品采购机构应汇总医院上报的采购计划和预算，依据国家基本药物目录、医疗保险药品报销目录、基本药物临床应用指南和处方集等，按照上述原则合理编制本行政区域医院药品采购目录，分类列明招标采购药品、谈判采购药品、医院直接采购药品、定点生产药品等。鼓励省际跨区域、专科医院等联合采购。采购周期原则上一年一次。对采购周期内新批准上市的药品，各地可根据疾病防治需要，经过药物经济学和循证医学评价，另行组织以省（区、市）为单位的集中采购。

三、改进药款结算方式

（一）加强药品购销合同管理。医院签订药品采购合同时应当明确采购品种、剂型、规格、价格、数量、配送批量和时限、结算方式和结算时间等内容。合同约定的采购数量应是采购计划申报的一个采购周期的全部采购量。

（二）规范药品货款支付。医院应将药品收支纳入预算管理，严格按照合同约定的时间支付货款，从交货验收合格到付款不得超过 30 天。依托和发挥省级药品集中采购平台集中支付结算的优势，鼓励医院与药品生产企业直接结算药品货款、药品生产企业与配送企业结算配送费用。

四、加强药品配送管理

（一）药品生产企业是保障药品质量和供应的第一责任人。药品可由中标生产企业直接配送或委托有配送能力的药品经营企业配送到指定医院。药品生产企业委托的药品经营企业应在省级药品集中采购平台上备案，备案情况向社会公开。省级药品采购机构应及时公布每家医院的配送企业名单，接受社会监督。

（二）对偏远、交通不便地区的药品配送，各级卫生计生部门要加强组织协调，按照远近结合、城乡联动的原则，提高采购、配送集中度，统筹做好医院与基层医疗卫生机构的药品供应配送管理工作。鼓励各地结合实际探索县乡村一体化配送。发挥邮政等物流行业服务网络优势，支持其在符合规定的条件下参与药品配送。

（三）对因配送不及时影响临床用药或拒绝提供偏远地区配送服务的企业，省级药品采购机构应及时纠正，并督促其限期整改。对逾期不改的企业取消其中标资格，医院因此被迫使用其他企业药品替代的，超支费用由原中标企业承担，具体办法由各省（区、市）制定。

五、规范采购平台建设

（一）省级药品采购机构负责省级药品集中采购平台的使用、管理和维护，省（区、市）人民政府要给予必要的人力、财力、物力支持，保证其工作正常运行。

（二）建立药品采购数据共享机制，统一省级药品集中采购平台规范化建设标准，推动药品采购编码标准化，实现国家药品供应保障综合管理信息平台、省级药品集中采购平台、医院、医保经办机构、价格主管部门等信息数据互联互通、资源共享。

（三）省级药品集中采购平台要面向各级医院和药品生产经营企业提供服务，提高药品招标采购、配送管理、评价、统计分析、动态监管等能力，及时收集分析医院药品采购价格、数量、回款时间及药品生产经营企业配送到位率、不良记录等情况，定期向社会公布。鼓励有条件的地方开展电子交易，采取通过药品集中采购平台签订电子合同、在线支付等多种方式，节约交易成本，提高交易透明度。

六、强化综合监督管理

（一）加强医务人员合理用药培训和考核，发挥药师的用药指导作用，规范医生处方行为，切实减少不合理用药。建立处方点评和医师约谈制度，重点跟踪监控辅助用药、医院超常使用的药品。建立健全以基本药物为重点的临床用药综合评价体系，推进药品剂型、规格、包装标准化。

（二）以省（区、市）为单位，选择若干医院和基层医疗卫生机构作为短缺药品监测点，及时收集分析药品供求信息，强化短缺药品监测和预警。

（三）将药品集中采购情况作为医院及其负责人的重要考核内容，纳入目标管理及医院评审评价工作。对违规网下采购、拖延货款的医院，视情节轻重给予通报批评、限期整改、责令支付违约金、降低等级等处理。涉及商业贿赂等腐败行为的，依法严肃查处。

（四）加强对药品价格执行情况的监督检查，强化药品成本调查和市场购销价格监测，规范价格行为，保护患者合法权益。依法严肃查处价格违法和垄断行为，以及伪造或虚开发票、挂靠经营、“走票”等违法行为。强化重点药品质量追踪和全程质量监管，严厉打击制售假冒伪劣药品行为。

（五）严格执行诚信记录和市场清退制度。各省（区、市）要建立健全检查督导制度，建立药品生产经营企业诚信记录并及时向社会公布。对列入不良记录名单的企业，医院两年内不得购入其药品。加强对医院、药品生产经营企业履行《医疗卫生机构医药产品廉洁购销合同》情况的监督。

（六）全面推进信息公开，确保药品采购各环节在阳光下运行。建立有奖举报制度，自觉接受人大、政协和社会各界监督。坚持全国统一市场，维护公平竞争环境，反对各种形式的地方保护。

七、切实加强组织领导

（一）落实各方责任。各省（区、市）人民政府要加强组织领导和督导评估，及时研究解决药品集中采购工作中的重大问题。卫生计生、发展改革、人力资源社会保障、财政、商务、工业和信息化、工商、食品药品监管、保险监管等有关部门要各司其职，密切配合，形成工作合力。医保经办机构、商业保险机构要按规定与医疗机构及时、足额结算医疗费用。

（二）精心组织实施。各省（区、市）要按照本意见精神，抓紧研究制定本地公立医院药品集中采购实施方案，2015 年全面启动新一轮药品采购。省级药品采购机构要切实做好本地药品集中采购的组织管理和具体实施。地方可结合实际，按照本意见总体思路中明确的“四个有利于”原则，探索跨区域联合采购的多种形式。军队医院药品集中采购办法由军队卫生主管部门研究制定。

（三）加强廉政风险防范。加强对省级药品采购机构的监管，健全省级药品采购机构内部制约和外部监督机制，坚持用制度管权管事管人，加强廉洁从业教育，不断提高业务能力和廉洁意识。建立权力运行监控机制，实现权力的相互制约与协调，实行重要岗位人员定期轮岗制度。

（四）做好舆论宣传引导。药品集中采购工作涉及多方利益调整，各地区、各有关部门要坚持正确导向，加强政策解读和舆论引导，充分宣传药品集中采购工作的政策方向、意义、措施和成效，妥善回应社会关切，营造良好社会氛围。

大型医用设备配置许可管理目录
（2018年）

（2018年3月29日国家卫生健康委员会国卫规划发〔2018〕5号发布）

甲类（国家卫生健康委员会负责配置管理）

一、重离子放射治疗系统

二、质子放射治疗系统

三、正电子发射型磁共振成像系统（英文简称PET/MR）

四、高端放射治疗设备。指集合了多模态影像、人工智能、复杂动态调强、高精度大剂量率等精确放疗技术的放射治疗设备，目前包括X线立体定向放射治疗系统（英文简称Cyberknife）、螺旋断层放射治疗系统（英文简称Tomo）HD和HDA两个型号、Edge和Versa HD等型号直线加速器

五、首次配置的单台（套）价格在3000万元人民币（或400万美元）及以上的大型医疗器械

乙类（省级卫生计生委负责配置管理）

一、X线正电子发射断层扫描仪（英文简称PET/CT，含PET）

二、内窥镜手术器械控制系统（手术机器人）

三、64排及以上X线计算机断层扫描仪（64排及以上CT）

四、1.5T及以上磁共振成像系统（1.5T及以上MR）

五、直线加速器（含X刀，不包括列入甲类管理目录的放射治疗设备）

六、伽马射线立体定向放射治疗系统（包括用于头部、体部和全身）

七、首次配置的单台（套）价格在1000万元~3000万元人民币的大型医疗器械

国家卫生计生委预算管理单位国有资产使用管理办法

(2015 年 9 月 29 日国家卫生和计划生育委员会国卫财务发〔2015〕85 号发布)

第一章 总 则

第一条 为规范和加强国家卫生计生委预算管理单位国有资产使用管理，提高资产使用效益，防止国有资产流失，保证国有资产安全与完整，保障和促进卫生计生各项事业发展，根据《事业单位国有资产管理暂行办法》(财政部令第 36 号)、《事业单位财务规则》(财政部令第 68 号)、《中央级事业单位国有资产管理暂行办法》(财教〔2008〕13 号)、《中央级事业单位国有资产使用管理暂行办法》(财教〔2009〕192 号) 等有关规定，结合卫生计生行业特点和预算管理单位实际情况，制定本办法。

第二条 本办法适用于执行事业单位财务和会计制度的国家卫生计生委预算管理单位(以下简称各单位)。

第三条 本办法所称国有资产使用，主要指单位自用、对外投资和出租、出借等。

第四条 财政部、国家卫生计生委按照规定权限对国有资产使用事项进行审批(审核) 或备案。各单位根据国家卫生计生委授权，对授权范围内的国有资产使用事项进行审批，并报国家卫生计生委审核汇总后报财政部备案。

第五条 各单位国有资产使用管理，应当坚持以下原则：

(一) 保证单位履行职能、正常运转和事业发展需要。

(二) 权属清晰、安全完整、风险控制、注重绩效相结合。

(三) 勤俭节约，有效使用，杜绝浪费。

第六条 财政部、国家卫生计生委对各单位国有资产使用事项的批复，以及各单位报国家卫生计生委、财政部备案的文件，是各单位办理产权登记和账务处理的重要依据。账务处理按照国家事业单位财务和会计制度的有关规定执行。

第二章 管理职责

第七条 国有资产使用实行“国家统一所有，财政部综合管理，国家卫生计生委监督管理，各单位具体管理”的管理体制。

第八条 各单位应当建立“统一领导、归口管理、分级负责、责任到人”的国有资产管理机制。各单位法定代表人对本单位国有资产使用管理负总责。

第九条 国家卫生计生委对各单位的国有资产使用实施监督管理。主要职责是：

(一) 贯彻执行国家有关国有资产管理法律法规和政策。

（二）根据财政部国有资产管理有关规定，制定国家卫生计生委预算管理单位国有资产使用相关管理制度，并组织实施和监督检查。

（三）组织国有资产清查、登记、统计汇总及日常监督检查工作。健全国有资产管理信息系统，对各单位国有资产实施动态管理。

（四）按照规定权限对各单位国有资产对外投资、出租、出借等事项进行审批（审核）或备案。

（五）组织实施国有资产管理的绩效考核，推进资产共享、共用和公共平台建设工作。

（六）接受财政部等相关部门对国有资产管理的监督指导。

第十条　各单位负责对本单位占有、使用的国有资产实施管理。主要职责是：

（一）贯彻执行国家有关国有资产管理法律法规和政策。

（二）根据财政部、国家卫生计生委国有资产管理有关规定，制定本单位国有资产使用管理具体办法，并组织实施。

（三）完善资产日常管理工作，做好资产的账卡管理、清查登记、统计报告及监督检查工作。完善国有资产信息化建设，完整及时登记资产变动信息，实行动态管理。

（四）加强对外投资和出租、出借的资产管理，强化风险控制和收益管理，按照规定权限办理相关审批（审核）或备案手续，并在国有资产年度决算报告中披露相关信息。

（五）负责用于对外投资、出租、出借等国有资产的保值增值，承担出资企业国有资产保值增值责任。

（六）负责存量资产的有效利用，推动大型仪器、设备等资产的共享共用和公共平台建设工作，以及国有资产共享共用机制的建立。

（七）负责办理国有资产产权占有、变更及注销登记等相关工作；每年报送年度资产统计决算报表。

（八）建立健全国有资产使用管理体系，建设职业道德和业务素质较高的资产管理队伍。

（九）接受国家卫生计生委、财政部等相关部门的监督指导，定期报告国有资产使用管理工作。

第三章　资产自用

第十一条　各单位应当按照财政部关于《行政事业单位内部控制规范（试行）》（财会〔2012〕21号）等相关规定，建立健全国有资产的验收、入账、领用、使用、保管、维修维护、清查盘点、登记和档案等内部管理制度，明确相关部门和岗位的职责权限，规范资产管理工作流程，强化审计监督和绩效考评，建立完善的内部控制与制约机制。

第十二条　各单位应当定期检查资产使用状况，及时发现资产使用过程中存在的闲置、丢失、损毁等问题，及时纠正处理，做到资产使用高效节约、物尽其用。

第十三条　各单位应当积极引导和鼓励实行国有资产共享共用，建立资产共享共用与资产绩效、资产配置、资产预算挂钩的联动机制，提高国有资产使用效益。

第十四条 各单位应当加强资产使用的科学管理，选配专业人员，做好资产的日常维护保养和维修，确保资产在规定使用期内保持良好的运行状态。

第十五条 各单位对购置、接受捐赠、无偿调拨（划转）等方式获得的资产应当及时办理验收入库手续；自建资产应当及时办理竣工验收、竣工财务决算、资产移交和产权登记手续。各单位财务管理部门应当根据资产的相关凭证或文件及时进行账务处理。

第十六条 各单位应当对实物资产进行定期盘点清查，每年度至少一次，可采取一次性或分期分批盘点清查的方法。资产盘点清查工作，由资产管理部门牵头负责组织，财务部门、使用部门和内部审计等相关部门共同参与。对盘点清查中发现的问题，应当做出记录，查明原因，提出处理意见，及时办理审批手续，调整相关账表，保证账账、账卡、账实相符。

第十七条 各单位应当建立资产领用交还制度。资产领用应当经主管领导批准。资产出库时，保管人员应当及时办理出库手续。资产保管应当落实到人，人员离职时，应当及时办理资产交接手续。

第十八条 各单位应当加强货币资金、应收、预付款项和库存物资等流动资产的管理，建立健全内部控制机制，明确内部审批权限，做到不相容岗位相互分离。定期分析资金运行状况，合理安排各项支出，及时清理往来款项，严禁单位之间相互拆借资金，有效防范资金管理风险。库存物资应当按照“计划采购、定额定量供应”进行管理，合理确定储备定额。低值易耗品采取“定量配置、以旧换新”等管理办法，物资管理部门要建立辅助账，反映在用低值易耗品分布、使用以及消耗情况。

第十九条 各单位应当加强专利权、商标权、著作权、土地使用权、非专利技术、商誉以及不构成相关硬件不可缺少组成部分的应用软件（委托软件公司开发软件视同外购无形资产）等无形资产的日常管理，依法保护，合理利用。建立健全无形资产管理制度，加强无形资产评估和技术鉴定，及时确认无形资产的产权和价值。加强无形资产相关信息的汇集、整合和分类，注重无形资产的日常核算和监管，及时对无形资产的未来收益、经济寿命、资本化率进行评估和确认，确保无形资产的保值增值；加强对无形资产的保护，防止侵权行为造成无形资产的流失。

第二十条 凡借用、代管的资产应当另行登记，与本单位资产严格划分，避免互相混淆，但使用管理应当执行单位的统一制度。

第二十一条 各单位应当建立国有资产档案管理制度，实行信息化管理，及时登录资产信息，实行动态管理。房屋及建筑物的建设、使用、维修、调拨、变卖、拆迁等重要资料应当列入档案管理。凡属大型贵重、精密的仪器、器械（单台金额50万元（含）以上），应当按照台（件）建立档案，并详细记录设备的使用、维修、故障、事故、移位变动及台时记录等运转日志，定期进行跟踪分析。

第四章 对外投资

第二十二条 本办法所称对外投资，是指各单位在保证单位正常运转和事业发展的前提下，利用货币资金、实物资产和无形资产等国有资产对外进行的投资。

第二十三条 国有资产对外投资应当遵循事企分开、权属清晰、权责分明、安全完整、风险控制、注重效益的原则。

第二十四条 各单位对本单位对外投资项目实行专项管理，按照对外投资项目设立管理台账，并在单位财务会计报告中对相关信息进行披露。

第二十五条 各单位对外投资取得的收益，应当按照预算管理及事业单位财务和会计制度的有关规定纳入单位预算，统一核算、统一管理。

第二十六条 对外投资的基本要求：

（一）各单位应当依据本单位发展战略制定投资目标和规划，合理安排资金投放结构，紧密结合单位主业，在保证单位正常运转和事业发展的前提下，科学确定投资项目，拟订投资方案，重点关注投资项目的收益和风险。各单位应当严格控制对外投资，投资范围仅限于卫生计生服务相关领域，其中预算管理医院仅限于医疗服务相关领域。

（二）拟用于对外投资的国有资产权属应当清晰。严格控制货币资金对外投资，鼓励使用科技成果投资。严格控制委属三级（含）以下企业再投资，减少投资级次，杜绝账外投资事项。严格控制资产负债率过高的预算管理单位的对外投资行为。严格控制并购投资，关注并购对象的隐性债务、承诺事项、可持续发展能力、员工状况等，合理确定支付对价。严格控制境外投资，境外投资应当考虑政治、经济、法律、市场等因素的影响，应当遵照国家境外投资项目核准和外汇管理等相关规定，履行报批手续。

（三）各单位对外投资效益情况是主管部门审核新增对外投资事项的参考依据。

（四）下列资产不得用于对外投资：

1. 维持事业正常发展，保证完成事业任务的资产；

2. 权属关系不明确或者存在权属纠纷的资产；

3. 财政拨款和财政拨款结余；

4. 已被设立质权或依法冻结的股权，以及《股权出资登记管理办法》（国家工商行政管理总局令第 39 号）规定的其他不得用作出资的股权情形；

5. 财政部和国家卫生计生委规定不得对外投资的其他资产。

（五）各单位不得从事以下对外投资事项：

1. 不得买卖期货、股票，国家另有规定的除外；

2. 不得购买企业债券、基金和其他任何形式的金融衍生品或进行任何形式的金融风险投资，国家另有规定的除外；

3. 凡有银行贷款的单位，原则上不得新增货币资金投资；利用国外贷款的单位，在国外债务尚未清偿前不得利用该贷款形成的资产对外投资，国家另有规定的除外；

4. 不得以任何形式进行虚假对外投资，不得抽逃注册资金；

5. 其他违反法律、行政法规规定的。

（六）各单位应当加强对外投资形成的股权管理，对重大事项坚持集体决策，确保国有资产的安全完整，实现国有资产的保值增值。

第二十七条 对外投资监督管理要求：

（一）各单位应当依据《中华人民共和国企业国有资产法》《中华人民共和国公司法》《企业财务通则》《企业内部控制基本规范》《企业内部控制应用指引》和《企业国有产权转让管理暂行办法》等企业国有资产监管的有关规定，加强对所投资企业的监督管理。

（二）各单位应当监督企业建立现代公司法人治理结构，健全股东会、董事会和监事会，完善企业内部控制风险防范制度，加强对企业的监督管理，派出执行董事，依法履行职责。各单位派出的董事、监事和执行董事不得在经济实体领取报酬。

（三）各单位应当建立对外投资项目跟踪评价机制，定期进行投资企业效益分析，关注所投资企业的财务状况、经营成果、现金流量以及投资合同履行情况，提出加强和改进投资企业管理的意见和建议。建立全资企业和控股企业的考核机制，根据经营绩效落实经营责任。

（四）各单位对外投资减持、转让、收回、核销，应当按照《国家卫生计生委预算管理单位国有资产处置管理暂行办法》（国卫财务发〔2013〕25 号）规定的权限和程序办理。对外投资减持、转让应当进行评估。对外投资核销应当取得不能收回投资的法律文书和相关证明文件。

（五）各单位应当按照国家有关规定，按时报送所投资企业的相关财务状况报表和资产统计情况报表。

第二十八条 对外投资审批权限：

（一）各单位的国有资产对外投资，按照以下权限审批：

各单位对外投资单项或批量价值（账面原值，下同）在 800 万元以下的，须报国家卫生计生委审批后，报财政部备案。对外投资单项或批量价值在 800 万元（含）以上的，须经国家卫生计生委审核后，报财政部审批。

（二）各单位对现有经济实体追加投资，使用事业单位自有资金的，按照上述权限进行审批；使用经济实体的资本公积、盈余公积等转增注册资金的由各单位自行审批，报国家卫生计生委备案（参照本办法第三十条报送备案材料）。

（三）各单位应当按照上述权限严格进行对外投资审批（审核），不得再向下属单位授权。

第二十九条 各单位使用国有资产对外投资上报国家卫生计生委审批（审核）的基本程序如下：

（一）可行性研究。各单位在申报对外投资事项前，应当认真履行单位内部决策程序，编制可行性研究报告。可行性研究报告一般应当包括如下内容：

1. 投资的必要性、可行性和相关依据；

2. 投资方式、投资金额及投资来源；

3. 投资对单位财务状况和履行职能的影响；

4. 拟投资创办企业的股权结构情况，拟合作方的资信状况；

5. 投资行业的基本情况，投资的风险、收益、回收期等经济指标分析；

6. 其他有关情况。

（二）单位申报。各单位利用国有资产对外投资，须提交拟投资事项的书面申请报告，并按照统一格式和要求以正式文件上报国家卫生计生委。各单位对提交资料的真实性、有效性、准确性负责。

（三）按照权限审批。国家卫生计生委对各单位申报材料的完整性、决策过程的合规性、拟投资项目资金来源的合理性等进行审核。对符合规定的予以批复或报财政部审批；对不符合规定的，应当将审核意见及时反馈申报单位。对于投资金额重大、投资关系复杂的国有资产对外投资，国家卫生计生委可组织专家组现场调研核查。

（四）资产评估或认缴出资。各单位以非货币性资产出资应当按照国家有关规定自行委托具有相应资质的中介机构，对拟投资资产进行评估，资产评估事项按照规定履行备案程序。备案工作实行分级管理，二级预算管理单位的资产评估结果经国家卫生计生委审核后，报财政部备案；三级预算管理单位的资产评估结果经主管二级单位审核后，报国家卫生计生委备案。以货币出资应当按照公司章程足额认缴出资。

（五）实施投资。根据批准的投资方案，与被投资方签订投资合同或协议，明确出资时间、金额、方式、双方权利义务和违约责任等内容，履行投资合同或协议。根据对被投资方的影响程度，合理确定投资会计政策，建立投资管理台账，详细记录投资对象、金额、持股比例、期限、收益等事项，妥善保管投资合同或协议、出资证明等资料。

（六）产权登记。各单位利用国有资产对外投资形成的资产属于国有资产，应当按照财政部《事业单位及事业单位所办企业国有资产产权登记管理办法》（财教〔2012〕242 号）等国家有关规定办理事业单位所办企业国有资产产权登记。

第三十条 各单位应当提供的国有资产对外投资审批（审核）材料：

（一）单位拟对外投资事项的书面申请报告（单位正式文件，需注明联系人及联系方式）及《国家卫生计生委预算管理单位国有资产对外投资申请表》（一式三份，附件 1）；

（二）拟对外投资资产的价值凭证及权属证明，如购置发票或收据、工程决算副本、国有土地使用权证、房屋所有权证、股权证等凭据的复印件；

（三）对外投资的可行性研究报告；

（四）单位拟同意利用国有资产对外投资的会议决议或会议纪要复印件；

（五）事业单位法人证书复印件、拟合作方法人证书复印件或企业营业执照复印件、个人身份证复印件等；

（六）拟创办企业的章程和工商行政管理部门下发的企业名称预先核准通知书；

（七）单位与拟合作方签订的合作意向书、协议草案或合同草案；

（八）单位上年度财务决算报表；

（九）经中介机构审计的拟合作方上年度财务决算报表和审计报告；

（十）其他需要提交的材料。

所有申报材料均需加盖单位公章，上报财政部审批的对外投资事项，需报送两套申报材料。

第五章 出租、出借

第三十一条 本办法所称国有资产出租、出借，是指各单位将国有资产让渡给其他单位使用，以组织收入、弥补事业经费不足或其他特殊原因的一种行为。

第三十二条 国有资产对外出租、出借，应当符合国家有关法律、行政法规的规定，遵循权属清晰、安全完整、风险控制、注重绩效和跟踪管理的原则，加强可行性论证，按照规定程序履行审批手续。未经批准，不得擅自对外出租、出借。不得将国有资产出租、出借给个人。

第三十三条 各单位国有资产有下列情形之一的，不得出租、出借：

（一）已被依法裁定查封、冻结的；

（二）权属关系不明确或者存在权属纠纷的；

（三）未取得其他共有人同意的；

（四）其他违反国家法律、法规的。

第三十四条 各单位国有资产对外出租、出借，原则上应当采取公开招租的形式确定出租的价格，必要时可采取评审或者资产评估的办法确定出租的价格。国有资产出租、出借时间一般不得超过5年。对合同到期需续租（借）的出租、出借事项，应当按照有关规定重新办理审批手续。

第三十五条 各单位应当对出租、出借国有资产实行专项管理，并在单位财务会计报告中对相关信息进行披露。

第三十六条 各单位国有资产出租、出借收入，应当按照预算管理及事业单位财务和会计制度的有关规定纳入单位预算，统一核算，统一管理。

第三十七条 出租、出借审批权限。

（一）各单位6个月以内的资产出租、出借事项，由其自行审批，报国家卫生计生委备案。

（二）各单位6个月（含）以上的资产出租、出借事项，按照下列权限审批：

1. 预算管理医院。各医院出租、出借资产单项或批量价值200万元以下的，由各医院按照单位内部程序审批。各医院出租、出借资产单项或批量价值在200万元（含）以上的，报上级主管部门审批，其中，医学科学院所属医院出租、出借资产单项或批量价值在200万元（含）以上至500万元以下的，报医学科学院审批；出租、出借资产单项或批量价值在500万元（含）以上至800万元以下的，经医学科学院审核后，报国家卫生计生委审批；其他预算管理医院出租、出借资产单项或批量价值在200万元（含）以上、800万元以下的国有资产，报国家卫生计生委审批。

2. 医学科学院、疾控中心及所属单位（不含医学科学院所属医院）。医学科学院和疾控中心本级出租、出借资产单项或批量价值在500万元以下的，由医学科学院和疾控中心按照单位内部程序审批；出租、出借资产单项或批量价值在500万元（含）以上至800万元以下的，报国家卫生计生委审批。

医学科学院和疾控中心所属单位出租、出借资产单项或批量价值在50万元以下的，由各单位按照内部程序审批；出租、出借资产单项或批量价值在50万元（含）以上、500万元以下的，分别报医学科学院和疾控中心审批；出租、出借资产单项或批量价值在500万元（含）以上、800万元以下的，须分别经医学科学院和疾控中心审核后，报国家卫生计生委审批。

3. 其他预算管理单位。各单位出租、出借资产单项或批量价值在50万元以下的，由各单位按照内部程序审批；出租、出借资产单项或批量价值在50万元（含）以上、800万元以下的，报国家卫生计生委审批。

各单位出租、出借资产单项或批量价值在800万元（含）以上的，须经国家卫生计生委审核后，报财政部审批。

（三）各单位应当按照上述权限严格审核审批出租、出借事项，不得再向下属单位授权，不得分解拆分出租、出借事项，规避审批行为。

第三十八条 出租、出借的审批程序。

各单位利用国有资产出租、出借事项，应当按照以下程序办理。

（一）可行性研究。各单位在申报出租、出借事项前，应当认真履行单位内部决策程序，编制可行性研究报告。可行性研究报告一般应当包括如下内容：

1. 出租、出借的必要性、可行性和相关依据；

2. 出租、出借的内容、方式、出租价格及对象选择；

3. 出租、出借对单位财务状况和履行职能的影响；

4. 拟租借企业的资信状况；

5. 出租、出借的基本行情，风险、收益、回报率等经济指标分析；

6. 其他有关情况。

（二）单位申报。各单位利用国有资产出租、出借，须提交拟出租、出借事项的书面申请报告，并按照统一格式和要求以正式文件上报国家卫生计生委。各单位对提交资料的真实性、有效性、准确性负责。

（三）按权限审批。国家卫生计生委对各单位申报材料的完整性、决策过程的合规性、拟出租、出借资产选择及出租价格确定的合理性等进行审核。对符合规定的予以批复或报财政部审批；对不符合规定的，应当将审核意见及时反馈申报单位。对于出租金额重大、出租、出借关系复杂的国有资产出租、出借事项，国家卫生计生委可组织专家组现场调研核查。

（四）实施出租、出借。根据批准的出租、出借方案，与租借方签订租借合同或协议，明确租借资产内容、时间、金额、方式、双方权利义务和违约责任等内容，履行租借合同或协议。各单位应当建立租借资产台账，详细记录租借资产内容、账面价值、期限、收益、租借对象、相关水电气暖物业费用及修缮维护费用划分情况等事项，妥善保管租借合同或协议、公开招租手续等存档资料。

第三十九条 各单位应当提供的出租、出借审批（审核）材料：

（一）单位拟出租、出借事项的书面申请报告（单位正式文件，需注明联系人及联系方式）及《国家卫生计生委预算管理单位国有资产出租、出借申请表》（一式三份，附件2）；

（二）拟出租、出借资产的价值凭证及权属证明，如购货发票或收据、工程决算副本、国有土地使用权证、房屋所有权证、资产评估报告书等凭据的复印件；

（三）单位进行出租、出借的可行性研究报告；

（四）单位同意利用国有资产出租、出借的会议决议或会议纪要复印件；

（五）单位法人证书复印件；

（六）承租方为事业单位的，提交事业单位法人证书复印件；承租方为企业的，提交企业营业执照复印件；

（七）其他需要提交的材料。

所有申报材料均需加盖单位公章，上报财政部审批的国有资产出租、出借事项，需报送两套申报材料。

第四十条 出租、出借的备案程序：

各单位自行审批的出租、出借事项，应当在审批之日起15个工作日内，将备案材料报国家卫生计生委。

国家卫生计生委对收到的国有资产出租、出借备案情况进行审查。对不符合规定的，将于15个工作日内予以退回，并责成有关单位纠正。有关单位要及时将改正情况书面回复国家卫生计生委或重新报送备案材料。对于符合规定的，国家卫生计生委统一汇总后报财政部备案。

第四十一条 各单位应当提供的出租、出借备案材料（一式四份）：

（一）单位出租、出借事项的备案报告（单位正式文件，需注明联系人及联系方式）；

（二）《国家卫生计生委预算管理单位国有资产出租、出借备案表》（附件3）；

（三）单位同意利用国有资产出租、出借的会议决议或会议纪要复印件（加盖单位公章）。

第六章 绩效考核

第四十二条 各单位应当逐步建立和完善国有资产使用管理绩效考核制度和考核体系。加强国有资产使用管理绩效考核，利用国有资产年度决算报告、资产专项报告、财务会计报告、资产统计信息、资产管理信息化数据库等资料，运用一定的方法、指标及标准，科学考核和评价国有资产使用管理效益。

第四十三条 国有资产使用管理绩效考核，应当坚持分类考核与综合考核相结合，日常考核与年终考核相结合，绩效考核与预算考核相结合，采取多元化的指标体系、定量和定性相结合的方法，通过材料审查、现场检查和专项抽查等方式进行，不断提高资产的安全性、完整性和有效性。

第四十四条 自用国有资产绩效的考核内容主要包括：国有资产管理内部控制制度建设与执行情况，资产核算与资产报告信息完整准确情况，新建房屋、建筑物竣工验收与交付使用、办理入账手续情况，大型仪器设备共享共用建设与使用情况，资产日常管理、盘点清查、运转情况，正版软件使用情况，资产信息化建设情况，资产档案管理情况等。

第四十五条 经营性国有资产绩效的考核指标主要包括：用于对外投资或出租、出借事项审核审批情况，无形资产对外投资评估情况，对外投资或出租、出借相关管理制度建设情况，对外投资或出租、出借收益管理情况，经营性国有资产相关信息披露与资产报告制度执行情况，相关合同管理情况，对外投资或出租、出借资产保值增值情况等。

第四十六条 各单位可结合具体实际，细化考核指标体系，完善考核程序，建立考核制度。各单位应当充分利用国有资产使用管理绩效考核结果，完善制度、查找问题、加强管理、提高效益。

第七章 监督管理

第四十七条 财政部、国家卫生计生委对各单位国有资产使用情况进行监督，定期或不定期对各单位国有资产使用情况开展专项检查。

第四十八条 各单位接受财政部驻各地财政监察专员办事处监督检查。各单位收到国家卫生计生委对国有资产对外投资和出租、出借的批复文件，应当将复印件报送财政部驻当地财政监察专员办事处。

第四十九条 各单位在国有资产使用过程中存在下列情形的，将依据《财政违法行为处罚处分条例》（国务院令第427号）等国家有关规定追究责任。

（一）未按照规定权限申报，擅自对规定限额以上的国有资产进行对外投资和出租、出借；

（二）对不符合规定的对外投资和出租、出借事项予以审批；

（三）串通作弊，暗箱操作，违规利用国有资产对外投资和出租、出借；

（四）截留、挤占、坐支和挪用国有资产出租、出借收入；

（五）人为因素造成严重资产丢失、毁损、浪费等；

（六）其他违反国家有关规定造成单位资产损失的行为。

第五十条 每个会计年度终了后，各单位应当按照国家卫生计生委部署的年度资产决算报表的格式、内容和要求，对其占有、使用的国有资产情况做出报告。国有资产年度决算报告应当内容完整、信息真实、数据准确。

第八章　附　则

第五十一条 参照《中华人民共和国公务员法》管理并执行事业单位财务和会计制度的预算管理单位，其国有资产使用管理按照本办法执行。

执行《民间非营利组织会计制度》的预算管理单位，其国有资产使用管理参照本办法执行。

实行企业化管理并执行企业财务和会计制度的预算管理单位，其国有资产使用按照企业国有资产监督管理的有关规定实施监督管理。

第五十二条 各单位应当依据本办法，结合单位实际，制订本单位国有资产使用的具体实施办法，报国家卫生计生委备案。

第五十三条 对涉及国家安全的单位国有资产使用管理活动，应当按照国家有关保密制度的规定，做好保密工作，防止失密和泄密。

第五十四条 本办法自发布之日起施行。此前有关规定与本办法不一致的，以本办法为准。

第五十五条 本办法由国家卫生计生委负责解释。

附件：1. 国家卫生计生委预算管理单位国有资产对外投资申请表

2. 国家卫生计生委预算管理单位国有资产出租、出借申请表

3. 国家卫生计生委预算管理单位国有资产出租、出借备案表

附件 1

国家卫生计生委预算管理单位国有资产对外投资申请表

申报单位：　　　　　　　　申报日期：　　　年　　月　　日　　　　　　金额：　　　　万元

序号	卡片编号	资产名称	资产分类	明细类别	资产来源	规格型号	计量单位	数量	购置日期	资产价值				被投资方单位名称	备注
										账面原值	累计折旧	账面净值	评估价值		
（1）	（2）	（3）	（4）	（5）	（6）	（7）	（8）	（9）	（10）	（11）	（12）	（13）	（14）	（15）	（16）
合计															

<table>
<tr><td>申报单位意见</td><td>资产部门负责人签字

年　月　日</td><td>财务部门负责人签字

年　月　日</td><td>总会计师签字
（已设总会计师的单位）

年　月　日</td><td>单位负责人签字，加盖单位公章

年　月　日</td></tr>
<tr><td>上级主管单位意见</td><td>资产部门负责人签字

年　月　日</td><td colspan="2">财务部门负责人签字

年　月　日</td><td>单位负责人签字，加盖单位公章

年　月　日</td></tr>
</table>

续表

国家卫生计生委意见	财务部门经办人签字 年 月 日	财务部门审核人签字 年 月 日	财务部门负责人签字，加盖部门公章 年 月 日

注：1. 本表适用于国家卫生计生委预算管理单位国有资产对外投资事项的申请。

2. 第4列资产分类：A 流动资产；B 固定资产；C 对外投资；D 无形资产；E 其他资产。

3. 第5列明细类别。

A 流动资产：①货币性资金 ②有价证券 ③应收账款 ④应收票据 ⑤其他；

B 固定资产：①土地、房屋及构筑物 ②通用设备 ③专用设备 ④交通运输设备 ⑤文物和陈列品 ⑥图书、档案 ⑦家具、用具、装具及动植物；

C 对外投资：①有限责任公司股权 ②股份有限公司股权 ③其他；

D 无形资产：①专利权 ②著作权 ③商标权 ④土地使用权 ⑤非专利技术 ⑥商誉 ⑦应用软件（外购及委托开发软件） ⑧其他；

E 其他资产：①在建工程 ②待处理资产损益 ③其他。

4. 第6列资产来源：A 财政拨款形成；B 单位自筹资金形成；C 单位合并划转形成；D 上级无偿调入形成；E 其他单位无偿调拨形成；F 接受捐赠形成；G 其他。

5. 本表金额单位为万元，保留两位小数。

附件 2

国家卫生计生委预算管理单位国有资产出租、出借申请表

申报单位：　　　　　　　　申报日期：　　年　　月　　日　　　　　　　金额：　　　　万元

序号	卡片编号	资产名称	资产分类	明细类别	资产来源	规格型号	计量单位	数量	购置日期	账面原值	权属证号	出租/出借	承租（借）方	预出租（借）期限		预计收益	备注
														开始日期	结束日期		
（1）	（2）	（3）	（4）	（5）	（6）	（7）	（8）	（9）	（10）	（11）	（12）	（13）	（14）	（15）	（16）	（17）	（18）
合计																	
申报单位意见		资产部门负责人签字 年　月　日				财务部门负责人签字 年　月　日				总会计师签字 （已设总会计师的单位） 年　月　日				单位负责人签字，加盖单位公章 年　月　日			
上级主管单位意见		资产部门负责人签字 年　月　日						财务部门负责人签字 年　月　日						单位负责人签字，加盖单位公章 年　月　日			

续表

国家卫生计生委意见	财务部门经办人签字 年　月　日	财务部门审核人签字 年　月　日	财务部门负责人签字，加盖部门公章 年　月　日

注：1. 本表适用于国家卫生计生委预算管理单位国有资产出租、出借事项的申请。

2. 第4列资产分类：A 流动资产；B 固定资产；C 对外投资；D 无形资产；E 其他资产。

3. 第5列明细类别。

A 流动资产：①货币性资金 ②有价证券 ③应收账款 ④应收票据 ⑤其他；

B 固定资产：①土地、房屋及构筑物 ②通用设备 ③专用设备 ④交通运输设备 ⑤文物和陈列品 ⑥图书、档案 ⑦家具、用具、装具及动植物；

C 对外投资：①有限责任公司股权 ②股份有限公司股权 ③其他；

D 无形资产：①专利权 ②著作权 ③商标权 ④土地使用权 ⑤非专利技术 ⑥商誉 ⑦应用软件（外购及委托开发软件）⑧其他；

E 其他资产：①在建工程 ②待处理资产损益 ③其他。

4. 第6列资产来源：A 财政拨款形成；B 单位自筹资金形成；C 单位合并划转形成；D 上级无偿调入形成；E 其他单位无偿调拨形成；F 接受捐赠形成；G 其他。

5. 本表金额单位为万元，保留两位小数。

附件 3

国家卫生计生委预算管理单位国有资产出租、出借备案表

申报单位：　　　　　　　　　　申报日期：　　年　　月　　日　　　　　　　　　金额：　　　　万元

序号	卡片编号	资产名称	资产分类	明细类别	资产来源	规格型号	计量单位	数量	购置日期	账面原值	权属证号	出租/出借	承租（借）方	预出租（借）期限		预计收益	备注
														开始日期	结束日期		
(1)	(2)	(3)	(4)	(5)	(6)	(7)	(8)	(9)	(10)	(11)	(12)	(13)	(14)	(15)	(16)	(17)	(18)
合计																	
申报单位意见		资产部门负责人签字 年　月　日				财务部门负责人签字 年　月　日				总会计师签字 （已设总会计师的单位） 年　月　日				单位负责人签字，加盖单位公章 年　月　日			

注：1. 本表适用于国家卫生计生委预算管理单位国有资产出租、出借事项的备案。

2. 第 4 列资产分类：A 流动资产；B 固定资产；C 对外投资；D 无形资产；E 其他资产。

3. 第 5 列明细类别。

A 流动资产：①货币性资金 ②有价证券 ③应收账款 ④应收票据 ⑤其他；

B 固定资产：①土地、房屋及构筑物 ②通用设备 ③专用设备 ④交通运输设备 ⑤文物和陈列品 ⑥图书、档案 ⑦家具、用具、装具及动植物；

C 对外投资：①有限责任公司股权 ②股份有限公司股权 ③其他；

D 无形资产：①专利权 ②著作权 ③商标权 ④土地使用权 ⑤非专利技术 ⑥商誉 ⑦应用软件（外购及委托开发软件）⑧其他；

E 其他资产：①在建工程 ②待处理资产损益 ③其他。

4. 第 6 列资产来源：A 财政拨款形成；B 单位自筹资金形成；C 单位合并划转形成；D 上级无偿调入形成；E 其他单位无偿调拨形成；F 接受捐赠形成；G 其他。

5. 本表金额单位为万元，保留两位小数。

附　录

采购业务指南：
关于采购结果变更后续处理的规定

现行法律法规对采购结果因不同原因产生变更后，采购人及采购代理机构的后续处理行为未作明确规定。为进一步规范中心相关工作，现就采购结果变更的几种情形和处理办法规定如下。

一、采购人主动要求取消项目

采购人将相关情况告知财政部，由财政部予以认定。采购人如需发布公告，须向中心评审工作承办处室提供财政部相关认定的书面材料。否则，采购中心不予发布公告。

二、中标人（成交人）主动放弃或拒绝签订合同

采购中心原则上不予发布公告，相关事宜由采购人与供应商自行协商解决。

三、经质疑导致结果变更

（一）中标或成交结果无效。除被认定中标或成交结果无效的供应商外，合格供应商不少于3家时，按照评审委员会、谈判（磋商）小组推荐的候选人名单排序，直接确定下一候选人为中标人或成交人；如不足3家，由采购人自行决定是否重新开展采购活动。

（二）项目废标。由采购人自行决定是否重新开展采购活动。

综合监管处负责将质疑处理相关事宜通知采购人，并发送《采购结果变更通知书》，待收到采购人的《采购结果变更确认书》后，连同《质疑答复通知书》一并移交该项目评审工作承办处室，由该处室发布采购结果变更公告或废标公告。

四、经财政部投诉或监督检查处理导致结果变更

（一）财政部判定“中标或成交结果无效”。除被认定中标或成交结果无效的供应商外，合格供应商不少于3家时，按照评审委员会、谈判（磋商）小组推荐的候选人名单排序，直接确定下一候选人为中标人或成交人；如不足3家，由采购人自行决定是否重新开展采购活动。

（二）财政部判定“中标人投标文件不符合招标文件实质性要求”。处理方式与“中标或成交结果无效”相同。

（三）财政部判定“责令重新开展采购活动”。采购人重新进行项目委托，开展采购工作。

《财政部投诉处理决定书》或《财政部监督检查处理决定书》（以下简称《决定书》）如涉及上述（一）、（二）款情形的，综合监管处负责告知采购人对后续事项的处理方式，接收采购人的《采购结果变更确认书》后，连同《决定书》一并印送所涉项目评审工作承办处室，由该处室发布采购结果变更公告或废标公告。

如涉及“认定某供应商行为违法，将另行处罚”情形的，财政部正式处罚决定公布前，该供应商有权依法参与政府采购活动。

如另有法律法规对以上事项有明确规定的，从其规定。

（中央国家机关政府采购中心，2017 年 3 月 20 日）

采购业务指南：关于设置采购文件资质要求的规定

自2013年起，国务院分批取消和下放了系列行政审批、行政许可项目，部分内容对中心编制文件、设置资质有较大影响。为贯彻落实相关规定，中心对目前已取消或下放，且与中心项目相关的企业、人员、产品资质认定情况进行梳理，形成了《国务院取消和下放行政审批清单》（见附件1），并结合三年来近300件财政部面向全国的投诉判例，对资格条件（简称“★”资质）及评分因素（简称评分项）（“★”资质及评分项统称为“资质”）设置原则、建立资质清单等做出如下规定。

一、“★”资质设置依据

设置“★”资质的依据原则上应当为现行有效的行政许可。

依据《行政许可法》的规定，法律、行政法规可以设定行政许可。依照《国务院对确需保留的行政审批项目设定行政许可的决定》（国务院令第412号）（以下简称《决定》），法律、行政法规以外的规范性文件设定，但确需保留且符合《行政许可法》的行政审批，予以保留并设定行政许可。国务院分别于2014年1月29日、2016年8月25日，发布第548号、671号国务院令，对《决定》进行修订，调整了予以保留并设定行政许可的行政审批目录（详见OA系统“业务指南”专栏），中心也将随时关注，动态调整，严格落实。

二、资质设置原则与要求

1. 国务院取消行政审批或行政许可的资质

指经取消行政审批或行政许可后不复存在的资质。此类资质不得设为“★”资质或评分项。

2. 准入性资质

指行政许可、国务院予以保留并设定行政许可的行政审批所涉及的资质。此类资质应当设为“★”资质，不得设为评分项。

3. 非准入性资质

指除上述两类资质以外的资质。此类资质原则上不得设为“★”资质，但与实际需要或合同履行直接相关，且不涉及注册资本金、资产总额、营业收入、从业人员、利润、纳税额等供应商规模条件，同时市场保有量充足，不影响充分竞争的除外。

此类资质可以设为评分项。

4. 评分项分值

资质设为评分项时，货物类项目中单项分值不超过 1 分，服务类项目中单项分值不超过 2 分。

5. 其他

（1）备案类要求原则上不得作为“★”资质以及评分项。

（2）设置的所有资质须与项目实际紧密相关。

（3）已设为“★”资质的，不得同时列为评分项。

（4）“★”资质应在采购文件“投标人须知前附表”内集中表述。

（5）涉及属地化管理的工程类项目，地方主管部门另有规定的，从其规定。

三、建立“常用资质清单”

根据上述资质设置的依据、原则、要求，中心初步建立“常用资质清单”（见附件2），梳理与采购项目关联最为密切的常用资质，列明“★”资质、评分项的适用规则以及颁发机构、资质属性等内容，统一中心的执行标准。各业务处根据业务实践，提出建议，综合监管处根据业务处建议以及财政部投诉案例逐步充实、更新清单，并在中心内网发布。

采购人违反“常用资质清单”中的要求设置项目资质的，应由其以书面形式提供设置该资质要求的法律依据，随采购文件一并报批。遇重大分歧，由采购人请示财政部。

附件 1：国务院取消和下放行政审批清单

附件 2：常用资质清单

（中央国家机关政府采购中心，2017 年 5 月 15 日）

附件 1

国务院取消和下放行政审批清单

序号	项目名称	实施机关	设定依据	处理决定	备注
国务院关于取消和下放一批行政审批项目等事项的决定					
国发〔2013〕19 号					
19	通信信息网络系统集成企业资质认定	工信部	国务院令第 412 号	取消	
20	通信用户管线建设企业资质认定	工信部	国务院令第 412 号	取消	
21	通信建设工程概预算人员资格认定	工信部	国务院令第 412 号	取消	
22	通信建设监理企业资质认证和监理工程师资格认定	工信部	国务院令第 412 号 国发〔2012〕52 号	取消	
国务院关于取消和下放 50 项行政审批项目等事项的决定					
国发〔2013〕27 号					
19	电力业务许可证核发	国家能源局	国务院令第 432 号	与供电营业区的设立、变更审批及供电营业许可证核发整合为一项行政许可，下放区域能源监管机构	
国务院关于取消和下放一批行政审批项目等事项的决定					
国发〔2013〕44 号					
9	无线广播电视发射设备生产资质审批	工信部	广发技字〔2002〕585 号	取消	
国务院关于取消和下放一批行政审批项目等事项的决定					
国发〔2014〕5 号					
4	基础电信和跨地区增值电信业务经营许可证备案核准	工信部	国务院令第 412 号、工信部令 2009 年第 5 号	取消	原由省、自治区、直辖市电信管理机构实施
6	计算机信息系统集成企业资质认定	工信部	国务院令第 412 号	取消	
7	计算机信息系统集成项目经理人员资质评定	工信部	信部规〔2002〕382 号	取消	

续表

序号	项目名称	实施机关	设定依据	处理决定	备注
8	信息系统工程监理单位资质认证和监理工程师资格认定	工信部	国务院令第412号	取消	
80	特种设备改造单位许可	质检总局	《特种设备安全法》《特种设备安全监察条例》	下放至省级人民政府质量技术监督部门	此为“特种设备生产单位许可”项目的子项
81	特种设备安全管理类人员资格认定	质检总局	《特种设备安全法》《特种设备安全监察条例》	下放至省级人民政府质量技术监督部门	此2项为“特种设备安全管理人员、检验、检测人员和作业人员（限于氧舱维护管理人员、客运索道作业人员、大型游乐设施管理安装人员）资格认定”项目的子项
82	特种设备安全操作类作业人员资格认定	质检总局	《特种设备安全法》《特种设备安全监察条例》		
国务院关于取消和下放一批行政审批项目等事项的决定					
国发〔2014〕27号					
4	无线电设备发射特性核准检测机构认定	工信部	国务院令第412号	取消	
23	建设项目水资源论证机构资质认定	水利部	国务院令第412号	取消	
2. 2	注册税务师	税务总局	人发〔1996〕116号	取消	
2. 3	质量专业技术人员	质检总局	人发〔2000〕123号	取消	
2. 9	建筑业企业项目经理	中国冶金建设协会	《建筑施工企业项目经理资质管理办法》	取消	
国务院关于取消和下放一批行政审批项目等事项的决定					
国发〔2014〕50号					
20	一级注册建筑师执业资格认定	住建部	《中华人民共和国建筑法》《中华人民共和国注册建筑师条例》	取消	
36	防雷产品使用备案核准	中国气象局	《防雷减灾管理办法》	取消	原由省级气象主管机构实施

续表

序号	项目名称	实施机关	设定依据	处理决定	备注
37	外地防雷工程专业资质备案核准	中国气象局	《防雷工程专业资质管理办法》	取消	原由省级气象主管机构实施
国务院关于取消和下放一批行政审批项目等事项的决定					
国发〔2015〕11号					
19	软件企业和集成电路设计企业认定及产品的登记备案	工信部	国发〔2000〕18号 工信部令第9号 工信部联软〔2013〕64号 工信部联电子〔2013〕487号	取消	
69	船舶污染物清除作业单位资质认定	交通运输部	《防治船舶污染海洋环境管理条例》	取消	
71	水运工程监理甲级企业资质认定	交通运输部	《建设工程质量管理条例》《公路水运工程监理企业资质管理规定》	下放至省级人民政府交通运输行政主管部门	
79	设备监理单位甲级资格证书核发	质检总局	国务院令第412号 国发〔2012〕52号	下放至省级人民政府质监部门	
2.5	建筑保温工程项目经理	住建部	建协〔2006〕7号	取消	
2.6	地面供暖工程项目经理	住建部	建协〔2006〕7号	取消	
2.7	建筑防水工程项目经理	住建部	建协〔2006〕7号	取消	
2.8	古建园林工程项目经理	住建部	建协〔2006〕7号	取消	
2.9	装饰（住宅）监理（师）	住建部	中装协〔2003〕21号	取消	
2.10	装饰项目经理	住建部	中装协〔2003〕21号	取消	
国务院关于取消和下放一批行政审批项目等事项的决定					
国发〔2015〕27号					
50	注册税务师执业核准	税务总局	税务总局令第14号	取消	
51	注册安全工程师执业资格认定	安监总局	国务院令第412号 人发〔2002〕87号	取消	

附件2

常用资质清单

（20170515版）

序号	应用范围	资质名称	属性	颁发机关	适用方式	
					“★”资质	评分项
1.1.1	通用	安全生产许可证	企业资质	住建部等	√	×
1.1.2	通用	质量管理体系认证（ISO9001或GB/T19001）	企业资质	国家认监委	×（原则）	√
1.1.3	通用	环境管理体系认证（ISO14001或GB/T24001）	企业资质	国家认监委	×（原则）	√
1.1.4	通用	职业健康与安全管理体系（OHSAS18001或GB/T28001）	企业资质	国家认监委	×（原则）	√
1.2.1	通用	中国强制性产品认证（3C认证）	产品资质	国家认监委	√	×
1.2.2	通用	节能产品认证（即节能产品政府采购清单及通知）	产品资质	财政部、发改委	√	√
1.2.3	通用	环保产品认证（环境标志产品政府采购清单）	产品资质	财政部、环保部	√	√
1.2.4	通用	全国工业产品生产许可证	产品资质	质检总局	√	×
2.1.1	IT类	涉及国家秘密的计算机信息系统集成资质（甲乙级）	企业资质	国家保密局	√	√
2.1.2	IT类	增值电信业务经营许可证	企业资质	工信部	√	×
2.1.3	IT类	信息技术服务管理体系认证（ISO20000 GB/T24405）	企业资质	国家认监委	×	√
2.1.4	IT类	信息安全管理体系认证（ISO27001或22080）	企业资质	国家认监委	×	√
2.1.5	IT类	电子认证服务资质	企业资质	工信部	√	×
2.1.6	IT类	安防工程资质（一二三级）	企业资质	中国安全防范产品行业协会	×（原则）	√

续表

序号	应用范围	资质名称	属性	颁发机关	适用方式	
					“★”资质	评分项
2.1.7	IT类	电子与智能化专业承包资质	企业资质	住建部	×（原则）	√
2.1.8		信息安全服务资质	企业资质	中国信息安全认证中心	×（原则）	√
2.1.9		信息安全服务资质	企业资质	中国信息安全测评中心	×（原则）	√
2.1.10		音视频集成工程企业资质（一二三级）	企业资质	中国音像与数字出版协会	×（原则）	√
2.1.11		专业音响工程企业综合技术能力等级资质（一二三级）	企业资质	演艺设备技术协会	×（原则）	√
2.1.12		音视频工程业企业资质（一二三级）	企业资质	中国录音师协会	×（原则）	√
2.2.1		计算机信息系统安全专用产品销售许可证	产品资质	公安部	√	×
2.2.2		电信设备进网许可证	产品资质	工信部	√	×
2.2.3		中国国家信息安全产品认证（类）	产品资质	中国信息安全认证中心	√	×
2.2.4		国家信息安全测评信息技术产品安全测评证书（EAL1－5）	产品资质	中国信息安全测评中心	×（原则）	√
2.2.5		计算机软件著作权登记证	产品资质	国家版权局	√	√
2.2.6		涉密信息系统产品检测证书	产品资质	国家保密局涉密信息系统安全保密测评中心、国家保密科技测评中心	√	×
2.3.1		信息安全专业人员资质	人员资质	中国信息安全测评中心	×（原则）	√
3.1.1	物业类	物业管理企业一级资质	企业资质	住建部	√	×
4.1.1	印刷类	国家秘密载体印制资质（甲乙级）	企业资质	保密局	√	×
5.1.1	电机类	电子与智能化专业承包资质	企业资质	住建部	√	√

续表

序号	应用范围	资质名称	属性	颁发机关	适用方式	
					“★”资质	评分项
5.1.2	电机类	机电设备安装工程专业承包企业资质（一二三级）	企业资质	住建部	√	√
5.1.3	空调类	中国制冷空调设备维修安装企业资质	企业资质	中国制冷空调工业协会	×（原则）	√
5.2.1		CRAA产品认证	产品资质	中国制冷空调工业协会	×（原则）	√

采购业务指南：常用资质清单更新

根据近期月报项目抽查情况及律师咨询意见，我们对常用资质清单进行更新，涉及的资质为中国电子工业标准化技术协会颁发的“信息技术服务运行维护标准符合性（ITSS）资质（以下简称ITSS资质）”。

经查，该资质属于非准入性资质，包括四个等级，一级和二级的申请条件要求企业具备系统集成一级或二级资质，因系统集成资质已被取消，故ITSS资质一级和二级不得设为“★”资质和评分项。三级和四级的申请条件不涉及注册资本金、资产总额、营业收入、从业人员、利润、纳税额等供应商规模条件，因而ITSS资质（三级、四级）原则上不得设为“★”资质，但其与实际需要或合同履行直接相关，且市场保有量充足，不影响竞争时，可以设置为“★”资质。请大家及时关注。

附件：常用资质清单（20170713版）

（中央国家机关政府采购中心，2017年7月13日）

附件

常用资质清单

（20170713 版）

序号	应用范围	资质名称	属性	颁发机关	适用方式	
					“★”资质	评分项
1.1.1	通用	安全生产许可证	企业资质	住建部等	√	×
1.1.2	通用	质量管理体系认证（ISO9001 或 GB/T19001）	企业资质	国家认监委	×（原则）	√
1.1.3	通用	环境管理体系认证（ISO14001 或 GB/T24001）	企业资质	国家认监委	×（原则）	√
1.1.4	通用	职业健康与安全管理体系（OHSAS18001 或 GB/T28001）	企业资质	国家认监委	×（原则）	√
1.2.1	通用	中国强制性产品认证（3C 认证）	产品资质	国家认监委	√	×
1.2.2	通用	节能产品认证（即节能产品政府采购清单及通知）	产品资质	财政部、发改委	√	√
1.2.3	通用	环保产品认证（环境标志产品政府采购清单）	产品资质	财政部、环保部	√	√
1.2.4	通用	全国工业产品生产许可证	产品资质	质检总局	√	×
2.1.1	IT 类	涉及国家秘密的计算机信息系统集成资质（甲乙级）	企业资质	国家保密局	√	√
2.1.2	IT 类	增值电信业务经营许可证	企业资质	工信部	√	×
2.1.3	IT 类	信息技术服务管理体系认证（ISO 20000 GB/T24405）	企业资质	国家认监委	×	√
2.1.4	IT 类	信息安全管理体系认证（ISO27001 或 22080）	企业资质	国家认监委	×	√
2.1.5	IT 类	电子认证服务资质	企业资质	工信部	√	×
2.1.6	IT 类	安防工程资质（一二三级）	企业资质	中国安全防范产品行业协会	×（原则）	√

续表

序号	应用范围	资质名称	属性	颁发机关	适用方式	
					“★”资质	评分项
2.1.7	IT类	电子与智能化专业承包资质	企业资质	住建部	×（原则）	√
2.1.8		信息安全服务资质	企业资质	中国信息安全认证中心	×（原则）	√
2.1.9		信息安全服务资质	企业资质	中国信息安全测评中心	×（原则）	√
2.1.10		音视频集成工程企业资质（一二三级）	企业资质	中国音像与数字出版协会	×（原则）	√
2.1.11		专业音响工程企业综合技术能力等级资质（一二三级）	企业资质	演艺设备技术协会	×（原则）	√
2.1.12		音视频工程业企业资质（一二三级）	企业资质	中国录音师协会	×（原则）	√
2.1.13		信息技术服务运行维护标准符合性（ITSS）资质（三、四级）	企业资质	中国电子工业标准化技术协会	×（原则）	√
2.2.1		计算机信息系统安全专用产品销售许可证	产品资质	公安部	√	×
2.2.2		电信设备进网许可证	产品资质	工信部	√	×
2.2.3		中国国家信息安全产品认证（类）	产品资质	中国信息安全认证中心	√	×
2.2.4		国家信息安全测评信息技术产品安全测评证书（EAL1－5）	产品资质	中国信息安全测评中心	×（原则）	√
2.2.5		计算机软件著作权登记证	产品资质	国家版权局	×（原则）	√
2.2.6		涉密信息系统产品检测证书	产品资质	国家保密局涉密信息系统安全保密测评中心、国家保密科技测评中心	√	×
2.3.1		信息安全专业人员资质	人员资质	中国信息安全测评中心	×（原则）	√
3.1.1	物业类	物业管理企业一级资质	企业资质	住建部	√	×
4.1.1	印刷类	国家秘密载体印制资质（甲乙级）	企业资质	保密局	√	×

续表

序号	应用范围	资质名称	属性	颁发机关	适用方式	
					“★”资质	评分项
5.1.1	电机类	电子与智能化专业承包资质	企业资质	住建部	√	√
5.1.2		机电设备安装工程专业承包企业资质（一二三级）	企业资质	住建部	√	√
5.1.3	空调类	中国制冷空调设备维修安装企业资质	企业资质	中国制冷空调工业协会	×（原则）	√
5.2.1		CRAA 产品认证	产品资质	中国制冷空调工业协会	×（原则）	√

医院物资采购操作规定范本

一、采购部门

医院确定具体部门负责医院物资采购，代表医院按照规定确定物资供应商及价格，并授权有关部门进行日常采购。医学装备处负责医疗设备、医用耗材、医疗器械的采购。

采购部门在所有商务谈判过程中一般应有两人参加，并做好谈判记录。招标项目、新增医疗器械审批项目的商务谈判，需处室负责人参加。

物资保障部门在收到货物后应办理好验收、入库、仓储及出库手续，固定资产应按照要求进行实物、账务登记。现场安装时，若影响临床工作的应事先与临床做好协调工作。安装中需用电的，应提前通知后勤管理部门。

二、采购程序

物资采购对象主要是医疗设备、通用设备、医疗器械、印刷品、五金、被服、消耗性物资等，需要根据不同的特点和性质采用不同的采购方式。例如，医疗设备、通用设备等具有价值高、使用周期长的特点，应实行专项采购；医疗器械、印刷品、五金、被服、消耗性物资等具有品种规格多、需求频繁、单价低，但用量大的特点，可实行周期性招标。

（一）专项采购招标

（1）专项采购项目立项后，由采购部门邀请供应商出具具体方案，方案应包括数量、规格、材质、品牌、图纸、技术标准、报价等内容。

（2）方案报价不得超过预算。涉及日后维修的采购项目，需使用部门对方案出具书面意见。

（3）涉及需配套供应水、电、气的采购项目，需医院负责基建大修专业人员对方案出具书面意见。

（4）方案需经申请部门负责人签字确认。

（5）方案确认后，由采购部门根据方案进行邀请招标。

（6）采购部门负责开标，并按规定授权与投标方进行商务谈判。

（7）采购部门汇总商务谈判结果，并向招标投标审议小组汇报。

（8）招标投标审议小组审议通过后，提交评标会议审议，评标结果报院长或院领导班子审议。

（9）招标投标审议小组会议或评标会议应在进行价格比较的基础上，综合考虑产品齐全性、是否原供应商、企业规模、同级同类医院使用情况、品牌知名度、空间距离等因素，对中标方案进行审议。

（10）招标投标审议小组会议或评标会议审议未通过的项目，需按照会议要求补充相关工作后重新审议。

（11）审议通过的项目按照有关规定启动合同管理程序。

（二）周期性招标

1. 原则。

（1）对医院常规使用的物资可每×年进行一次招标，确定长期供应商和供应价格。

（2）中标原则：对投标价格结合历史使用数据进行加权比较，在进行价格比较的基础上，综合考虑产品齐全性、是否原供应商、使用科室意见、同级同类医院使用情况、品牌知名度、空间距离等因素。

（3）参加投标的植入性医疗器械，必须具备符合要求的条形码。

2. 高值医疗器械的招标程序。

（1）信息收集：收集供应商信息，征求使用科室意见。

（2）制订招标方案：在充分收集信息、征求意见的基础上，召开招标投标小组会议，确定招标投标方案。

（3）招标文件的制作：招标文件模板见附件。

（4）招标邀请及招标文件的发布。

（5）投标：供应商在规定时间内按招标文件要求投标。

（6）开标及信息整理：统一开标，并汇总每位供应商的投标条件。

（7）向投标方进一步了解情况。

（8）商务谈判。

（9）二次征求意见：就经过谈判初步拟定的投标单位再次征求使用科室的意见。

（10）招标投标小组工作会议。

（11）进一步补充信息，并与临床科室沟通。

（12）评标会议：由医院招标投标审议委员会实施。招标投标审议委员会由院领导任组长，其成员包括牵头部门、财务处、采购需求部门、医院审计等职能部门。

（13）院领导班子审议：高值医疗器械招标结果需报院领导班子审议。

（14）签订合同：根据决标结果，与中标供应商签署物资供应合同，合同期一般为一年。

（15）善后工作：招标文件归档，并以书面形式将新的产品进货价格交给财务处，同时以书面形式将中标产品目录交给医务处。

3. 低值医疗器械及后勤物资的招标程序。

（1）信息收集：收集供应商信息，征求使用科室意见（医疗器械招标）。

（2）制订招标方案：在充分收集信息、征求意见的基础上召开招标投标小组会议，制订招标投标方案。

（3）招标文件的制作。

（4）招标邀请及招标文件的发布。

（5）投标：供应商在规定时间内按招标文件要求投标。

（6）开标及信息整理：统一开标，并汇总每位供应商的投标条件。

（7）向投标方进一步了解情况。

（8）商务谈判。

（9）决标会议。

（10）签订合同：根据决标结果，与中标供应商签署物资供应合同，合同期一般为一年。

附件

供应商遴选邀请文件

第一部分　遴选邀请

××单位（以下简称我方）拟对__________项目供应商进行遴选。

1. 遴选回复要求：详见第二部分。
2. 遴选邀请文件在我方领取。
3. 领取时间：____年____月____日____时。
4. 领取地点：________________。
5. 回复文件送达地点：同领取地点。
6. 回复截止时间：____年____月____日____时前。逾期收到或不符合规定的回复文件恕不接受。

第二部分　回复要求

1. 总则。

（1）回复方应仔细阅读遴选邀请文件的所有内容，按遴选邀请文件的要求提供回复书，并保证所提供全部材料的真实性。

（2）基本要求：回复方应持有国家有关机构核发的与回复品种相对应的生产或经营证照，回复产品均须具有医疗器械注册证，收费品种的最高零售价须已在《××价格信息》上公示。

（3）医疗器械注册证失效期原则上不得早于____年____月____日。

（4）除制造商直销外，制造商、代理商共同编制回复书，在需要回复方盖章的位置共同加盖公章，制造商、代理商应分别指定本企业的全权代表参与回复及商务谈判。

（5）进口产品的代理关系必须是制造商授权给售后服务机构（以注册证上的售后服务机构为准），售后服务机构授权给代理商。售后服务机构与制造商或代理商可以是同一企业。代理商未获售后服务机构授权而直接从制造商处获得的授权无效。

（6）如回复方对遴选邀请文件提出澄清，应在回复截止时间前通过传真或邮件通知到我方，回复截止日期前我方收到任何澄清要求都将予以答复。

（7）如果回复方回复报价及产品均不能满足我方的要求，我方有权拒绝全部回复，重新组织遴选。

2. 需提供的文件。

以下文件中的复印件均须注明“与原件相同”字样，并加盖回复方公章。

（1）制造商作为唯一回复方的，必须提供以下材料。

①回复产品报价表。

②国内主要客户情况概览表。

③医疗器械生产企业许可证复印件。

④医疗器械注册证复印件，国产产品须提供医疗器械产品生产制造认可表（及附页）复印件，进口产品须提供医疗器械产品注册登记表（及附页）复印件。非回复品种证照不需提供，回复品种相应的型号需用红笔标出。

⑤法定代表人授权书（企业法人代表给授权代表的授权书）。

⑥企业法人营业执照复印件。

⑦质量保证及服务承诺。

⑧国产品种如获得美国 FDA 认证，请提供相应文件。

（2）经销商参与回复的，必须提供以下材料。

①回复产品报价表。

②国内主要客户情况概览表。

③制造商医疗器械生产企业许可证复印件。

④回复方医疗器械经营企业许可证复印件。

⑤制造商给回复方的销售授权书复印件。

⑥医疗器械注册证复印件，国产产品须提供医疗器械产品生产制造认可表复印件，进口产品须提供医疗器械产品注册登记表复印件。

⑦法定代表人授权书（企业法人代表给授权代表的授权书）。

⑧制造商和代理商的企业法人营业执照复印件。

⑨质量保证及服务承诺。

⑩国产品种如获得美国 FDA 认证的，请提供相应文件。

3. 回复书的递交。

（1）回复方必须在回复截止时间前将回复书送达，逾期回复将不予受理。

（2）有下列情况之一的，其回复书无效：回复书未按规定密封；回复书未加盖单位公章；回复书未按遴选邀请文件规定要求和格式编制填写，或内容不全、字迹模糊、难以辨认；回复书逾期送达；提供虚假或错误信息。

医院医用耗材采购规定范本

为了进一步加强医用耗材采购管理，规范和明确采购、供应和管理程序，保证医教研工作正常开展，特制定本规定。

一、采购范围、采购权限

医院医用耗材统一由医用耗材保障部门组织采购、供应和管理。

二、采购程序

（1）签订供货协议或购货合同。凡需长期采购的医用耗材，与供应商签订供货协议；临时、单次购买的医用耗材，价格在3万元（各家医疗机构根据本单位具体要求和规定调整数值）以上的，与供应商签订院内购货合同。单次采购价值在3万元以下的零星医用耗材采购，由保障部门负责人审批，采购员谈价后签订科内协议，作为采购及财务付款依据。

由医用耗材保障部门预约供应商签订协议或合同洽谈时间，会同审计处（参与监督谈价流程、协助审核资质）、申请科室（必要时）和供应商谈判，确定产品购买价格，填写议标单，签订供货协议或购货合同。

供货协议或购货合同一式四份，供应商法人代表和经办人签字并加盖公司印章，医用耗材保障部门负责人和采购员签字后，由审计处出具审计意见，分管采购副院长签字批准并加盖医院合同章，供货协议或购货合同完成。四份协议原件分别由医用耗材保障部门、审计处、计财处和供应商留存。

谈价原则：纳入集中采购的耗材严格执行中标价格。未进入上述中标目录的耗材，供应商须提供国内2～3家同类医院进货发票复印件或其他省、市、自治区中标目录供参考，签订供货协议的同时，与有关厂商签订“双保（保证产品质量和保证销售价格不高于国内其他同类医院）”协议，对违反协议规定的供应商一经发现，立即终止其供货权。如属国内首家使用、价格昂贵、垄断耗材，医用耗材保障部门组织监察室、医务处、护理部、审计处、计财/资产处、医保办、申请科室主任或科室管理小组成员共同进行议标，以规避采购风险。

供应商需要提供的资质证明材料（复印件加盖单位公章）：企业法人营业执照（三证合一）或企业营业执照、税务登记证和组织机构代码证；医疗器械生产或者经营的许可证或者备案凭证；医疗器械注册证或者备案凭证；销售人员身份证复印件，加盖本企业公章的授权书原件；产品授权代理书应当载明授权销售的品种、地域、期限，注明销售人员的身份证号码；进口产品英文授权需附中文翻译件；产品彩页；说明书。消毒剂、消毒器械须提供消毒产品生产企业卫生许可证、国产消毒剂和消毒器械卫生许可批件或消毒产品卫生安全评价报告和消毒产品安全评价报告备案登记表。

（2）协议续签。供货协议有效期一般为一年，以供应商及产品相关资质中营业执照和经营许可证的最近效期为协议期限。一年内未使用、多品种常用耗材用量极少、用量列同类最末位的耗材可终止续签协议；年销售量不足10万元的供应商，协议到期后可归并供应商。采购员及时整理好协议到期的供应商清单，统计年销售总量和单品种使用量，报医用耗材保障部门负责人审核，需续签协议的及时预约供应商。

（3）申请领用。供货协议签订后，医用耗材保障部门及时将医用耗材项目号录入ERP系统或各家医疗机构物流系统，通知临床科室经ERP系统申领或申购。纳入条形码管理的高值耗材，由供应商在库房备货，使用前由医生经HIS系统申领。

（4）采购。协议内品种，采购计划经医用耗材保障部门负责人签批后实施。

医用耗材保障部门应确立服务临床的思想，保证常用医用耗材供应，对临床急需的医用耗材，凡已办审批手续，要积极组织货源，确保供应。

采购员按供货协议或购货合同范围实施采购，严格执行财务制度，及时做好报销、销账工作。采购过程中认真做好采购记录，内容包括：详细记录订购时间、医用耗材名称、原产地、规格型号、产品数量、生产批号、灭菌批号、产品有效期、单价、总价、使用科室、申请人、供应厂商（包括联系人、电话）、到货日期等，做到有账可查、方便查找、留档备案，确保能够追溯至每批产品的进货来源。

（5）验收、入库。严格入库验收制度，严把医用耗材质量关，库管员、采购员对购进的各种医用耗材及时、准确、完整地做好验收记录，发现质量问题立即报告，在用库存品种不见产品不办理入库。配送品种使用部门验收签字，定期抽检。专业性特殊的耗材验收，需使用部门相关人员共同参与。在用库存品种验收入库后，库管员及时在ERP系统中进行收货，保证账卡和实物相符。条形码管理的高值耗材验收后在HIS系统入库。收费后，医用耗材收费数据从HIS系统导入ERP系统，库管员在ERP系统中完成收货。

验收内容包括：产品合格证明（检验报告）、进口产品商检报告、国产计量器具CMC标志、进口计量器具CPA标志、产品使用说明书、外包装、标签和中文标识、标识名称和规格型号与实物一致性、产品数量、生产批号和有效期、产品条形码和其他质量问题等，并保存纸质材料。

（6）保管。库房应以“安全、方便、节约”为原则，正确选择仓位，合理使用仓容，堆码合理、整齐，无倒置现象。实行色标管理，合格区为绿色、退货区为黄色、不合格区为红色。近效期医用耗材要有明显的标志和示意牌。

根据医用耗材的性能及要求，调整温湿度。库房内应配置垫仓板以保持与地面距离，配置测量和调节温湿度、避光通风、符合要求的照明、消防设施，定期扫除和消毒，做好防盗、防火、防潮、防霉、防虫、防鼠、防尘、防污染工作。

库管员应及时向采购员和医用耗材保障部门负责人反馈信息，对库存耗材定期检查盘点并记录，做到先进先发、近期先发、按批次发放，做到账账相符、账物相符。对近效期耗材增加检查频率，保证质量，减少库存（库存量不超过一个月用量），防止积压、浪费、损坏、过期。有质量问题的医用耗材放入不合格区存放，待查明原因后，作退货或销毁处理，处理结果须有记录。若属假劣产品则应报当地药监部门处理。库管员不得自行采购任何物品、擅自与供货商联系送货入库。

（7）出库。临床科室经 ERP 系统申领的库存耗材，库管员完成 ERP 出库。经 ERP 系统申购的无库存耗材或临时购买品种，供应商将临床签收的配送验收单和发票一并送医用耗材库房，库管员复核后办理出库手续。条形码管理的高值耗材，库管员审核临床医生经 HIS 申请的耗材申请单后扫码出库，出库后未使用的按规定办理退库手续。

医用耗材库管员每月汇总已办理收货的医用耗材发票，填写单据报销凭证，经办人、验收人签字，医用耗材保障部门负责人及分管采购的副院长签字，专职会计形成汇总表单报计财处审批、院长签批，方可报销、付款。

专职会计根据医用耗材消耗情况每月及时向医用耗材保障部门负责人及相关人员提供报表。严格执行预算管理，控制医用耗材库存，加速资金周转。对某些须支付预付款的采购需谨慎操作，价值在 1000 元以上由分管采购的副院长审批。价值在 2 万元以上由院长审批。

（8）下送、配送。在用库存品种，临床科室每周经 ERP 申领，医用耗材库房每周按片下送。在用无库存品种，临床科室每周经 ERP 申购，采购员汇总申购单下采购订单，通知供应商下周配送，临床科室在验收单上签字确认。

（9）对厂商赠送的医用耗材，应积极争取，办理 ERP 入库手续，由医院相关部门和医用耗材保障部门根据科室实际需要决定使用权（领用成本不列入科室支出），任何科室和个人不得擅自据为己有。

三、生效时间

本规定自公布之日起执行，凡以前有关规定与本规定有冲突的，一律按本规定执行。

医院医用耗材供应商评价制度范本

为了加强对医用耗材供应商的选择、评价和管理，根据国家法律法规、部门规章和××医院（以下简称本院或医院）的有关规定，制定本评价制度。

一、职责分工

医用耗材保障部门依照本制度，负责本院医用耗材供应商的日常评价，对供应商行为及处理结果进行登记并按季度向医院耗材委员会或耗材采购领导小组汇报。医院耗材委员会或耗材采购领导小组对供应商评价的重要事项提出处理方案并负责落实。

二、供应商评价

（1）常规供应商评价分为准入评价和重新评价。供应商准入评价是指对供应商的合法性进行评价，包括对供应商资质和产品资质的评价，准入评价在提交医用耗材采购领导小组会议前由医用耗材保障部门筛查落实。签订和续签采购协议书和合同书时应再次完善准入评价。对供应商的重新评价主要是定期评价和变更评价。本院把供应商的定期评价列入医用耗材保障部门管理体系中，定期评价周期为供货协议书到期签订新协议之前，并与产品采购结合在一起。定期评价主要是按供应商资质合法性、行为规范、服务和产品质量等登记内容进行汇总，并进行全面分析。供应商变更经营范围或资质发生变化等，必须进行变更评价，对供应商的变更评价与准入评价要求相同。

（2）非常规时采用动态评价。动态评价主要是记录供应商出现违法、违规经营或经营范围发生变化，或供应产品发生了质量事故，以及面临重大采购项目等情况。动态评价应随时进行，并按照先评价再采购的原则，在医用耗材采购之前完成。为了保证能够及时对供应商进行动态评价，本院医用耗材采购和库房应建立对供应商的监视系统，一旦发现供应商发生严重问题，立即通知有关部门对供应商进行动态评价。对供应商评价的结果以书面形式记录保存并作为以后重新评价的依据。对涉及严重影响医院行为规范的供应商行为纳入医用耗材合理应用评价体系中，医用耗材保障部门每月应对异常用量和异动情况进行汇总、分析、汇报，并将相关数据报医务处、质管办、护理部、公费医保办公室、监察室等，形成联动机制，规范供应商行为。

三、登记内容和评分办法

（1）供应商资质的登记内容及评分办法（见附表1）。

（2）供应商行为、支持和配合等的登记内容及评分办法（见附表2）。

（3）供应商服务和产品质量的登记内容及评分办法（见附表3）。

四、其他

本制度从下发之日起执行，并结合形势发展和医院相关规定适时调整评分。

附表 1 供应商资质的登记内容及评分办法

说明	证件名称	登记内容
企业法人营业执照	正常经营；未正常年检（5 分）；未及时提供新执照（5 分）；超范围经营（10 分）；过期后继续经营（10 分）	1. 新证照是指证照未到期但内容发生变更或证照到期换新 2. 第一类医疗器械提供医疗器械生产企业登记表 3. 医疗器械注册证到期只提供重新注册受理通知书，无延期公告的视为无效证件。不能提供产品新医疗器械注册证的，缓签长期供货协议并停用该产品。在医疗器械注册证有效期内生产的产品可以销售和使用。如临床必须使用者须按临时使用申请流程进行，且严格先验收后使用，签订临时供货合同 4. 企业法人营业执照、医疗器械经营企业许可证累计扣分满 10 分，将自动终止供货协议，供应商和经销的产品将自动淘汰出院。医疗器械生产企业许可证、医疗器械产品注册证、消毒产品生产企业卫生许可证和消毒产品卫生许可批件等累计扣满 10 分，产品将停止使用，如造成纠纷或事故的，自动终止供应商所有销售 5.《消毒管理办法》（2002 年 3 月 28 日卫生部令第 27 号、2016 年 1 月 19 日国家卫生和计划生育委员会令第 8 号、2017 年 12 月 26 日国家卫生和计划生育委员会令第 18 号修改）规定：消毒剂、消毒器械、卫生用品和一次性使用医疗用品的生产企业应当取得所在地省级卫生行政部门发放的卫生许可证后，方可从事消毒产品的生产
医疗器械生产企业许可证	正常生产；未及时提供新证（5 分）；超范围生产（10 分）；过期后继续生产（10 分）	
医疗器械经营企业许可证	正常经营；未及时提供新证（5 分）；超范围经营（10 分）；过期后继续经营（10 分）；伪造增加经营范围（10 分）	
医疗器械产品注册证	正常使用；未及时提供新证（5 分）；超范围使用（10 分）；产品与证不符（10 分）；失效后继续生产（10 分）	
消毒产品生产企业卫生许可证	正常生产；未及时提供新证（5 分）；超范围生产（10 分）；过期后继续生产（10 分）	
消毒产品卫生许可批件	正常生产；未及时提供新批件（5 分）；超范围生产（10 分）；过期后继续生产（10 分）	
税务登记证纳税人身份	一般纳税人；小规模纳税人	因不断变更供应商，给 ERP 和财务管理带来不必要的麻烦。对于植入材料等高值耗材的供应商，本院一律不接受小规模纳税人身份的经营企业。由此引发的发票纠纷，后果自负
产品授权代理书	有效；无效（10 分）；非正常变更授权（5 分）	产品授权代理书无效将自动停止该产品在本院的销售。非正常变更授权给本院工作带来影响者，如有同类产品则考虑终止该产品供应
经办人法人授权委托书	有效；失效	授权委托书应明确其授权范围和期限。并加盖企业印章和法人印章或签字，经办人身份证复印于法人授权委托书上，此原件提供给本院。在未接到该企业致函本院的取消授权委托的书面通知前，此经办人签署的内容视为有效

注：为了避免虚假信息，本院要求供应商提供证照原件供核对，同时提供盖有公章的复印件作为备案。

附表2 供应商行为、支持和配合等的登记内容及评分办法

<table>
<tr><th colspan="3">说明</th><th>登记内容</th></tr>
<tr><td colspan="3">不正当竞争行为：无；有（10分）；私自送货（5分）</td><td>出现不正当竞争行为将终止乙方在本院所有业务。医用耗材保障部门未通知送货，供应商私自送货，一经发现，货款拒付，一次扣5分。累计10分终止乙方在本院所有业务</td></tr>
<tr><td colspan="2">公司更名</td><td>二年以内（10分）；二年以上</td><td rowspan="2">为严肃供应商管理，供应商和本院签订首次供货协议后，两年内不能更名。一年协议期内不得变更产品代理商授权。如出现上述两种情况，所有相关产品将自动淘汰出院</td></tr>
<tr><td colspan="2">代理商变更</td><td>一年以内（10分）；一年以上</td></tr>
<tr><td colspan="2">签订协议书或合同书</td><td>积极主动；被动签订（5分）；长期不签（10分）</td><td>对正常续签协议的供应商，须在协议到期前1个月主动准备材料和本院联系续签事宜。如果供应商更名或者代理商变更，须提前2个月到本院办理完相关手续。协议书到期仍未能续签的，将停用相关产品，待新协议签好后才能继续供应，以免新老协议脱节期间发票无法付款；如供应商继续提供产品给临床科室使用的，将视为赠送，不予入账。累计扣满10分，终止供应商销售</td></tr>
<tr><td rowspan="2">销售情况</td><td>执行协议书或合同书</td><td>符合协议；超协议范围经营（5分）；替代销售（5分）</td><td>超协议范围经营和替代销售合格产品将作为赠送给本院使用处理，不予入账。累计扣满10分或超协议范围经营和替代销售不合格产品将自动终止供货协议，供应商和经销的产品将自动淘汰出院。由此出现的医疗纠纷或事故一律由供应商承担法律责任</td></tr>
<tr><td>销售价格</td><td>执行中标价/医保价；不高于国内其他同类医院；高于国内其他同类医院（10分）</td><td>部、省招标的产品执行部、省中标价格，其他产品如已经进入本市医保报销范围的，价格参照市医保价格。不在前两种情况范围内的产品，要求销售价格不高于国内其他同类医院销售价格，如出现销售价格高于国内其他同类医院的产品价格时将自动淘汰出院。累计扣满10分，供应商自动淘汰出院</td></tr>
<tr><td colspan="2">开具发票</td><td>虚假发票（10分）；价格与协议不符（2分）；大小写不符（2分）；公章没有/不清楚（2分）；字迹不清楚（2分）；购货单位不符（2分）；数量与金额不对（2分）；未及时递送（2分）</td><td>累计扣满10分，供应商自动淘汰出院</td></tr>
</table>

续表

说明		登记内容
党风廉政建设和行风职业道德建设	违反国家卫计委行风建设“九不准”的行为（零容忍）	第一，不准将医疗卫生人员个人收入与药品和医学检查收入挂钩；第二，不准开单提成；第三，不准违规收费；第四，不准违规接受社会捐赠资助；第五，不准参与推销活动和违规发布医疗广告；第六，不准为商业目的统方；第七，不准违规私自采购使用医药产品；第八，不准收受回扣；第九，不准收受患者“红包”

附表3　供应商服务和产品质量的登记内容及评分办法

	登记内容	说明及处理意见
服务情况	交货及时性：按指定时间交货；未按指定时间交货（3分）；严重影响临床使用（5分）	累计扣满10分，将自动终止供货协议，供应商和经销的产品将自动淘汰出院。供应商将承担因此而给本院造成的损失
	售后服务响应情况：及时响应；响应不及时（5分）；不响应（10分）	
产品质量	合格证明（检验报告）：有；无（10分）；未及时提供（3分）	1. 供应商提供产品时，保证按《产品质量法》和国家有关规定，随产品提供种类齐全、内容标准的合格证或质量检测证明、进口产品商检报告、国产计量器具CMC标志、进口计量器具CPA标志、产品说明书等证件 2. 库房在验收中如发现产品的品种、规格、型号、数量、包装、标签和中文标识、生产批号和有效期、产品条形码（植入类材料）等不符合要求的应先妥善保管，并向供应商提出异议，产品予以退货。如供应商交付货物内在品质有问题，应根据产品保质期承担责任，质量检测根据本院委托的检验机构检测结果为准 3. 扣单项10分的，视为不合格产品，产品自动淘汰出院。其他累计扣满10分，供应商自动淘汰出院 4. 因产品质量问题接到临床投诉1次扣2分，造成医疗纠纷的扣5分，造成医疗事故的扣10分 5. 因产品质量问题而产生对第三人的伤害赔偿，由供应商承担。如果本院先行承担了责任，则供应商须向医院承担责任，医院也有权按照法律处理 6. 说明书与注册证登记表适用范围不一致，视为无证产品，予以停用
	进口产品商检报告（心脏起搏器需原件）：有；无（10分）；未及时提供（3分）	
	国产计量器具CMC标志：有；无（10分）；未及时提供（3分）	
	进口计量器具CPA标志：有；无（10分）；未及时提供（3分）	
	使用说明书：有；无（10分）；未及时提供（3分）；内容与注册证不符（10分）	
	标签和中文标识：有；无（10分）；未及时提供（3分）；内容不详（3分）	
	外包装完好情况：完好；破损（3分）	
	标识名称和规格型号与实物一致性：相符；不相符（3分）；无标识（3分）	
	产品数量：与外包装标识相符；与外包装标识不符（5分）	
	生产批号和有效期：在有效期内；有效期太短（3分）；有效期失效（5分）；无有效期（5分）	
	产品条形码：有；无（10分）；未及时提供（3分）	
	其他质量问题（叙述）	

医院医疗器械使用环节质量管理规定范本

为认真贯彻落实《医疗器械监督管理条例》（2000 年 1 月 4 日国务院令第 276 号发布，2014 年 2 月 12 日和 2017 年 5 月 4 日修订）、《医疗器械使用质量监督管理办法》（2015 年 10 月 21 日国家食品药品监督管理总局令第 18 号发布）和××省食品药品监督管理局《关于进一步加强医疗器械使用质量监督管理的通知》（×食药监械管〔201×〕××号）等法规文件精神，紧紧围绕确保医疗器械使用安全、有效的目标，按照依法、规范、高效的要求，不断创新切合实际的监管模式，建立完善的科学有效的监管机制，规范医疗器械使用行为，确保人民群众用械安全有效，制定本规定。

一、机构与职责

（1）成立医疗器械使用质量管理委员会。医院院长任主任，分管医疗设备、医用耗材和体外诊断试剂的副院长任副主任，成员由质量管理办公室、医务处、护理部、监察室、院办、临床工程处、医用耗材保障部门、药学部、计财/资产处、审计处、感染管理办公室、公费医疗管理办公室等部门负责人及相关临床科室专家共同组成。其职责是：贯彻与执行有关法律法规；负责建立、审定覆盖医疗器械使用质量管理全过程的使用质量管理制度，承担医院使用医疗器械的质量管理责任；审议医疗器械使用质量管理的年度工作计划和工作总结，并进行监管和检查。

（2）成立医疗器械使用质量管理小组。由分管医疗设备、医用耗材和体外诊断试剂的副院长任组长，质量管理办公室的主任任副组长，成员由临床工程处、采购供应办公室、药学部共同组成。临床工程处、医用耗材保障部门、药学部分别配备相关质量管理人员负责医疗设备、医用耗材和体外诊断试剂的使用、质量等日常管理工作和医疗器械不良事件监测与上报工作。

二、采购、验收与贮存管理

（1）医疗器械采购实行统一管理，医疗设备、医用耗材和体外诊断试剂分别由临床工程处、医用耗材保障部门、药学部负责采购、供应和管理，并有专人负责，其他任何科室和个人不得以任何名义自购、自销或试用。若违反规定擅自购进医用耗材，不予办理入库，一切后果由当事人负责。

（2）从具有资质的医疗器械生产经营企业购进医疗器械，应索取、查验供货者资质、医疗器械注册证或者备案凭证等证明文件。对购进的医疗器械应当验明产品合格证明文件，并按规定进行验收。对有特殊储运要求的医疗器械还应当核实储运条件是否符合产品说明书和标签标示的要求。不得购进和使用未依法注册或者备案、无合格证明文件以及过期、失效、淘汰的医疗器械。

审核并收集供货单位营业执照、生产经营许可证或者备案凭证等资质证明材料的复印件并加盖有供货单位印章。审核《医疗器械注册证》《第一类医疗器械备案凭证》登记表中生产企业名称、产品名称、型号规格、产品标准号、产品性能结构与组成、产品适用范围等。

（3）真实、完整、准确地记录进货查验情况，做到票、账、货相符。进货查验记录保存至医疗器械规定使用期限届满后 2 年或者使用终止后 2 年。大型医疗器械进货查验记录保存至医疗器械规定使用期限届满后 5 年或者使用终止后 5 年；植入类医疗器械进货查验记录永久保存。妥善保存购入第三类医疗器械的原始资料，确保信息具有可追溯性。

（4）贮存医疗器械的场所、设施及条件应当与医疗器械品种、数量相适应，符合产品说明书、标签标示的要求及使用安全、有效的需要；对温度、湿度等环境条件有特殊要求的，还应当监测和记录贮存区域的温度、湿度等数据。按照贮存条件、医疗器械有效期限等要求对贮存的医疗器械进行定期检查并记录。

医疗器械分类、按批号存放。控制堆放高度，堆垛之间应有一定的距离。易燃、易爆等产品设专库（柜）存放，有必要的安全措施，并有专账记录。体外诊断试剂等按《医疗器械冷链（运输、贮存）管理指南》要求管理，需冷藏的按产品外包装上标明的储存要求存放保管，保证冷链的完整性。

三、使用、维护与转让

（1）建立医疗器械使用前质量检查制度。在使用医疗器械前，应当按照产品说明书的有关要求进行检查。使用无菌医疗器械前，应当检查直接接触医疗器械的包装及其有效期限。包装破损、标示不清、超过有效期限或者可能影响使用安全、有效的，不得使用。

（2）对植入和介入类医疗器械建立使用记录，植入类医疗器械使用记录永久保存，相关资料纳入信息化管理系统，确保信息可追溯。

（3）医院应当建立医疗器械维护维修管理制度。对需要定期检查、检验、校准、保养、维护的医疗器械，应当按照产品说明书的要求进行检查、检验、校准、保养、维护并记录，及时进行分析、评估，确保医疗器械处于良好状态。

对使用期限长的大型医疗器械，应当逐台建立使用档案，记录其使用、维护等情况。记录保存期限不得少于医疗器械规定使用期限届满后 5 年或者使用终止后 5 年。

（4）按照产品说明书等要求使用医疗器械。一次性使用的医疗器械不得重复使用，对使用过的应当按照国家有关规定销毁并记录。

（5）按照合同的约定要求医疗器械生产经营企业提供医疗器械维护维修服务，也可以委托有条件和能力的维修服务机构进行医疗器械维护维修，或者自行对在用医疗器械进行维护维修。

委托维修服务机构或者自行对在用医疗器械进行维护维修的，医疗器械生产经营企业应当按照合同的约定提供维护手册、维修手册、软件备份、故障代码表、备件清单、零部件、维修密码等维护维修必需的材料和信息。

（6）由医疗器械生产经营企业或者维修服务机构对医疗器械进行维护维修的，应当在合同中约定明确的质量要求、维修要求等相关事项，医院应当在每次维护维修后索取并保存相关记录；医院自行对医疗器械进行维护维修的，应当加强对从事医疗器械维护维修的技术人员的培训考核，并建立培训档案。

（7）发现使用的医疗器械存在安全隐患的，应当立即停止使用，通知检修；经检修仍不能达到使用安全标准的，不得继续使用，并按照有关规定处置。

（8）医疗器械使用单位之间转让在用医疗器械，转让方应当确保所转让的医疗器械安全、有效，并提供产品合法证明文件。

转让双方应当签订协议，移交产品说明书、使用和维修记录档案复印件等资料，并经有资质的检验机构检验合格后方可转让。受让方应当参照《医疗器械使用质量监督管理办法》第八条关于进货查验的规定进行查验，符合要求后方可使用。

不得转让未依法注册或者备案、无合格证明文件或者检验不合格，以及过期、失效、淘汰的医疗器械。

（9）接受医疗器械生产经营企业或者其他机构、个人捐赠医疗器械的，捐赠方应当提供医疗器械的相关合法证明文件，受赠方应当参照《医疗器械使用质量监督管理办法》第八条关于进货查验的规定进行查验，符合要求后方可使用。

不得捐赠未依法注册或者备案、无合格证明文件或者检验不合格，以及过期、失效、淘汰的医疗器械。

医疗器械使用单位之间捐赠在用医疗器械的，参照《医疗器械使用质量监督管理办法》第二十条关于转让在用医疗器械的规定办理。

（10）使用人员发现所使用的医疗器械发生不良事件或者可疑不良事件的，应当按照医疗器械不良事件监测的有关规定报告并处理。

四、监督管理

（1）应当按照《医疗器械使用质量监督管理办法》和医院建立的医疗器械使用质量管理制度，每年对医疗器械质量管理工作进行全面自查，并形成自查报告。食品药品监督管理部门在监督检查中对医疗器械使用单位的自查报告进行抽查。

（2）医院应当配合食品药品监督管理部门的监督检查，如实提供有关情况和资料，不得拒绝和隐瞒。

五、生效日期

本规定自×年×月×日起施行。

医院医用耗材采购信息档案管理制度范本

（1）根据《医疗器械监督管理条例》（2000 年 1 月 4 日国务院令第 276 号发布，2014 年 2 月 12 日和 2017 年 5 月 4 日修订）、《医疗器械使用质量监督管理办法》（2015 年 10 月 21 日国家食品药品监督管理总局令第 18 号发布）、《医疗器械临床使用安全管理规范（试行）》（卫医管发〔2010〕4 号）等文件要求，建立医用耗材采购信息管理档案。

（2）医用耗材采购信息档案管理，包括供货者和所购医用耗材的合法资质、采购协议书（合同书）、采购记录、进货查验记录、储存记录、使用记录、销毁记录、评价记录和安全性检测记录等。合法资质包括：营业执照；医疗器械生产或者经营的许可证或者备案凭证；医疗器械注册证或者备案凭证；销售人员身份证复印件，加盖本企业公章的授权书原件（授权书应当载明授权销售的品种、地域、期限，注明销售人员的身份证号码）；进口产品英文授权须附中文翻译件；产品彩页；说明书。（以上所有资质证明均为复印件，加盖供应商公章）

（3）在采购医用耗材时，应当建立采购记录。记录应当列明医用耗材的名称、规格（型号）、注册证号或者备案凭证编号、单位、数量、单价、金额、供货者、购货日期等，并按照国家分类编码的要求，对医用耗材进行唯一性标识，并妥善保存高风险医用耗材购入时的包装标识、标签、说明书、合格证明等原始资料，以确保这些信息具有可追溯性。

（4）应当对医用耗材采购、评价、验收等过程中形成的报告、合同、评价记录等文件进行建档和妥善保存，保存期限为医用耗材使用寿命周期结束后 5 年以上。进货查验记录应当保存至医用耗材有效期后 2 年；无有效期的，不得少于 5 年。植入类医用耗材进货查验记录应当永久保存。

（5）档案管理员要按规定的项目和内容认真收集和整理档案资料。资料应真实、完整、可靠，格式应统一规范，便于查找。

（6）及时做好档案信息的补充、更新工作。

（7）档案要按规定的保存时间保管，销毁档案必须从严掌握，慎重行事。对确无保存价值的档案，经院长办公室档案科审核，联系档案局统一销毁。

（8）严禁将档案材料卖给废旧物资回收部门或收购人员。未经审批，不得私自销毁档案材料。

（9）档案管理人员工作变动时，要按程序及时办理档案移交手续。

医疗机构耗材、器械内控机构建设

各医疗机构应按国家有关规定设置耗材、器械管理内控机构，主要应设置：医用耗材管理委员会或医用耗材管理小组、医疗器械临床使用安全管理委员会、医疗器械使用质量管理委员会或医疗器械使用质量管理小组、高值医用耗材临床应用领导小组和高值医用耗材临床应用管理专家组。

一、医用耗材管理委员会或医用耗材管理小组

根据国家卫生健康管理有关文件的要求，二级以上医院应当设立医用耗材管理委员会，其他医疗机构应当成立医用耗材管理小组。医疗机构主要负责人任医用耗材管理委员会主任委员（组长），分管采购的医疗机构负责人任副主任委员（副组长）。成员由医务处、护理部、监察室、院办、医用耗材保障部门、计财/资产处、审计处、感染管理办公室、质量管理办公室、公费医疗管理办公室等部门负责人及相关临床科室专家共同组成。医用耗材管理委员会（组）应当建立健全相应工作制度，日常工作由医用耗材保障部门负责。

医用耗材管理委员会（组）的职责：

（1）贯彻执行医疗卫生及医用耗材管理等有关法律、法规、规章。审核制定本机构医用耗材管理工作规章制度，并监督实施。

（2）审议本机构医用耗材管理的年度工作计划和工作总结。

（3）制订本机构医用耗材基本供应目录；建立医用耗材遴选制度，审核本机构临床科室申请的新购医用耗材、调整医用耗材品种或者供应企业等事宜；指导并参与医用耗材采购的招投标。

（4）推动医用耗材相关临床诊疗指南和医用耗材临床应用指导原则的制定与实施，监测、评估本机构医用耗材使用情况，提出干预和改进措施，指导临床合理使用医用耗材，尤其是对高值医用耗材的临床合理应用进行监管和检查。

（5）分析、评估使用医用耗材的风险和医用耗材的不良反应、医用耗材损害事件，并提供咨询与指导。

（6）对医务人员进行有关医用耗材管理法律法规、规章制度和合理使用医用耗材知识教育培训，向公众宣传安全使用医用耗材知识。

（7）完成上级行政部门和有关机构交办的其他工作。

（8）主任委员或其受托人为医用耗材管理委员会会议召集人，出席人数不得少于全部成员人数的2/3。委员必须准时参加会议，有特殊情况需请假。每季度至少召开一次会议并做好会议记录，主任委员可决定临时召开医用耗材管理委员会会议。医用耗

材管理委员会会议的决议或制定的耗材管理相关规定，以管理文件形式通知全院各部门执行。

二、医疗器械临床使用安全管理委员会

根据《医疗器械临床使用安全管理规范（试行）》（卫医管发〔2010〕4号）的要求，医疗机构应制定医疗器械临床使用安全管理制度，建立健全本机构医疗器械临床使用安全管理体系。二级以上医院应设立由院领导负责的医疗器械临床使用安全管理委员会，委员会由医疗行政管理、临床医学及护理、医院感染管理、医疗器械保障管理等相关人员组成，指导医疗器械临床安全管理和监测工作。医疗器械临床使用安全管理委员会的职责包括医疗器械临床准入与评价管理、使用管理、保障管理和监督检查等。详见《医疗器械临床使用安全管理规范（试行）》。

三、医疗器械使用质量管理委员会或医疗器械使用质量管理小组

设立医疗器械使用质量管理机构，是为了认真贯彻落实《医疗器械监督管理条例》（2000年1月4日国务院令第276号发布，2014年2月12日和2017年5月4日修订）、《医疗器械使用质量监督管理办法》（2015年10月21日国家食品药品监督管理总局令第18号发布）等法规文件精神，紧紧围绕确保医疗器械使用安全、有效的目标，按照依法、规范、高效的要求，不断创新切合实际的监管模式，建立完善、科学、有效的监管机制，规范医疗器械使用行为，确保人民群众用械安全有效。各医疗卫生机构应按要求设立医疗器械使用质量管理委员会或医疗器械使用质量管理小组。

（1）医疗器械使用质量管理委员会。医院院长任组长，分管医疗设备、医用耗材和体外诊断试剂的副院长任副组长，成员包括质量管理办公室、医务处、护理部、监察室、院办、医疗设备保障部门、医用耗材保障部门、体外诊断试剂保障部门、计财/资产处、审计处、感控管理办公室、公费医疗管理办公室等部门负责人及相关临床科室专家。其职责是：贯彻与执行有关法律法规；负责建立、审定覆盖医疗器械使用质量管理全过程的质量管理制度，承担医院使用医疗器械的质量管理责任；审议医疗器械使用质量管理的年度工作计划和工作总结，并进行监管检查。

（2）医疗器械使用质量管理小组。由分管医疗设备、医用耗材和体外诊断试剂的副院长任组长，质量管理办公室的主任任副组长，成员包括医务处、护理部、感染管理办公室、临床工程处、采购供应办公室、药学部的负责人和临床科室质控员。临床工程处、采购供应办公室、药学部分别配备相关质量管理人员，负责医疗设备、医用耗材和体外诊断试剂的使用、质量等日常管理工作和医疗器械不良事件监测与上报工作。

四、高值医用耗材临床应用领导小组和高值医用耗材临床应用管理专家组

高值医用耗材是指直接作用于人体、对安全性有严格要求、生产使用必须严格控制、价格相对较高的消耗型医疗器械，主要包括血管介入类、非血管介入类、骨科植入、神经外科、普外科、心胸外科、电生理类、起搏器类、体外循环及血液净化、眼科、口腔科等类别的植入、置入类高值医用耗材。重点指单个医用耗材价格超过2000

元，以及单次手术操作使用同一品种医用耗材累计价格超过2000元的医用耗材。

医疗机构应将高值医用耗材临床应用管理作为医院管理的重要内容纳入工作安排，成立高值医用耗材临床应用领导小组，医疗机构主要负责人是高值医用耗材临床应用领导小组第一责任人，在领导小组之下应明确牵头部门和协作部门，分工合作，各司其职。临床科室应成立高值医用耗材应用责任小组，科主任任组长。医疗机构要不断完善高值医用耗材临床应用管理工作制度、监督管理机制，制定采购、使用、监管关键环节的工作流程。

医疗机构应成立高值医用耗材临床应用管理专家组，由临床、耗材采购、财务、医保和医院其他管理人员组成。配备具有较高业务水平、良好职业道德和熟悉政府采购的临床专家和管理人员，组织开展相关专科医师高值医用耗材临床应用知识培训，同时，还要参与机构内高值医用耗材集中采购和临床应用合理性评价工作。

政府采购适用质疑函范本

一、质疑供应商基本信息

质疑供应商：________________________________

地址：________________________ 邮编：____________

联系人：____________________ 联系电话：____________

授权代表：________________________________

联系电话：________________________________

地址：________________________ 邮编：____________

二、质疑项目基本情况

质疑项目的名称：________________________________

质疑项目的编号：____________________ 包号：____________

采购人名称：________________________________

采购文件获取日期：________________________________

三、质疑事项具体内容

质疑事项1：________________________________

事实依据：________________________________

____

法律依据：________________________________

____

质疑事项2：________________________________

事实依据：____

____

法律依据：____

____

四、与质疑事项相关的质疑请求

请求：____

签字（签章）： 公章：
日期：

质疑函制作说明：

1. 供应商提出质疑时，应提交质疑函和必要的证明材料。

2. 质疑供应商若委托代理人进行质疑的，质疑函应按要求列明“授权代表”的有关内容，并在附件中提交由质疑供应商签署的授权委托书。授权委托书应载明代理人的姓名或者名称、代理事项、具体权限、期限和相关事项。

3. 质疑供应商若对项目的某一分包进行质疑，质疑函中应列明具体分包号。

4. 质疑函的质疑事项应具体、明确，并有必要的事实依据和法律依据。

5. 质疑函的质疑请求应与质疑事项相关。

6. 质疑供应商为自然人的，质疑函应由本人签字；质疑供应商为法人或者其他组织的，质疑函应由法定代表人、主要负责人，或者其授权代表签字或者盖章，并加盖公章。

政府采购适用投诉书范本

一、投诉相关主体基本情况

投诉人：________________________________

地址：____________________邮编：__________

法定代表人/主要负责人：____________________

联系电话：______________________________

授权代表：________________联系电话：__________

地址：____________________邮编：__________

被投诉人1：______________________________

地址：____________________邮编：__________

联系人：__________________联系电话：__________

被投诉人2：______________________________

地址：____________________邮编：__________

联系人：__________________联系电话：__________

相关供应商：______________________________

地址：____________________邮编：__________

联系人：__________________联系电话：__________

二、投诉项目基本情况

采购项目名称：____________________________

采购项目编号：________________包号：__________

采购人名称：______________________________

代理机构名称：____________________________

采购文件公告：是/否　公告期限：________________

采购结果公告：是/否　公告期限：________________

三、质疑基本情况

投诉人于______年______月______日，向____________________提出质疑，质疑事项为：____

____

采购人/代理机构于______年______月______日，就质疑事项做出了答复/没有在法定期限内做出答复。

四、投诉事项具体内容

投诉事项 1：________________________________

事实依据：________________________________

____

法律依据：________________________________

____

投诉事项 2：________________________________

事实依据：________________________________

____

法律依据：________________________________

____

五、与投诉事项相关的投诉请求

请求：________________________________

签字（签章）：　　　　　　　　　　　　　公章：

日期：

投诉书制作说明：

1. 投诉人提起投诉时，应当提交投诉书和必要的证明材料，并按照被投诉人和与投诉事项有关的供应商数量提供投诉书副本。

2. 投诉人若委托代理人进行投诉的，投诉书应按照要求列明“授权代表”的有关内容，并在附件中提交由投诉人签署的授权委托书。授权委托书应当载明代理人的姓名或者名称、代理事项、具体权限、期限和相关事项。

3. 投诉人若对项目的某一分包进行投诉，投诉书应列明具体分包号。

4. 投诉书应简要列明质疑事项，质疑函、质疑答复等作为附件材料提供。

5. 投诉书的投诉事项应具体、明确，并有必要的事实依据和法律依据。

6. 投诉书的投诉请求应与投诉事项相关。

7. 投诉人为自然人的，投诉书应当由本人签字；投诉人为法人或者其他组织的，投诉书应当由法定代表人、主要负责人，或者其授权代表签字或者盖章，并加盖公章。